脊椎脊髄ハンドブック

第3版

監修／德橋 泰明
著／日本大学医学部整形外科学系
整形外科学分野 脊椎班

三輪書店

第 3 版の序文

『脊椎脊髄ハンドブック』が出版されてから，すでに 18 年になります．その間に 2010 年に第 2 版への改訂をしてからも，早 8 年がたちました．また，日本だけでなく韓国でも韓国語版が出版され，非常に多くの方々に本書をご愛顧いただいたことを心から御礼申し上げます．

この約 18 年間に脊椎脊髄疾患は，疾病としての頻度が高いことやその多様性などから，整形外科，脳神経外科，脳神経内科，放射線科，リハビリテーション科で，以前にも増して重要な診療対象となりました．また，集学的な視点から診断・治療しなければならないことも明確になりました．本書の改訂後も，高齢化に伴う脊椎脊髄疾患の多様化，画像診断のさらなる進歩，治療の進歩により，疾患によっては新たな診断，評価法が必要になりました．一方，普遍的で基本的な神経学的診察法，局所診察法は，疾患の多様化や画像診断の進歩などが大きければ大きいほど，的確な診断を行うためにより重要になりました．

そこで，脊椎脊髄疾患の多様化，画像診断の進歩に伴う疾患分類や評価法（MRI を用いた評価法など）を大幅に増やすとともに，神経学的診察法，局所診察法についても，初心にかえって全面的に見直しました．特に慢性疼痛や心因性疼痛，脊柱変形，骨粗鬆症，脊髄脱髄疾患，脊髄変性疾患については，大幅に加筆しました．

最後に，私どものわがままな度重なる改訂の願いを快く聞いて，ご尽力をいただいた出版元である三輪書店関係者に，改めて心から御礼申し上げます．

2018 年 10 月

徳橋　泰明

第2版の序文

『脊椎脊髄ハンドブック』が，世に出てからすでに10年になりました．おかげさまで非常に多くの方々にこの書籍を手にとっていただいたことを心から感謝しています．

本書は，元々蓮江光男氏の『整形外科神経疾患ハンドブック』(1983年南江堂発行，現在は絶版）をモデルに企画したもので，神経学的診察法や局所の診察法に力点をおき，疾患の診断，鑑別診断の手順とコツを要領よく提示できたらとの願いで作成しました．そして日常臨床で行われる症例検討会の資料にすぐ使えるような図表を多く入れようというのが，基本方針でした．この10年間に画像診断の進歩は著しく，10年前の画像診断書籍は現在の画像診断にそのまま利用できないほどに大きく進歩しました．しかし，私たちが蓮江氏の著書に感じた神経学的診察法や局所の診察法の重要性は，時代を超えて世代が変わっても変わりません．この10年間に，本書の韓国語版が韓国で発行されたことからも神経学的診察法や局所の診察法の重要性は国際的にも普遍的なものと考えます．

しかし，あらためて再読すると本書の不備な点は少なくなく，これらを改訂しさらに10年間の新しい知見を加筆した改訂第2版を作成しました．特に画像診断関連や疾患分類については多くの変更が必要になりました．

最後に，私どものわがままな改訂の願いを快く聞いていただき，ご尽力いただいた出版元である三輪書店関係者に，改めて心から御礼申し上げたい．

2010年4月

徳橋　泰明

第 1 版の序文

脊椎・脊髄疾患は日常診療上，頻度の多い疾患の一つである．その診断学は画像診断学の進歩により著しい発展を遂げたが，同時に脊椎・脊髄疾患を扱うものにとって幅広い知識が要求されるようにもなった．一方，いかに画像診断学が進歩しようとも，画像上の異常がどの程度臨床症状に反映しているか？　責任病巣として果たして正しいか？　という判断が必要なことに変わりはない．そのため，画像所見にまどわされない的確な神経学的診察や局所診察による病態把握の重要性をより痛感させられる．そこで的確な神経学的診察や局所所見の取り方を重視した，日常診療や臨床教育の現場で手軽に利用できるハンドブックを企画した．私どもが研修医当時，実地臨床や症例検討の資料作成に有用であった『整形外科神経疾患ハンドブック』（蓮江光男著，1983 年南江堂発行，現在は絶版）をモデルにして作成した．本書作成に当たっては図表を多くすること，神経学的診察や局所診察法に力点をおくこと，主要疾患については鑑別診断の手順とコツを記載すること，治療法は別書にゆずることを基本方針とした．

そのため，各疾患個々についての記載は十分とはいえないが，本書が臨床所見に応じた診察の手順と各疾患の最小限必要な知識へとつなぐ道標になればと願って本書を作成した．脊椎・脊髄疾患を扱う整形外科，脳神経外科，神経内科，放射線科，リハビリテーション医学の方々の実地臨床，臨床教育に，少しでも参考となれば幸いである．

最後に，診療研究の場において直接御指導いただいている当教室脊椎班指導者の日本大学整形外科松崎浩巳助教授ならびに膨大な資料を提供し，私どものわがままな願いを快く聞いていただいた出版元である三輪書店関係者に，心から御礼申し上げたい．

2000 年 4 月

徳橋　泰明

第3版執筆担当（順不同）

徳橋 泰明（日本大学医学部附属板橋病院・病院長/整形外科学系整形外科学分野・主任教授）

澤田 浩克（日本大学医学部附属板橋病院整形外科）
第1章 A-1～4，第2章 C-1
小川 剛史（等潤病院整形外科）
第1章 A-5～7
植松 義直（うえまつ整形外科クリニック・院長）
第1章 B-1，2，C-(7)
岩橋 正樹（豊岡整形外科病院・理事長/院長）
第1章 B-3，C-(6)
梅澤 夏樹（豊岡整形外科病院・副院長）
第1章 C-(1)，(2)
齊藤 壮介（みつわ台総合病院整形外科）
第1章 C-(3)，第2章 C-2
中島 伸哉（横浜中央病院整形外科・部長）
第1章 C-(4)
網代 泰充（日本大学病院整形外科・診療准教授）
第1章 C-(5)，第2章 G-4～7
間世田 優文（日本大学医学部附属板橋病院整形外科・外来医長）
第2章 A-1～3
中山 渕志（日本大学医学部附属板橋病院整形外科）
第2章 A-4，5
上井 浩（日本大学医学部整形外科学系整形外科学分野・准教授）
第2章 B-1，2，E-1，F-1，2
松本 光司（日本大学医学部附属板橋病院整形外科・救急担当医長）
第2章 B-3，F-3-(3)
立川 裕一郎（立川記念病院・副院長）
第2章 C-3，4
中橋 昌弘（日本大学医学部附属板橋病院整形外科・医局長）
第2章 D，F-3-(1)，(2)
大島 正史（川口市立医療センター整形外科・副部長）
第2章 E-2～4
佐久間 俊行（豊岡整形外科病院）
第2章 F-4
上田 修平（日本大学病院整形外科・病棟医長）
第2章 F-1～3

脊椎脊髄ハンドブック　第3版　　目次

第1章 脊椎脊髄疾患への神経学的アプローチ

カバー・表紙のイラスト：中野朋彦

第1章

脊椎脊髄疾患への神経学的アプローチ

はじめに

局所診断と病理診断が目標であり，十分な局所診断のうえで病理診断に至ることが基本である[1]．

1．局所診断（topographic diagnosis）**：病変部位がどこにあるのか？**

高位診断；病変部位の高位は？

病変部位の脊髄高位診断である．実際には脳から上肢・下肢に至る神経症状をきたす疾患すべてから，鑑別診断が必要である（図 1-1）[2]．

横位診断；脊髄横断面での病変部位は？（図 1-2）[3]

図 1-1　部位別神経疾患の鑑別図

（林, 1978[2] より改変）

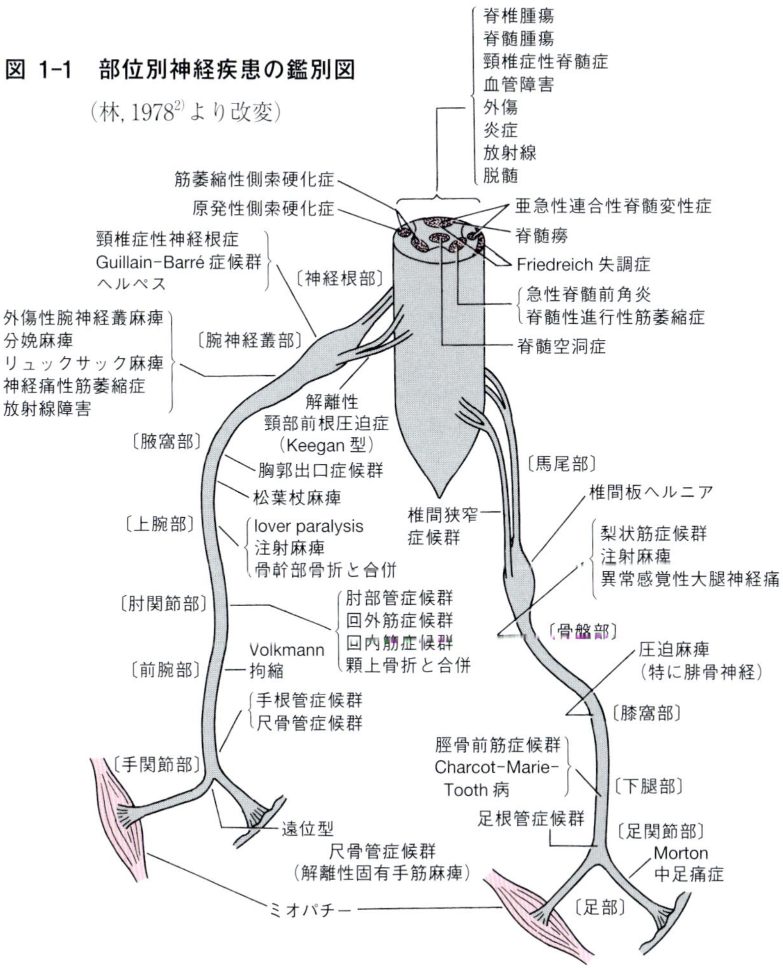

2．病理診断（pathologic diagnosis）**：病因は何か？**

画像診断を駆使し，脳脊髄液検査，病理組織学的検査などを必要に応じて行う．

図 1-2　脊髄横断面の病変分布パターン（柳，1981[3]より改変）

病巣分布	症候特徴	主要疾患
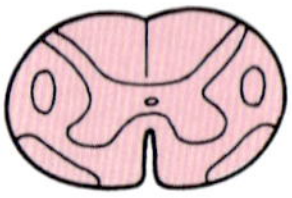 横断型	横断性障害	ほとんどの脊髄疾患(後期) 脊髄炎
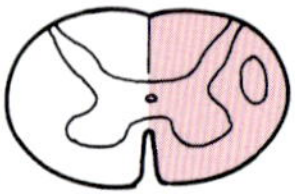 Brown-Séquard 型	Brown-Séquard 症候群	圧迫性疾患 血管障害 帯状疱疹による脊髄炎
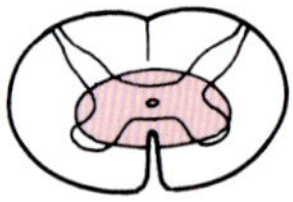 脊髄中心型	髄節徴候だけで長経路徴候を欠く	脊髄空洞症，髄内腫瘍 頸椎症（服部のⅠ型） 急性脊髄中心症候群
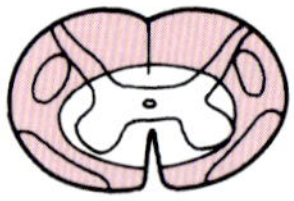 脊髄辺縁型	長経路徴候だけで髄節徴候を欠く	圧迫性疾患（比較的初期） 亜急性連合性脊髄変性症 もこの型の一つ
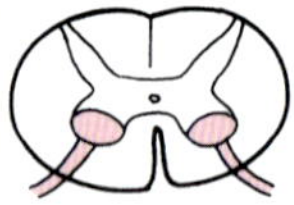 前角前根型	筋萎縮が主症状で感覚障害，長経路徴候を欠く	頸椎症の特殊型 （頸椎症性筋萎縮症 あるいは 解離性運動麻痺） 後縦靱帯骨化症 運動ニューロン疾患（SPMA）
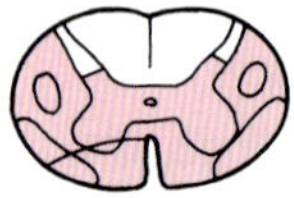 前脊髄動脈症候群	温痛覚が侵され，触覚，深部感覚が保たれる解離性感覚障害が特徴	前脊髄動脈症候群（脊髄梗塞）
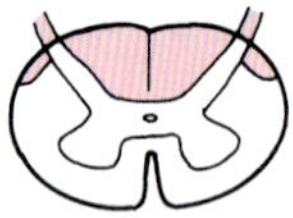 後索後根型（脊髄小脳路もときに含む）	深部感覚障害が主症状 後索性運動失調が特徴	脊髄癆，Friedreich 失調症 後脊髄動脈症候群（脊髄梗塞）
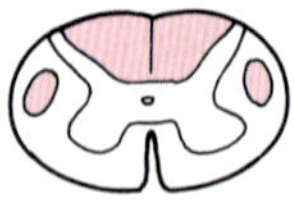 後側索型	深部感覚障害と錐体路徴候のみ	亜急性連合性脊髄変性症
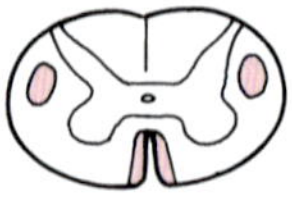 錐体路型	錐体路徴候のみ	脊髄小脳変性症（家族性痙性対麻痺） 運動ニューロン疾患（初期）

A 神経学的高位診断

病変部位の脊髄高位診断であり，主に感覚障害，運動障害，反射の異常から診断する．そのためには，脊椎と脊髄の位置関係，皮膚分節，筋節，反射中枢の知識が必要である．

1 脊椎と脊髄髄節の位置関係[1)4)]

脊椎と脊髄髄節の位置関係の基本原則と個人差（individual variation）について知っておく必要がある．

①脊椎と脊髄はその成長に差がある

脊髄よりも脊椎の成長が早い．そのため，脊髄下端は出生時Ｌ３椎体高位であるが，成人時は通常Ｌ１椎体下端に位置する．

②脊髄の位置が変化しても神経根の通る椎間孔（intervertebral foramen）**は不変である**（図 1-3[5)〜7)]，図 1-4[8)9)]）

脊髄の位置が変化しても神経根の通る椎間孔は不変．

③脊髄髄節の局在については諸説がある（図 1-3[5)〜7)]，図 1-4[8)9)]）

脊髄髄節の局在は諸家により微妙に異なる．神経学的高位診断の際には，その差異について配慮する必要がある．

2 皮膚分節[6)10)11)]

脊髄の一髄節の支配する感覚分布には一定の範囲があり，皮膚分節（dermatome）と呼ばれ，高位診断に広く利用されている．実際には作成した方法論により，少しずつ異なり（図 1-5[10)]，図 1-6[6)]，図 1-7[11)]），特に上肢で差異が著明である．しかし，Ｃ２の上限，乳頭のＴ４，臍のＴ10，下肢のＳ1，上肢でも母指のＣ6，中指のＣ7，小指Ｃ８は共通しており，診断上の重要な指標となる．

高位診断上で重要なことは，次のとおりである．

❶単一の神経根が障害された場合には，感覚低下は起こるが，感覚消失は通常生じない（※皮膚感覚は隣り合う神経根による重複支配のため）[12)]

❷単一の神経根が障害された場合には，感覚低下の範囲は皮膚分節より狭い

❸感覚消失や感覚低下の境界が明瞭な場合などには，末梢神経障害の可能性大

❹触覚よりも痛覚鈍麻のほうが分節性感覚分布に一致しやすいため，放散痛

図 1-3 脊椎と脊髄の高位差

(DeJong, 1979[5]より改変)　　(Haymakerら, 1953[6]より改変)

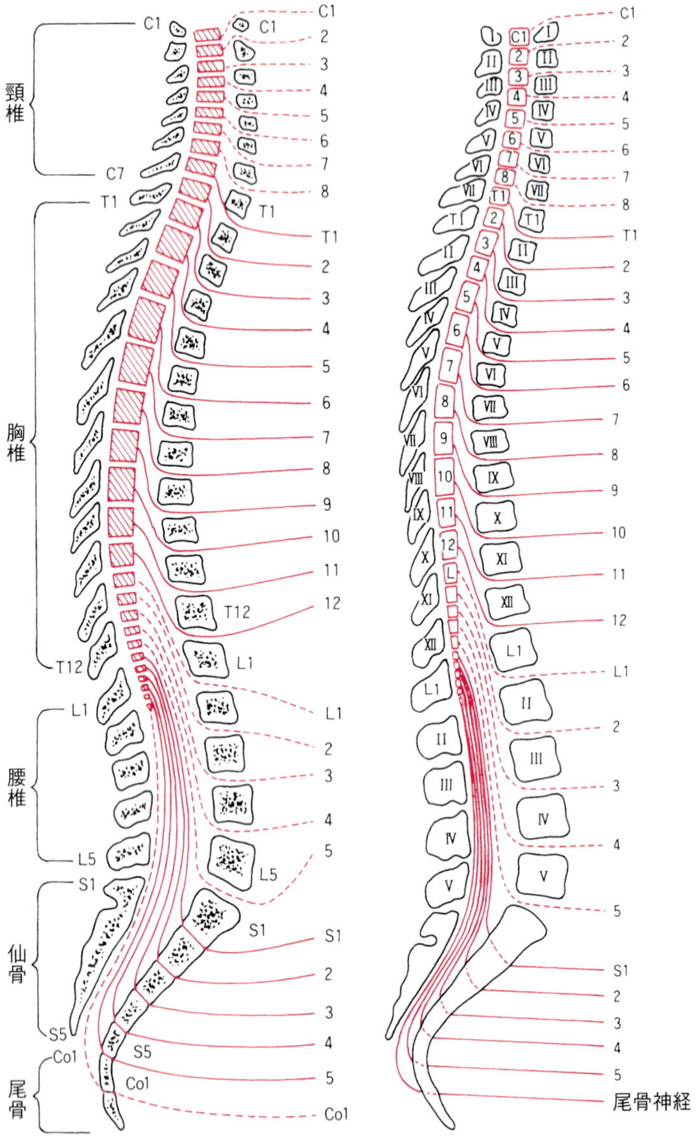

（図 1-3 続き）

（Chusid, 1964[7] より改変）

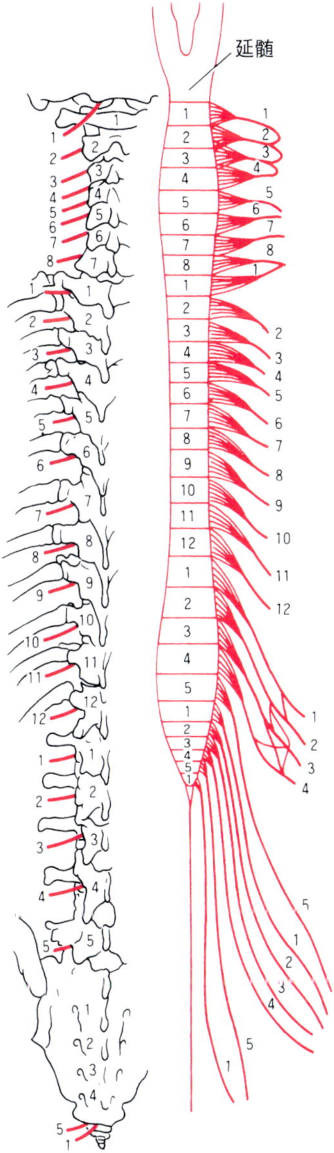

図 1-4　頸椎と頸髄の高位差

a. 頸椎部における脊椎・脊髄髄節間の高位差
(国分ら, 1988[8]より引用)

b. 頸椎椎体・椎弓と脊髄前根・後根付着部の相対的高位
(都築ら, 1983[9]より引用)

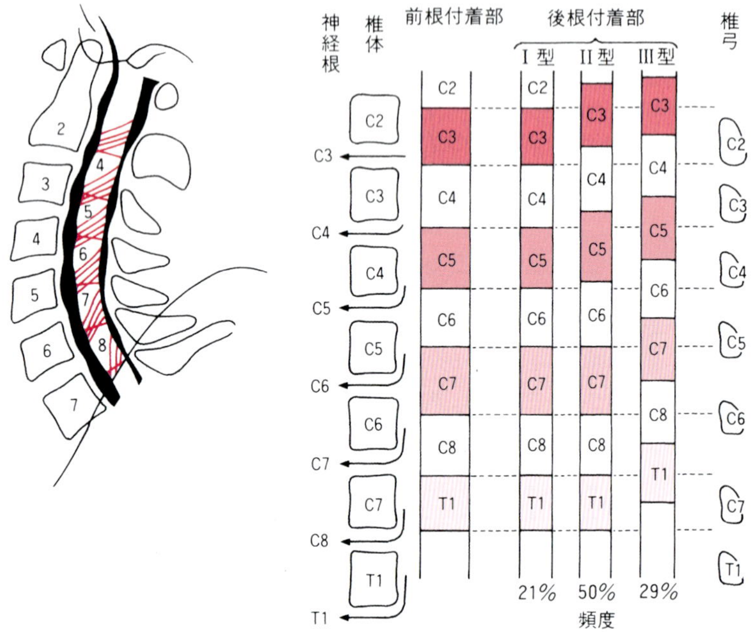

として自覚される末梢部は高位診断上で重要

3 筋節 (図 1-8)[6)13)～17)]

原則は，次のとおりである．

❶筋節（myotome）**とは 1 本の前根により支配されている筋支配の単位**

❷1 つの骨格筋は複数の神経根により支配されている

❸神経根病変と脊髄前角病変の麻痺筋による鑑別は困難

❹末梢神経根障害ではしばしば単一の筋に麻痺がみられる．前角や神経根の障害では通常複数の筋に麻痺が起こる

（※主な筋の末梢神経支配も知っておく必要がある：図 1-9[18)19)]）

筋力測定は通常，いつどこでもできる徒手筋力テスト (manual muscle testing：MMT) が有用である (図 1-8)[15)]．判定は 6 段階評価 (表 1-1)[15)]．

図 1-5　皮膚分節 1 (Brain, 1964[10] より引用)

a．前面 (左側は末梢神経支配，右側は脊髄髄節および神経根支配)

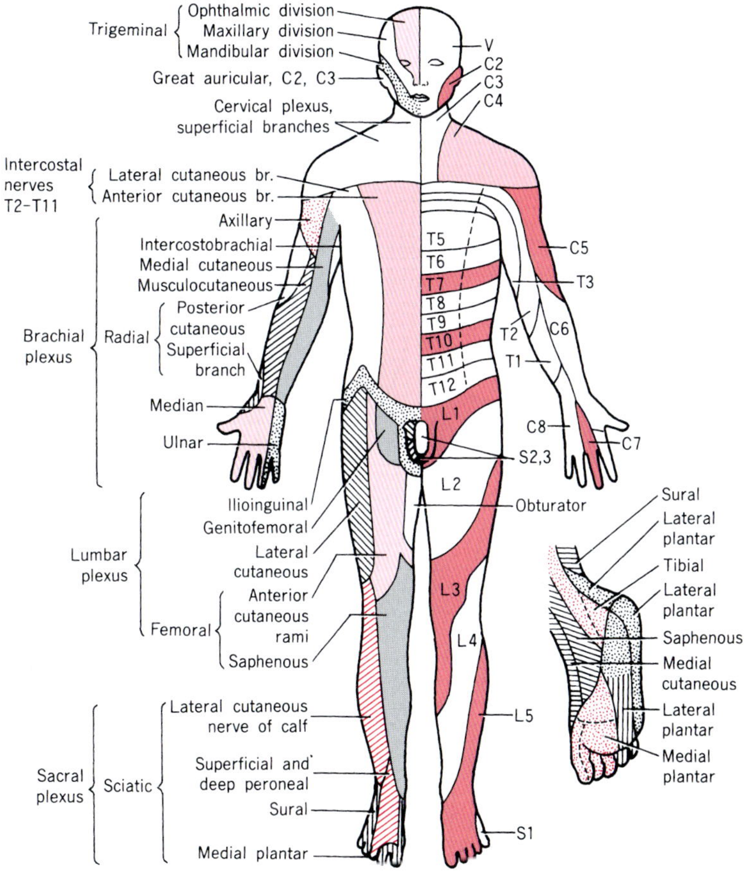

（図 1-5 続き）

b．後面（左側は脊髄髄節および神経根支配，
右側は末梢神経支配）

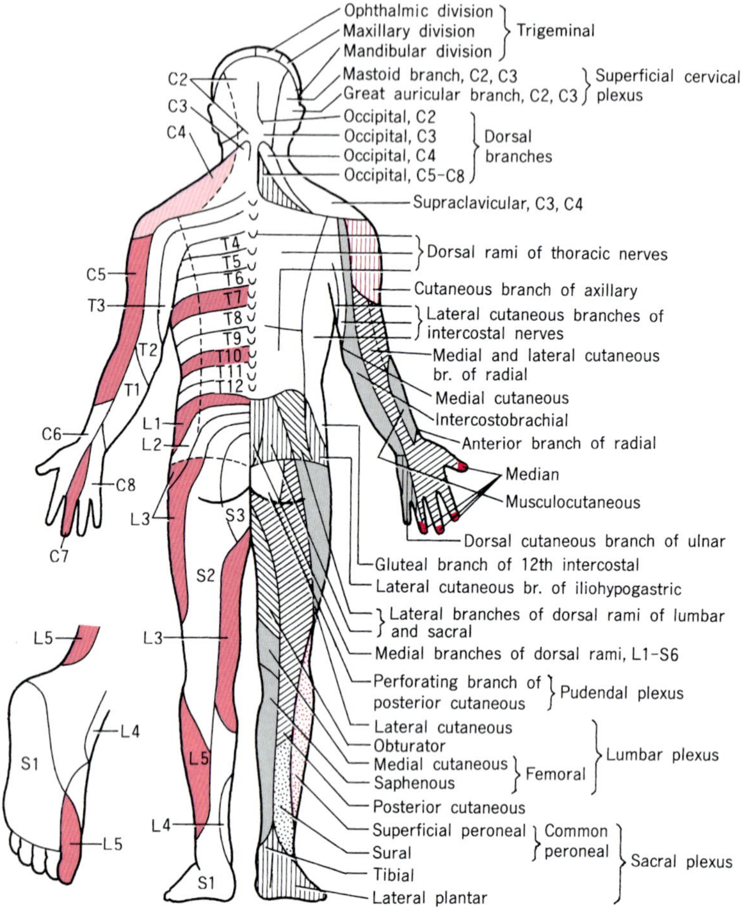

図 1-6 皮膚分節 2

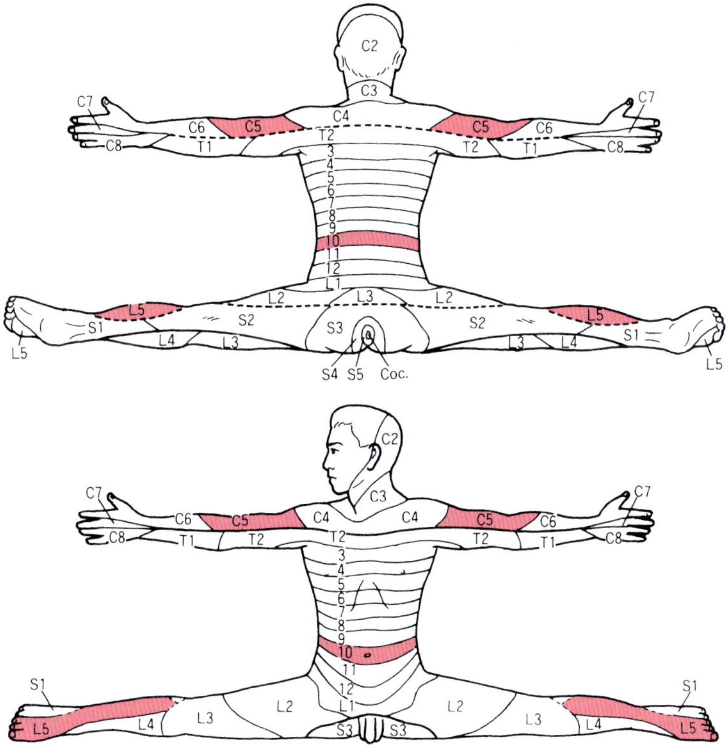

髄節性皮膚感覚神経支配
(Haymaker W, et al：Peripheral nerve injuries：Principles of diagnosis. 2nd ed, WB Saunders, Philadelphia, 1953[6] より引用)

図 1-7　皮膚分節 3

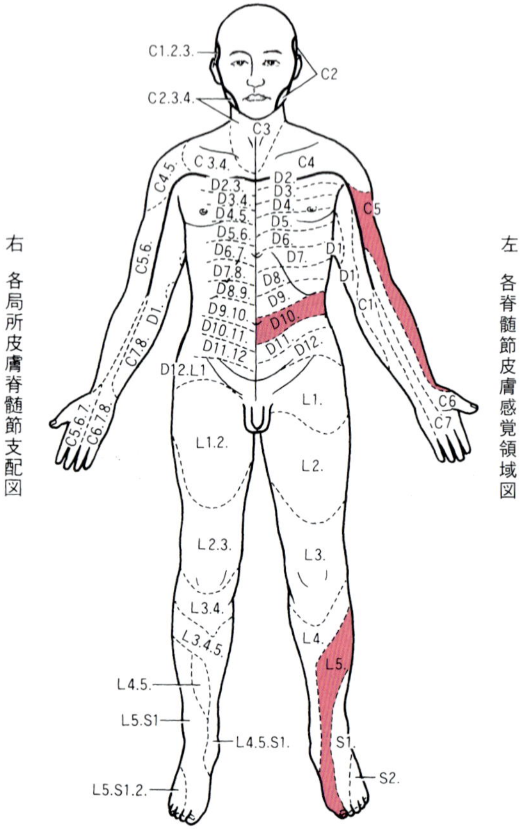

この図には感覚神経支配の重複分布が反映されている[12].
(野崎寛三：脊髄後根切断ニ拠ル人体皮膚知覚像，臨床的吟味．日整会誌 13：425-485，1938[11]より引用)

図 1-8　骨格筋の筋節支配と徒手筋力測定法

<table>
<tr><th colspan="9">筋　節</th></tr>
<tr><th>C1</th><th>C2</th><th>C3</th><th>C4</th><th>C5</th><th>C6</th><th>C7</th><th>C8</th><th>T1</th></tr>
<tr><td colspan="4">Sternomastoid 胸鎖乳突筋</td><td></td><td></td><td></td><td></td><td></td></tr>
<tr><td></td><td></td><td colspan="2">Trapezius 僧帽筋</td><td></td><td></td><td></td><td></td><td></td></tr>
<tr><td></td><td></td><td colspan="3">Levator scapulae 肩甲挙筋</td><td></td><td></td><td></td><td></td></tr>
<tr><td></td><td></td><td></td><td></td><td colspan="2">Teres minor 小円筋</td><td></td><td></td><td></td></tr>
<tr><td></td><td></td><td></td><td></td><td colspan="2">Supraspinatus 棘上筋</td><td></td><td></td><td></td></tr>
<tr><td></td><td></td><td></td><td></td><td colspan="2">Rhomboids 菱形筋</td><td></td><td></td><td></td></tr>
<tr><td></td><td></td><td></td><td></td><td colspan="2">Infraspinatus 棘下筋</td><td></td><td></td><td></td></tr>
<tr><td></td><td></td><td></td><td></td><td colspan="2">Deltoid 三角筋</td><td></td><td></td><td></td></tr>
<tr><td></td><td></td><td></td><td></td><td colspan="2">Teres major 大円筋</td><td></td><td></td><td></td></tr>
<tr><td></td><td></td><td></td><td></td><td colspan="2">Biceps 上腕二頭筋</td><td></td><td></td><td></td></tr>
<tr><td></td><td></td><td></td><td></td><td colspan="2">Brachialis 上腕筋</td><td></td><td></td><td></td></tr>
<tr><td></td><td></td><td></td><td></td><td colspan="3">Serratus anterior 前鋸筋</td><td></td><td></td></tr>
<tr><td></td><td></td><td></td><td></td><td colspan="4">Subscapilaris 肩甲下筋</td><td></td></tr>
<tr><td></td><td></td><td></td><td></td><td colspan="5">Pectoralis major 大胸筋</td></tr>
<tr><td></td><td></td><td></td><td></td><td></td><td colspan="3">Pectoralis minor 小胸筋</td><td></td></tr>
<tr><td></td><td></td><td></td><td></td><td></td><td colspan="2">Coracobrachialis 烏口腕筋</td><td></td><td></td></tr>
<tr><td></td><td></td><td></td><td></td><td></td><td colspan="3">Latissimus dorsi 広背筋</td><td></td></tr>
<tr><td></td><td></td><td></td><td></td><td></td><td></td><td colspan="2">Anconeus 肘筋</td><td></td></tr>
<tr><td></td><td></td><td></td><td></td><td></td><td colspan="3">Triceps 上腕三頭筋</td><td></td></tr>
</table>

□：徒手筋力測定上重要な筋

◆：検者が抵抗を加える部位

←：検者が抵抗を加える方向

⇦：被検者が力を入れる方向

←：筋収縮を触診もしくは視診する部位

(図 1-8 続き)

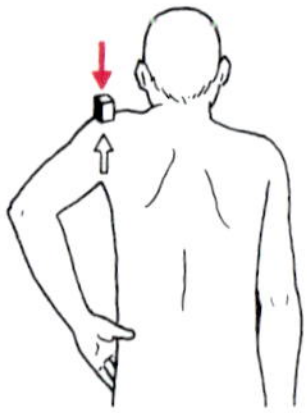

僧帽筋(上部線維群)
Trapezius ; C3, 4, 副神経支配. 肩を挙上させ抵抗を加える.

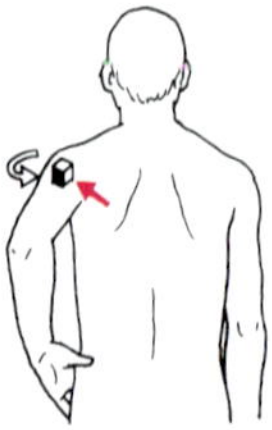

僧帽筋(下部線維群)
Trapezius ; C3,4, 副神経支配. 肩を後方へ突き出させ抵抗を加える.

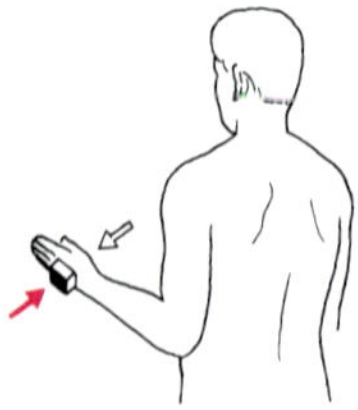

棘下筋と小円筋
Infraspinatus & teres minor ; C5, 6, 肩甲上神経と腋窩神経支配. 肘を屈曲させて前腕を外方へ回転させ抵抗を加える.

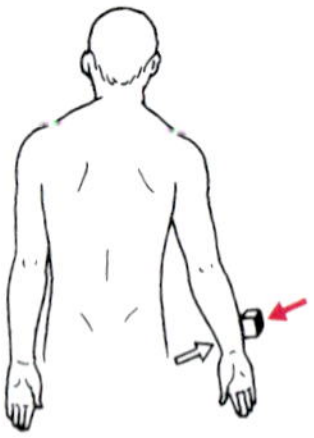

棘上筋
Supraspinatus ; C5, 6, 肩甲上神経支配. 上肢を側方へ挙上させ抵抗を加える. ただし, 体幹から30°以内.

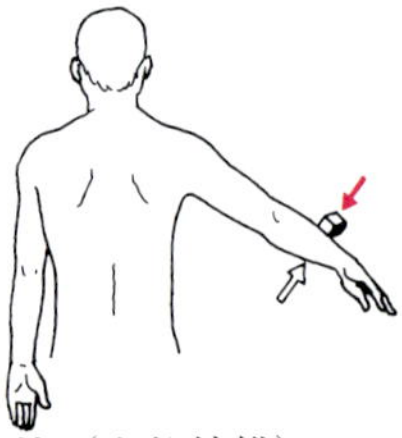

三角筋 (中部線維)
Deltoid ; C5,6, 腋窩神経支配. 上肢を側方へ挙上させ抵抗を加える. ただし体幹より30°～75°の間でみる.

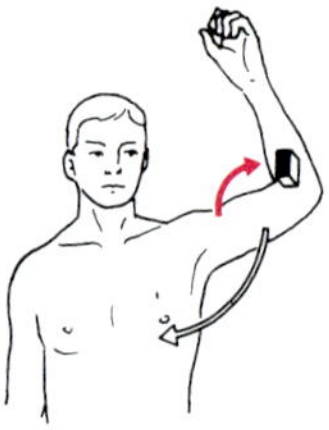

大胸筋
Pectoralis major ; C5, 6, 7, 8, (T1), 前胸神経支配. 上腕を側方へ水平に挙げた位置で内転を命ずる.

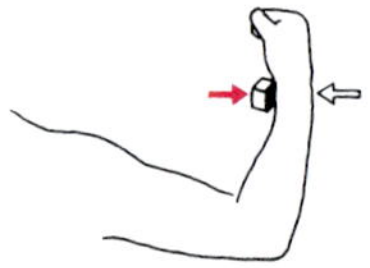

上腕二頭筋
Biceps ; C5,6, 筋皮神経支配. 前腕を回外させて肘を屈曲させ抵抗を加える.

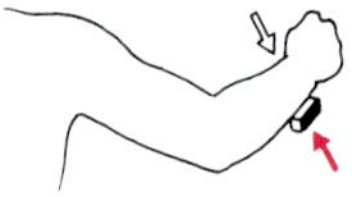

上腕三頭筋
Triceps ; C(6), 7, 8, 橈骨神経支配. 肘を屈曲位から伸展させ抵抗を加える.

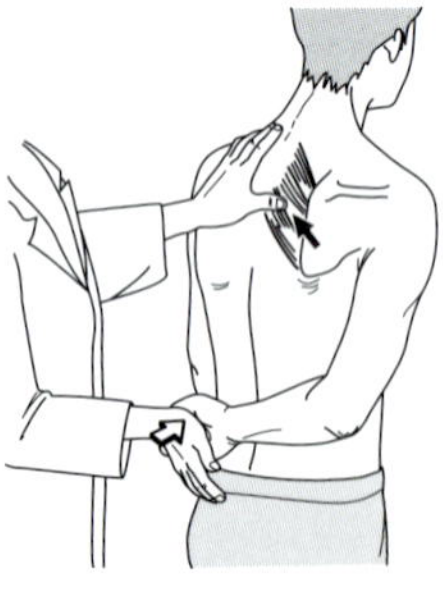

菱形筋
Rhomboideus ; C5, C(6), 肩甲背神経. 手を腰にあてさせ, 肘を検者の加える力にさからって, 後方へつき出させる (菱形筋の収縮を, ↑のごとく触診する).

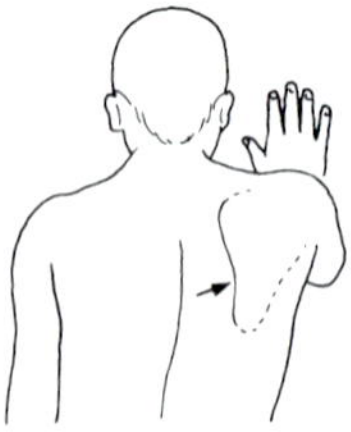

前鋸筋
Serratus anterior ; C5, 6, 7, 長胸神経. 片手で前方の壁を押す力をみる. この筋が萎縮すると肩甲骨が翼のようにみえ, 翼状肩甲 winged scapula, scapula alata と呼ばれている.

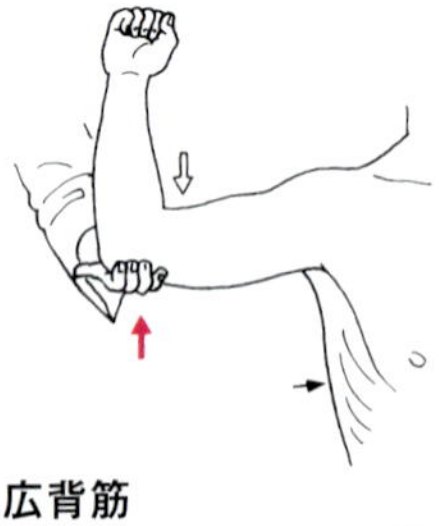

広背筋
Latissimus dorsi ; C6,7,8, 胸背神経. 肘をまげて, ほぼ水平に外転した腕を, 検者の力にさからって内転させる (広背筋の収縮を→のところでみる).

（図 1-8 続き）

<table>
<tr><th colspan="10">筋　節</th></tr>
<tr><th colspan="2">C5</th><th colspan="2">C6</th><th colspan="2">C7</th><th colspan="2">C8</th><th colspan="2">T1</th></tr>
<tr><td></td><td colspan="3">Brachioradialis 腕橈骨筋</td><td></td><td></td><td></td><td></td><td></td><td></td></tr>
<tr><td></td><td colspan="3">Supinator 回外筋</td><td></td><td></td><td></td><td></td><td></td><td></td></tr>
<tr><td></td><td></td><td></td><td colspan="3">Pronator teres 円回内筋</td><td></td><td></td><td></td><td></td></tr>
<tr><td></td><td></td><td></td><td colspan="4">Ext. carpi radial longus & brevis
長・短橈側手根伸筋</td><td></td><td></td><td></td></tr>
<tr><td></td><td></td><td></td><td colspan="4">Flexor carpi ulnaris 尺側手根屈筋</td><td></td><td></td><td></td></tr>
<tr><td></td><td></td><td></td><td colspan="3">Flexor carpi radialis 橈側手根屈筋</td><td></td><td></td><td></td><td></td></tr>
<tr><td></td><td></td><td></td><td></td><td colspan="3">Ext. digitorum communis 総指伸筋</td><td></td><td></td><td></td></tr>
<tr><td></td><td></td><td></td><td></td><td colspan="3">Ext. carpi ulnaris 尺側手根伸筋</td><td></td><td></td><td></td></tr>
<tr><td></td><td></td><td></td><td></td><td colspan="3">Ext. indicis 示指伸筋</td><td></td><td></td><td></td></tr>
<tr><td></td><td></td><td></td><td></td><td colspan="3">Ext. digiti 5 小指伸筋</td><td></td><td></td><td></td></tr>
<tr><td></td><td></td><td></td><td></td><td colspan="3">Ext. pollic. longus 長母指伸筋</td><td></td><td></td><td></td></tr>
<tr><td></td><td></td><td></td><td></td><td colspan="3">Ext. pollic. brevis 短母指伸筋</td><td></td><td></td><td></td></tr>
<tr><td></td><td></td><td></td><td></td><td colspan="4">Abductor pollicis longus 長母指外転筋</td><td></td><td></td></tr>
<tr><td></td><td></td><td></td><td></td><td></td><td colspan="4">Palmaris longus 長掌筋</td><td></td></tr>
<tr><td></td><td></td><td></td><td></td><td></td><td colspan="5">Pronator quadratus 方形回内筋</td></tr>
<tr><td></td><td></td><td></td><td></td><td></td><td colspan="5">Flexor digitorum sublimis 浅指屈筋</td></tr>
<tr><td></td><td></td><td></td><td></td><td></td><td colspan="5">Flexor digitorum profundus 深指屈筋</td></tr>
<tr><td></td><td></td><td></td><td></td><td></td><td colspan="5">Flexor pollicis longus 長母指屈筋</td></tr>
<tr><td></td><td></td><td></td><td></td><td></td><td></td><td colspan="3">Opponens pollicis 母指対立筋</td><td></td></tr>
<tr><td></td><td></td><td></td><td></td><td></td><td></td><td colspan="3">Abduct. pollic. brevis 短母外転筋</td><td></td></tr>
<tr><td></td><td></td><td></td><td></td><td></td><td></td><td colspan="4">Flexor pollicis brevis 短母指屈筋</td></tr>
<tr><td></td><td></td><td></td><td></td><td></td><td></td><td></td><td colspan="3">Palmaris brevis 短掌筋</td></tr>
<tr><td></td><td></td><td></td><td></td><td></td><td></td><td></td><td colspan="3">Adductor pollicis 母指内転筋</td></tr>
<tr><td></td><td></td><td></td><td></td><td></td><td></td><td></td><td colspan="3">Flexor digiti 5 小指屈筋</td></tr>
<tr><td></td><td></td><td></td><td></td><td></td><td></td><td></td><td colspan="3">Abductor digiti 5 小指外転筋</td></tr>
<tr><td></td><td></td><td></td><td></td><td></td><td></td><td></td><td colspan="3">Opponens digiti 5 小指対立筋</td></tr>
<tr><td></td><td></td><td></td><td></td><td></td><td></td><td></td><td colspan="3">Interossei 骨間筋</td></tr>
<tr><td></td><td></td><td></td><td></td><td></td><td colspan="5">Lumbricals 虫様筋</td></tr>
</table>

□：徒手筋力測定上重要な筋
◆：検者が抵抗を加える部位
←：検者が抵抗を加える方向
⇦：被検者が力を入れる方向
←：筋収縮を触診もしくは視診する部位

(図 1-8 続き)

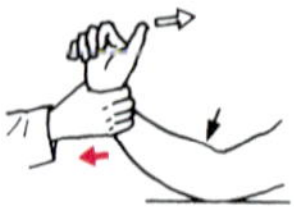

腕橈骨筋

Brachioradialis；C5, 6，橈骨神経支配．前腕回内回外中間位で肘を屈曲させ抵抗を加える．

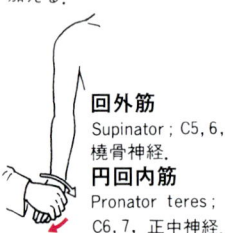

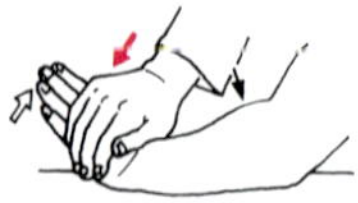

手関節の背屈

Wrist extensor（C6～8）

a）長橈側手根伸筋 Extensor carpi radialis longus；C6～8，橈骨神経．

指を伸ばしたまま，手首を検者の外力に抗して，橈側で背屈させる．

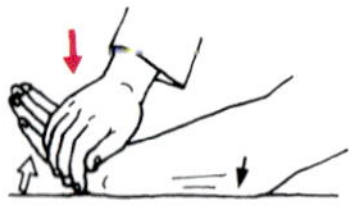

b）尺側手根伸筋 Extensor carpi ulnaris；C7, 8，橈骨神経．

同じように検者の外力に抗して，尺側で手首を背屈させて検査する．

回外筋

Supinator；C5, 6，橈骨神経．

円回内筋

Pronator teres；C6, 7，正中神経．

腕を体側で伸ばしたまま，検者は患者の手をにぎって，患者に手を回内，回外させ，これに抵抗を加えて検査する(図は円回内筋のテスト)．

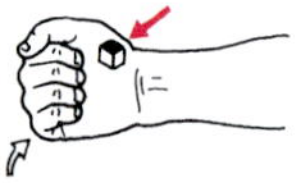

橈側手根屈筋

Flex.carpi radialis；C6,7，正中神経支配．手関節を橈側に屈曲させ抵抗を加える．

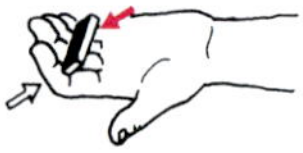

浅指屈筋

Flex. digitorum superficialis；C7,8, T1，正中神経支配．近位指骨を固定して，近位指節間関節（PIPJ）で指を屈曲させ抵抗を加える．

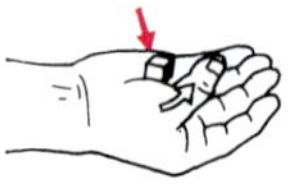

母指対立筋

Opponens pollicis；C8,T1，正中神経支配．母指尖を小指尖に密着させるようにさせる．

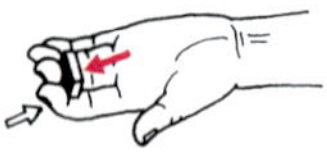

深指屈筋 I と II

Flex. digitorum profundus I & II；C7,8,T1，正中神経支配．示指と中指の末節に抵抗を加え屈曲させる．このとき中節骨は伸展位に保つ．

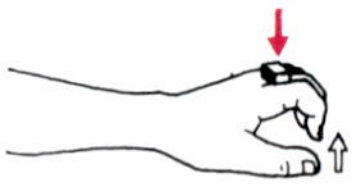

総指伸筋

Extensor digitorum communis；C7,(8)，橈骨神経支配．指(示指～小指）を中手指節関節（MPJ）で伸展させ抵抗を加える．

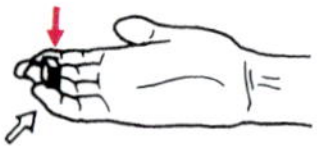

深指屈筋 III と IV

Flex. dig.prof. III & IV；C8, T1，尺骨神経支配．環指と小指の末節を屈曲させ，抵抗を加える．中節骨は伸展位を保つ．

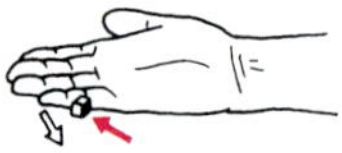

小指外転筋

Abductor digiti mini；C8, T1，尺骨神経支配．手掌を上に向けてテーブルの上に置き，小指を伸展位で外転を命ずる．

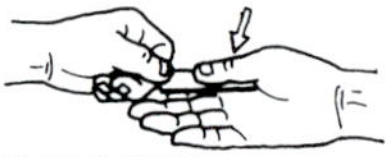

母指内転筋

Adductor pollicis；C8, T1，尺骨神経支配．手掌と母指の間で紙片を挟ませて，紙を引きぬく．このとき母指の爪は手掌面に直角になるようにする．

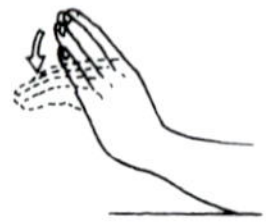

虫様筋

Lumbricalis；(C7), C8, T1，正中神経，尺骨神経．伸展した手指を，中手指節関節で屈曲できるかどうかをみる．

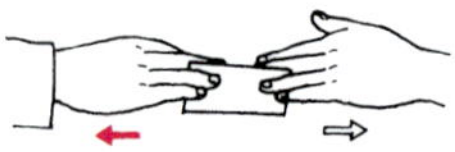

掌側骨間筋

Interosseus palmaris；C8, T1，尺骨神経．患者の指の間に紙をはさませ，これを引っぱる．

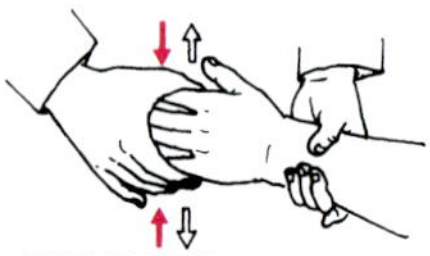

背側骨間筋

Interosseus dorsalis manus；C8, T1，尺骨神経．指を開かせ，これに外側から抵抗を加えて検査する．

（図 1-8 続き）

<table>
<tr><th colspan="14">筋　節</th></tr>
<tr><th colspan="2">L1</th><th colspan="2">L2</th><th colspan="2">L3</th><th colspan="2">L4</th><th colspan="2">L5</th><th colspan="2">S1</th><th colspan="2">S2</th></tr>
<tr><td></td><td colspan="6">Iliopsoas 腸腰筋</td><td colspan="7"></td></tr>
<tr><td colspan="2"></td><td colspan="5">Gracilis 薄筋</td><td colspan="7"></td></tr>
<tr><td colspan="2"></td><td colspan="5">Sartorius 縫工筋</td><td colspan="7"></td></tr>
<tr><td colspan="2"></td><td colspan="5">Pectineus 恥骨筋</td><td colspan="7"></td></tr>
<tr><td colspan="2"></td><td colspan="5">Adductor longus 長内転筋</td><td colspan="7"></td></tr>
<tr><td colspan="2"></td><td colspan="5">Adductor brevis 短内転筋</td><td colspan="7"></td></tr>
<tr><td colspan="3"></td><td colspan="5">Adductor minimus 小内転筋</td><td colspan="6"></td></tr>
<tr><td colspan="3"></td><td colspan="5">Quadriceps femoris 大腿四頭筋</td><td colspan="6"></td></tr>
<tr><td colspan="3"></td><td colspan="8">Adductor magnus 大内転筋</td><td colspan="3"></td></tr>
<tr><td colspan="4"></td><td colspan="5">Obturator externus 外閉鎖筋</td><td colspan="5"></td></tr>
<tr><td colspan="6"></td><td colspan="6">Tensor fasciae latae 大腿筋膜張筋</td><td colspan="2"></td></tr>
<tr><td colspan="6"></td><td colspan="6">Gluteus medius 中殿筋</td><td colspan="2"></td></tr>
<tr><td colspan="6"></td><td colspan="6">Gluteus minimus 小殿筋</td><td colspan="2"></td></tr>
<tr><td colspan="7"></td><td colspan="6">Quadratus femoris 大腿方形筋</td><td></td></tr>
<tr><td colspan="7"></td><td colspan="6">Gemelli 双子筋</td><td></td></tr>
<tr><td colspan="7"></td><td colspan="7">Semitendinosus 半腱様筋</td></tr>
<tr><td colspan="7"></td><td colspan="7">Semimembranosus 半膜様筋</td></tr>
<tr><td colspan="9"></td><td colspan="4">Piriformis 梨状筋</td><td></td></tr>
<tr><td colspan="9"></td><td colspan="5">Obturator internus 内閉鎖筋</td></tr>
<tr><td colspan="9"></td><td colspan="5">Biceps femoris 大腿二頭筋</td></tr>
<tr><td colspan="9"></td><td colspan="5">Gluteus maximus 大殿筋</td></tr>
</table>

□：徒手筋力測定上重要な筋

◆：検者が抵抗を加える部位

←：検者が抵抗を加える方向

⇦：被検者が力を入れる方向

←：筋収縮を触診もしくは視診する部位

(図 1-8 続き)

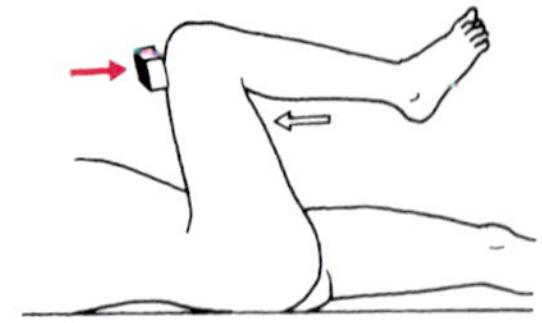

腸腰筋

Iliopsoas; L1, 2, 3, 4, 大腿神経支配. 膝屈曲位で背臥させ, 90°に曲げた股関節をさらに屈曲させ, 抵抗を加える.

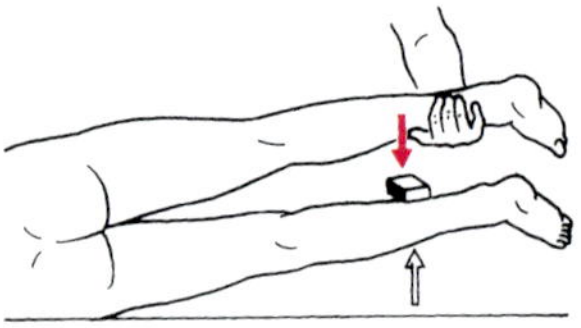

大腿内転筋群

Adductors; L2, 3, 4, 5, S1, 閉鎖神経支配. 膝伸展位で側臥させ, 下方の肢を内転させ抵抗を加える. 上方の肢は検者が保持する.

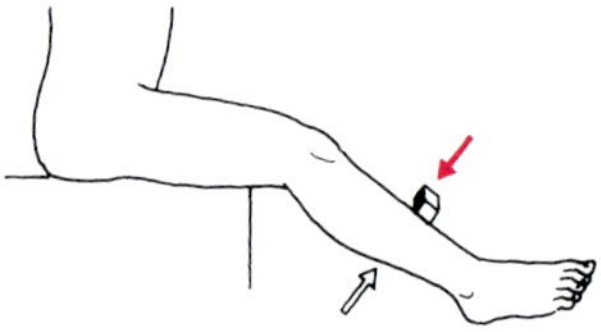

大腿四頭筋

Quadriceps femoris; L2, 3, 4, 大腿神経支配. 下腿に抵抗を加えて, 膝を伸展させる.

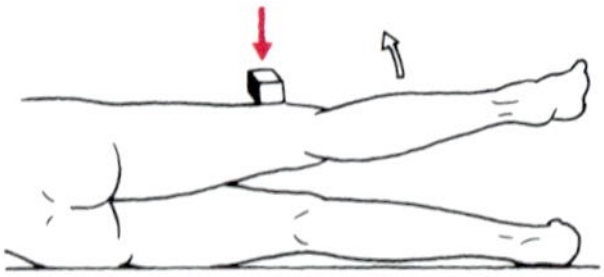

中殿筋と小殿筋

Gluteus med. & min. および大腿筋膜張筋 tensor fasciae latae; L4, 5, S1, 上殿神経支配. 下肢伸展位で側臥位に寝かせる. 抵抗を加えながら上方の肢全体を外転(上にあげる)させる.

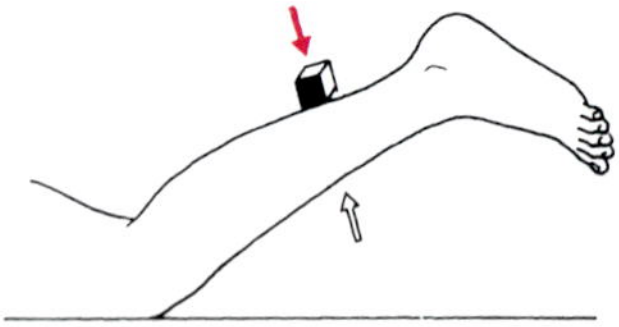

膝屈筋群

Hamstrings; L4, 5, S1, 2, 坐骨神経支配. 腹臥位に寝かせて, 抵抗を加えながら, 膝を屈曲させる.

- 半腱様筋
- 半膜様筋
- 大腿二頭筋

（図 1-8 続き）

<table>
<tr><th colspan="8">筋　節</th></tr>
<tr><th colspan="2">L4</th><th colspan="2">L5</th><th colspan="2">S1</th><th colspan="2">S2</th></tr>
<tr><td colspan="3">Tibialis anterior 前脛骨筋</td><td></td><td colspan="2"></td><td colspan="2"></td></tr>
<tr><td colspan="6">Popliteus 膝窩筋</td><td colspan="2"></td></tr>
<tr><td colspan="6">Plantaris 足底筋</td><td colspan="2"></td></tr>
<tr><td></td><td colspan="4">Peroneus tertius 第 3 腓骨筋</td><td></td><td colspan="2"></td></tr>
<tr><td></td><td colspan="5">Extensor digitorum longus 長趾伸筋</td><td colspan="2"></td></tr>
<tr><td colspan="2"></td><td colspan="4">Abductor hallucis 母趾外転筋</td><td colspan="2"></td></tr>
<tr><td colspan="2"></td><td colspan="4">Flexor digitorum brevis 短趾屈筋</td><td colspan="2"></td></tr>
<tr><td colspan="2"></td><td colspan="4">Flexor hallucis brevis 短母趾屈筋</td><td colspan="2"></td></tr>
<tr><td colspan="2"></td><td colspan="4">Extensor hallucis brevis 短母趾伸筋</td><td colspan="2"></td></tr>
<tr><td colspan="2"></td><td colspan="5">Flexor digitorum longus 長趾屈筋</td><td></td></tr>
<tr><td colspan="2"></td><td colspan="5">Peroneus longus 長腓骨筋</td><td></td></tr>
<tr><td colspan="2"></td><td colspan="5">Peroneus brevis 短腓骨筋</td><td></td></tr>
<tr><td colspan="2"></td><td colspan="6">Tibialis posterior 後脛骨筋</td></tr>
<tr><td colspan="2"></td><td colspan="6">Flexor hallucis longus 長母趾屈筋</td></tr>
<tr><td colspan="6">Extensor hallucis longus 長母趾伸筋</td><td colspan="2"></td></tr>
<tr><td colspan="2"></td><td></td><td colspan="5">Soleus ヒラメ筋</td></tr>
<tr><td colspan="2"></td><td colspan="2"></td><td colspan="4">Gastrocnemius 腓腹筋</td></tr>
<tr><td colspan="2"></td><td colspan="2"></td><td colspan="4">Extensor digitorum brevis 短趾伸筋</td></tr>
<tr><td colspan="2"></td><td colspan="2"></td><td colspan="4">Flexor digitorum accessorius 足底方形筋</td></tr>
<tr><td colspan="2"></td><td colspan="2"></td><td colspan="4">Adductor hallucis 母趾内転筋</td></tr>
<tr><td colspan="2"></td><td colspan="2"></td><td colspan="4">Abductor digiti quinti 小趾外転筋</td></tr>
<tr><td colspan="2"></td><td colspan="2"></td><td colspan="4">Flexor digiti quinti brevis 短小趾屈筋</td></tr>
<tr><td colspan="2"></td><td colspan="2"></td><td colspan="4">Interossei 骨間筋</td></tr>
<tr><td></td><td colspan="7">Lumbricals 虫様筋</td></tr>
</table>

（Haymaker W, et al：Peripheral nerve injuries：Principles of diagnosis. 2nd ed, WB Saunders, Philadelphia, 1953[6] を改変）

□：徒手筋力測定上重要な筋
：検者が抵抗を加える部位
←：検者が抵抗を加える方向
⇦：被検者が力を入れる方向
←：筋収縮を触診もしくは視診する部位

(図 1-8 続き)

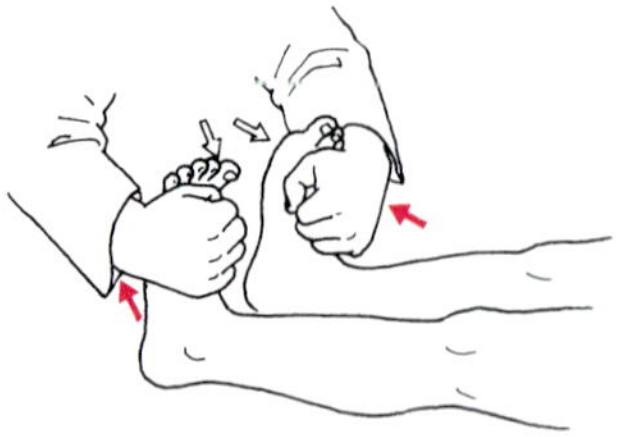

前脛骨筋

Tibialis anterior ; L4, 5, 深腓骨神経.
足を背屈，内反させ，検者は足背から抵抗を加えて，その強さをみる.

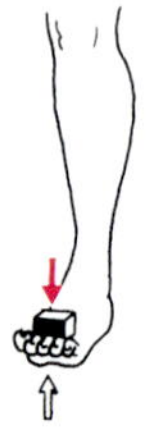

長趾伸筋

Ext. digitorum longus ; L4, 5, S1, 深腓骨神経支配. 足趾を背屈させ，抵抗を加える.

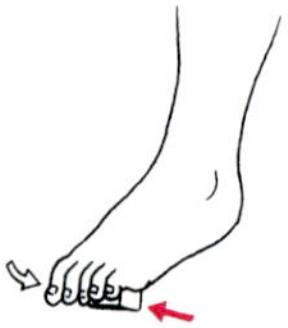

長趾屈筋

Flex. digitorum longus ; L5, S1, (2), 脛骨神経支配. 趾の底屈を命じ，抵抗を加える.

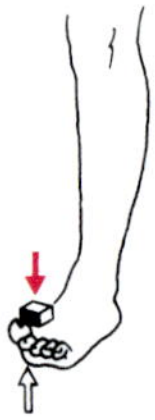

長母趾伸筋

Ext. hallucis longus ; L4, 5, S1, 深腓骨神経支配. 母趾に抵抗を加えつつ背屈させる.

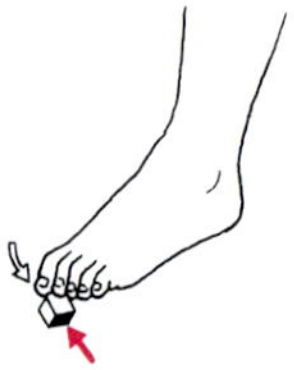

長母趾屈筋

Flex. hallucis longus ; L5, S1, 2, 脛骨神経支配. 母趾(指)に抵抗を加えて，底屈させる.

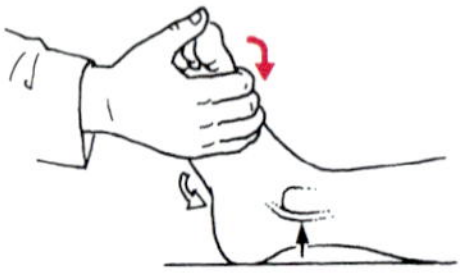

後脛骨筋

Tibialis posterior ; L5, S1, (S2), 脛骨神経. 足を軽く足底に屈曲させ，検者は内側より，足を外反するように力を加える. これにさからって足を内反させ，その抵抗力をみる (↑の視診).

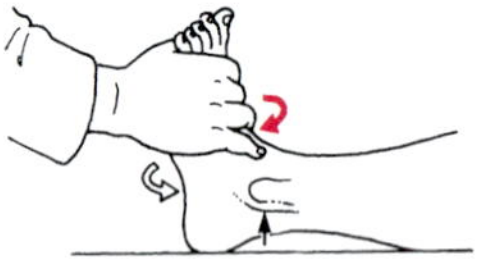

長腓骨筋短腓骨筋

Peroneus longus et brevis ; L5, S1, (2), 浅腓骨神経. 患者の足をにぎり足底に屈曲，固定させる. 患者には抵抗にさからって足を外反させる (↑の視診).

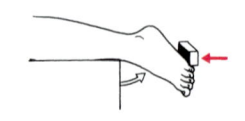

腓腹筋

Gastrocnemius ; L(5), S1, 2, 脛骨神経支配. 患者は腹臥位. 足部を底屈させ，抵抗を加える.

(改変)

Chusid JG, et al : Correlative neuroanatomy and functional neurology. 18th ed, Lange Medical Publications, Los Altos, 1982[14]
広畑和志監：標準整形外科学. 第 5 版，医学書院，1993，pp 98-101[15]
田崎義昭，他 (著)，坂井文彦 (改訂)：ベッドサイドの神経の診かた. 第 18 版，南江堂，2016，pp 40-54[17]

図 1-9　主な末梢神経の神経支配

a. 腋窩神経および筋皮神経の支配域

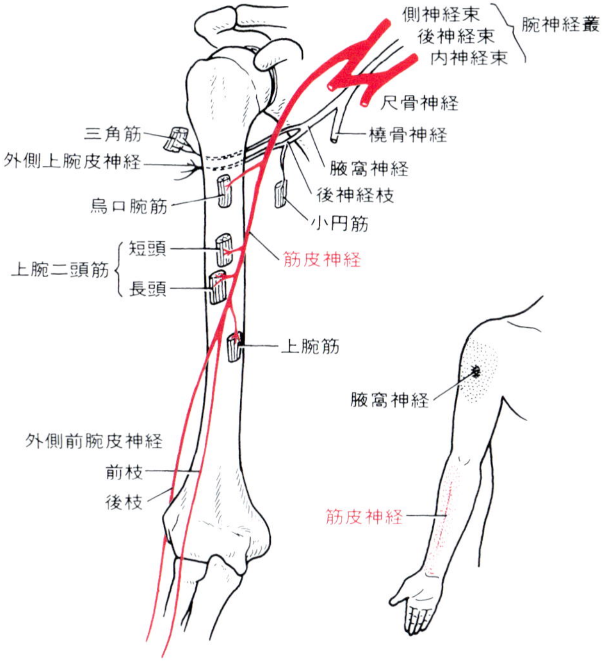

b. 橈骨神経の支配域

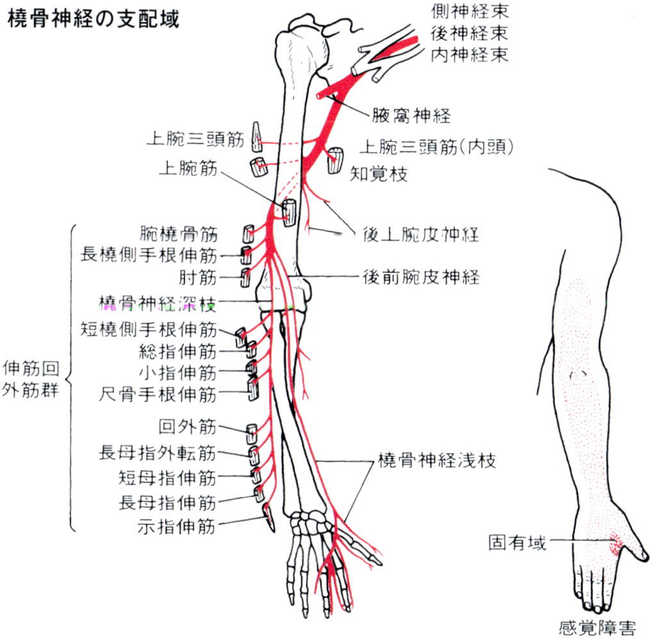

（図 1-9 続き）

c. 正中神経の支配域

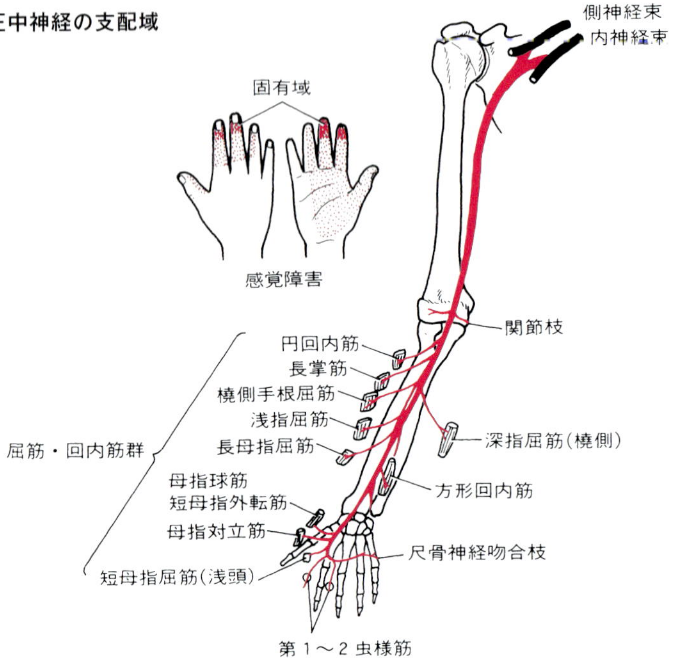

d. 尺骨神経の支配域

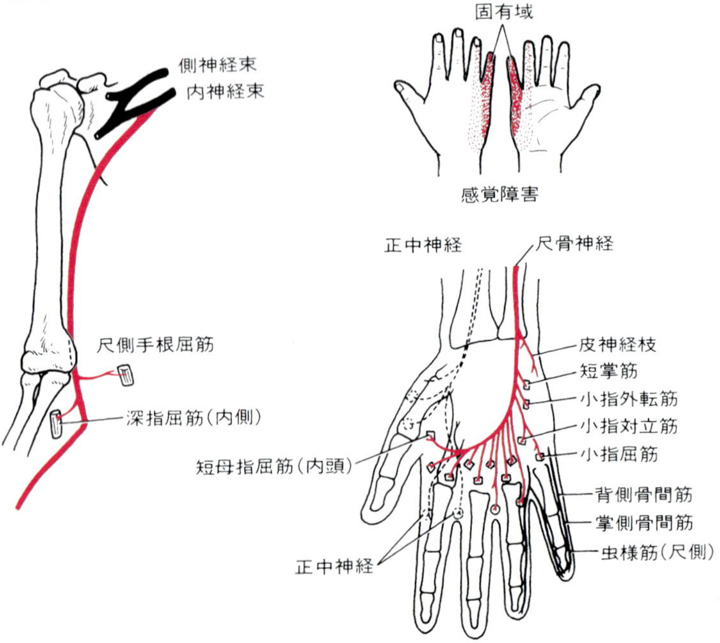

（図 1-9 続き）

e. 坐骨神経の支配域

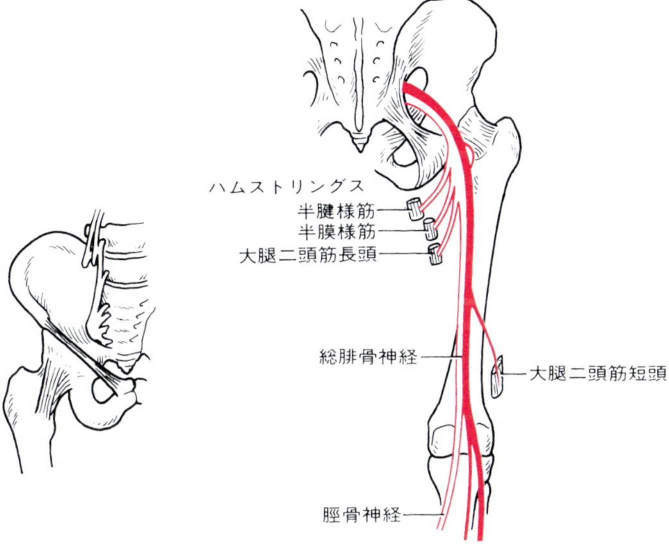

f. 大腿神経および閉鎖神経の支配域

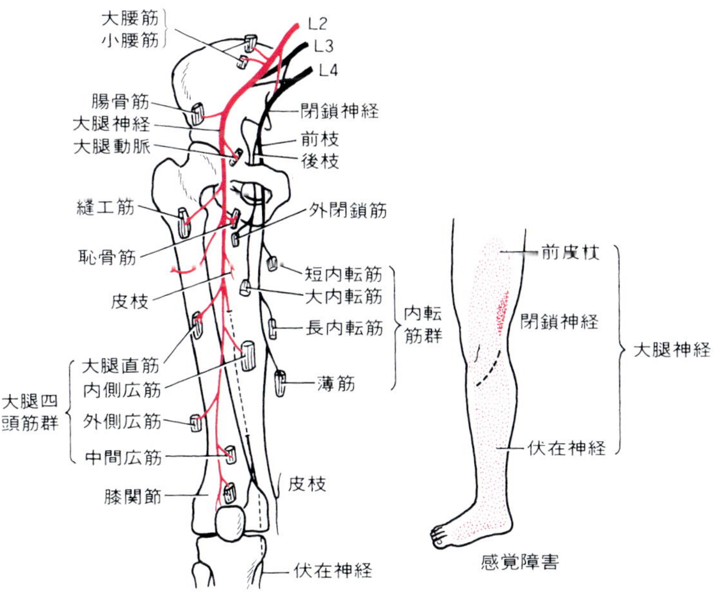

（図 1-9 続き）

g. 脛骨神経の支配域

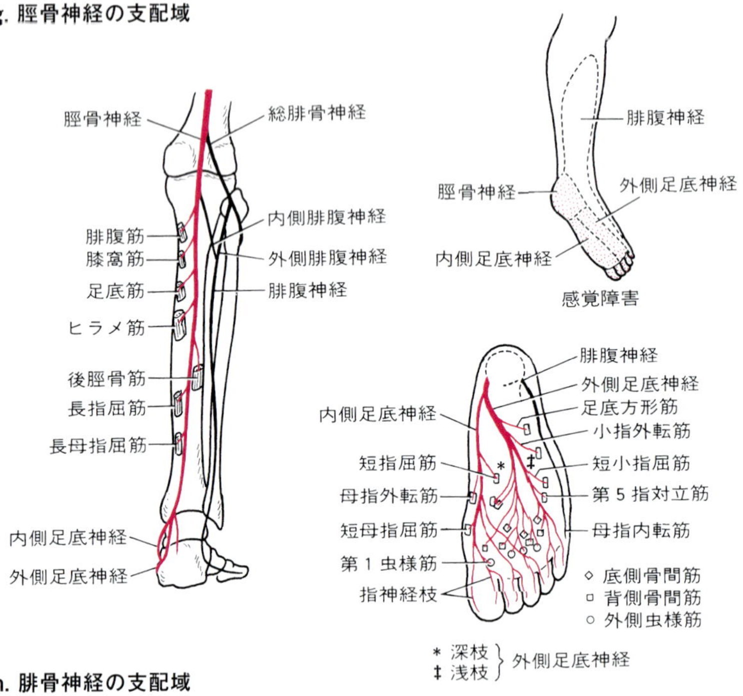

h. 腓骨神経の支配域

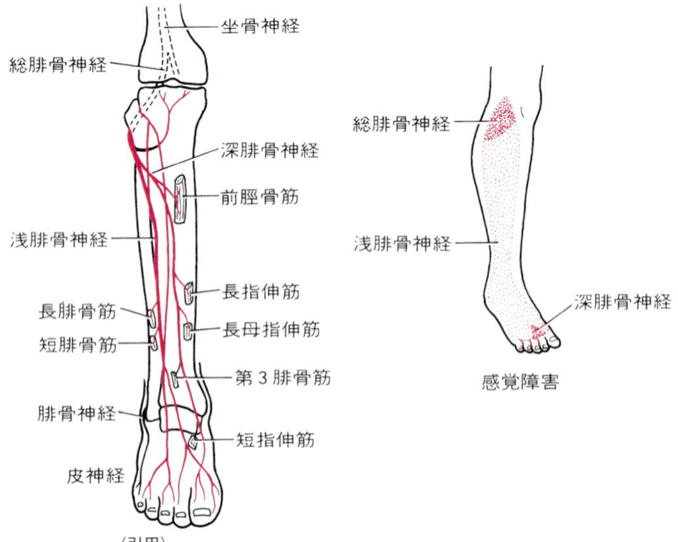

（引用）
蓮江光男：整形外科神経疾患ハンドブック，南江堂，1983，pp 172–179[19]
Chusid JG, et al : Correlative neuroanatomy and functional neurology. 9th ed, Lange Medical Publications, Los Altos, 1958[18]

表 1-1　筋力判定の基準と表示法：徒手筋力テスト
(manual muscle testing：MMT)[15]

表示法*		
5	(normal)	強い抵抗を加えても完全に動く
4	(good)	いくらか抵抗を加えても，なお完全に動く
3**	(fair)	抵抗を加えなければ，重力に打ち克って完全に動く
2**	(poor)	重力を除けば完全に動く
1	(trace)	関節は動かない．筋の収縮のみが認められる
0	(zero)	筋の収縮はまったくみられない

* 6段階の中間的な表示として，たとえば5－とか3＋などと表現することもある．
** 痙縮（spasticity）や拘縮（contracture）があると，関節運動は制限される．このために，運動が不完全であるときには，評価数値の後に？をつけるべきである．
①判定基準の設定上，3と2の判定の客観性が高い．
②0と1の鑑別は，臨床上で重要であり，しばしば針筋電図で確認することも多い．

4 反射（reflex）[20)～25)]

(1) 反射をみる目的

❶脊髄部病変の高位診断

❷一次ニューロン（錐体路）障害か二次ニューロン障害（前角細胞を含む末梢神経レベル）かの鑑別[20)21)24)]

(2) 反射の種類[20)]

①腱反射（tendon reflex）

腱の突端を打腱器で叩打する刺激により反射弓を介して筋紡錘が刺激され筋が伸張し，出現する（図 1-10）[26)]．

②表在反射（superficial reflex）

体表（皮膚，粘膜）を針，綿などで刺激して筋の反射性収縮を引き起こすものである．反射弓は腱反射よりも複雑な経路をとる．

③病的反射（pathologic reflex）

筋肉の伸張や皮膚刺激により引き起こされる，正常では認められない反射．出現した場合に病的な意義をもつ．

(3) 反射中枢（図 1-11）[21)22)24)25)]

(4) 反射の手技の実際（図 1-12[22)～24)27)～29)]，図 1-13[24)30)]，図 1-14[21)31)32)]）と注意点（表 1-2）

腱反射は一見消失しているようでも増強操作をすると出現する場合がある．たとえば，被検筋を軽度随意収縮状態にすると増強効果がある．

図 1-10　腱反射の伸張反射弓

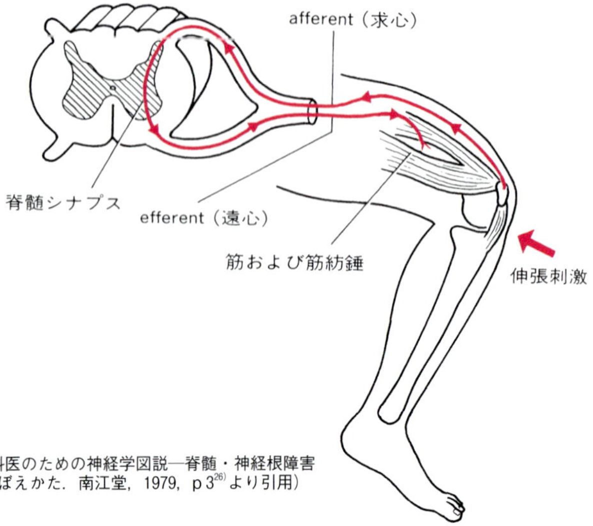

（津山直一：整形外科医のための神経学図説—脊髄・神経根障害レベルのみかた，おぼえかた．南江堂，1979，p 3[26]より引用）

図 1-11　反射中枢[21)22)24)25)]

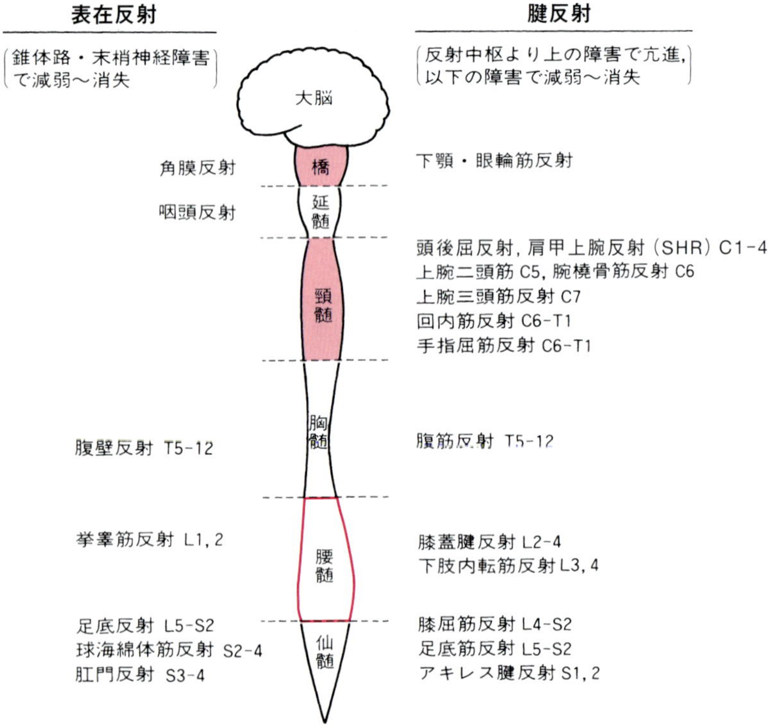

図 1-12　各種腱反射とその手技の実際（間代を含む）

a. 咬筋反射（下顎反射）

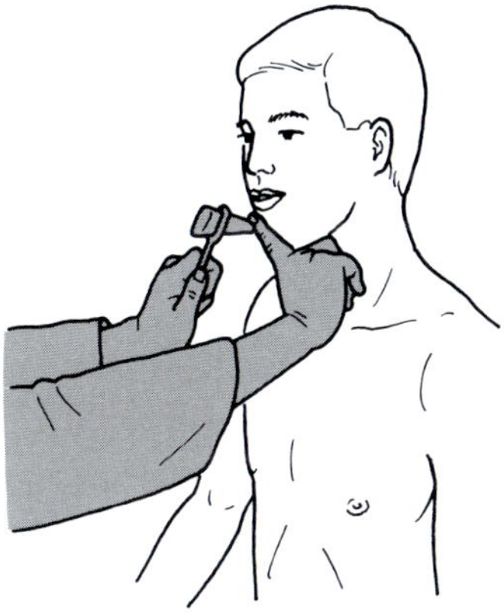

口を軽く開かせて検者の手指を下顎に当て，この手指の上をハンマーで軽く叩くと，下顎が動き，口が閉じる．明らかに認められれば亢進，運動ニューロン疾患にて重要．（中枢：橋）

b. 眼輪筋反射

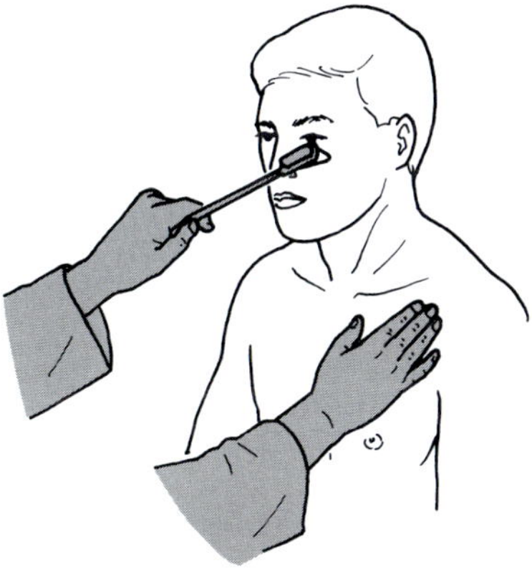

眼窩辺縁部をハンマーで軽く叩くと，閉眼運動が起こる．明らかに認められれば亢進．（中枢：橋）

c. 頭後屈反射

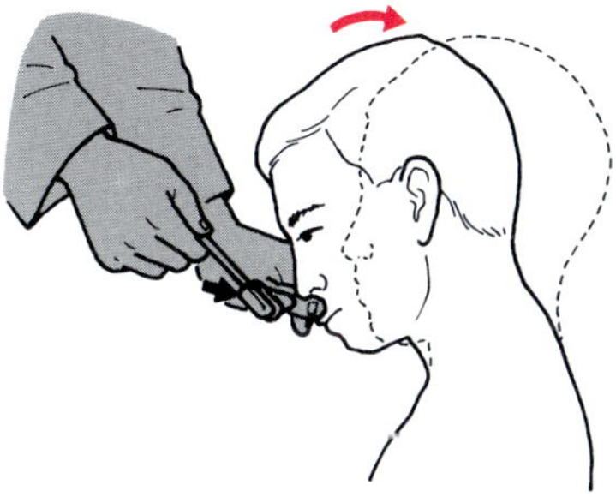

できるだけ首の力を抜くようにさせ，頭を少し前に曲げさせて，ハンマーで上唇の少し上をやや下方に向けて叩くと，正常では頭はさらにうつむきになる．これを陰性とする．反射が陽性ならば，頭は迅速に後屈する（頸髄より上の部分で，両側錐体路の障害があるとき，たとえばALSで認められる）．{中枢：C1-4(5)}

（図 1-12 続き）

d. 肩甲上腕反射（清水） {scapulohumeral reflex（Shimizu）：SHR（Shimizu）}[27)～29)]

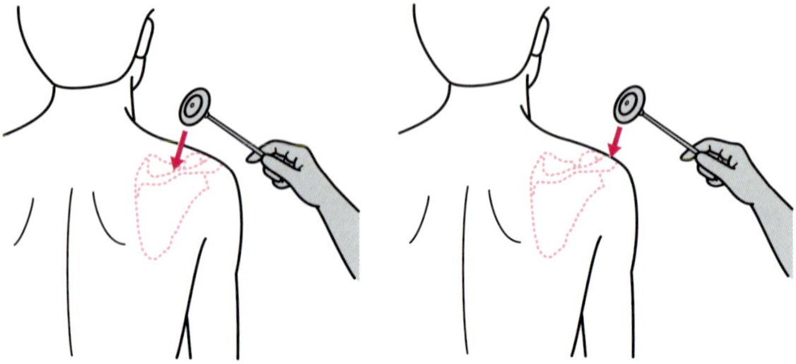

座位安静下に患者の両上肢を横に垂らした状態で，肩峰または肩甲棘中央部を尾側に向かって叩打する．肩甲骨の挙上または上腕の側方挙上（肩関節の外転）がみられれば亢進．C3/4 レベルより頭側の脊髄病変の可能性を示唆する．（中枢：C1-4）

e. 上腕二頭筋反射

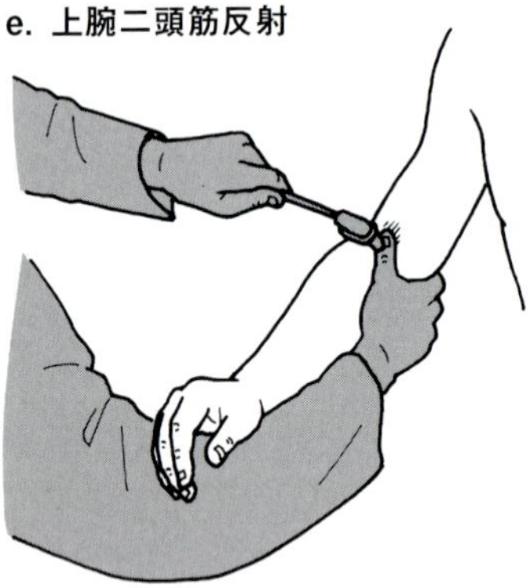

患者の手を検者の肘にのせて前腕を支えて力を抜かせ，肘屈側に当てた検者の母指の上を（または二頭筋腱を直接）叩くと，肘関節の屈曲が起こる．背臥位で検査すると力が抜きやすい．屈曲が起こらず逆に伸展が起こるのは，上腕二頭筋反射の逆転といい，C5, 6 の障害があり C7, 8 が保たれていることを示す．{中枢：C5(6)}

（図 1-12 続き）

f. 腕橈骨筋反射（橈骨反射）

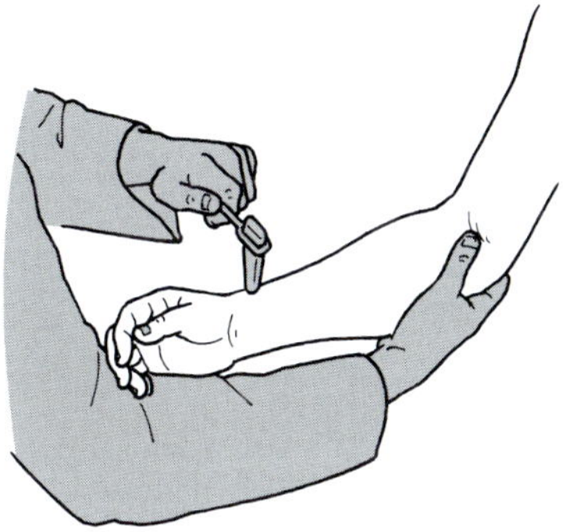

同様に上肢の力を抜かせ，肘関節は屈曲位で前腕は中間位か軽い回内位とし，橈骨末端部を叩くと肘関節の屈曲が起こる．肘関節の屈曲が起こらず手指の屈曲が起こるのは，腕橈骨筋反射の逆転といい，C5,6 の障害があり，C7-T1 は保たれていることを示す．{中枢（C5）C6}

g. 橈骨反射の逆転

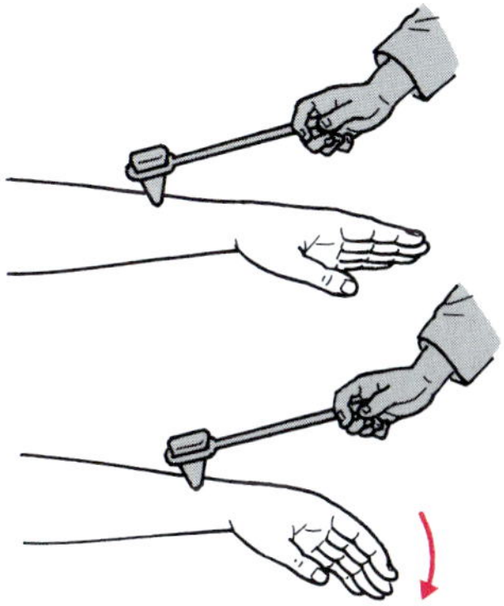

橈骨反射の検査のためハンマーで腱を叩いても反射が出ず，逆に指屈曲反射（下図）が誘発される．

（田代邦雄：脊椎脊髄　7：819，1994[23] より引用）

h. 上腕三頭筋反射

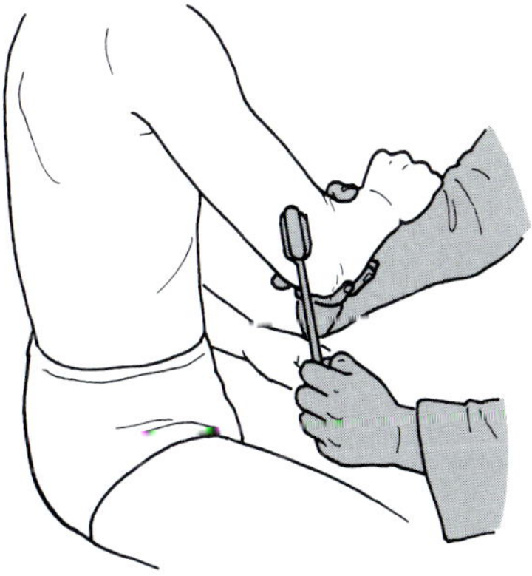

同様に上肢の力を抜かせ，または肩関節外転位で前腕を下垂させ，肘頭のやや中枢側を叩くと，肘関節の伸展が起こる．伸展が起こらず逆に屈曲が起こるのは上腕三頭筋反射の逆転といい，C7,8の障害があり，C5,6は保たれていることを示す．{中枢：C7（6，8）}

i. 回内筋反射1（橈骨回内反射）

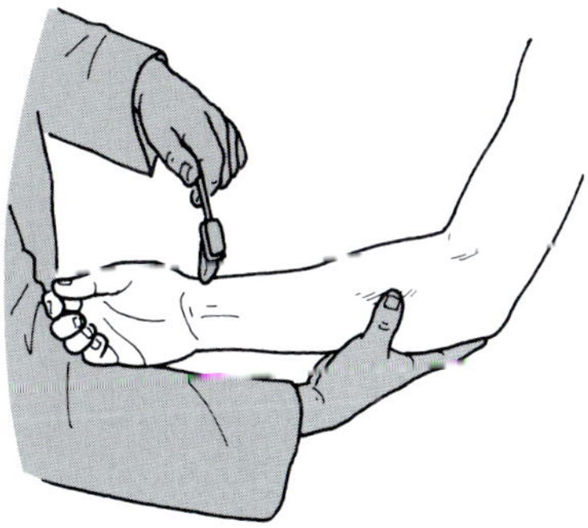

同様に上肢の力を抜かせて前腕を軽い回外位とし，橈骨下端の掌側を叩くと，前腕の回内が起こる．（中枢：C6-T1）

（図 1-12 続き）

j. 回内筋反射2（尺骨回内反射）

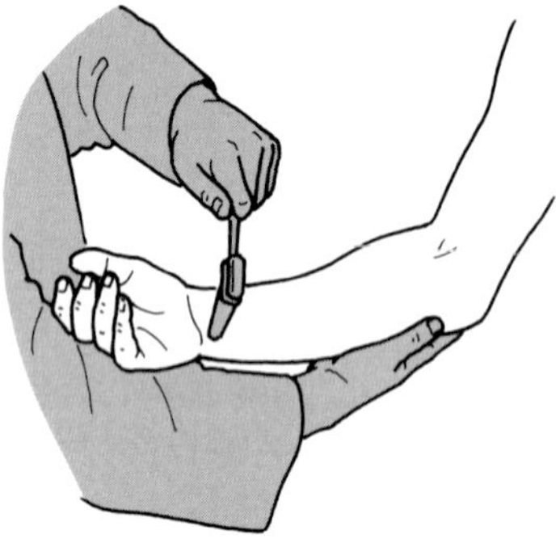

同様な肢位で尺骨下端の掌側を叩くと，前腕の回内が起こる．（中枢：C6-T1）

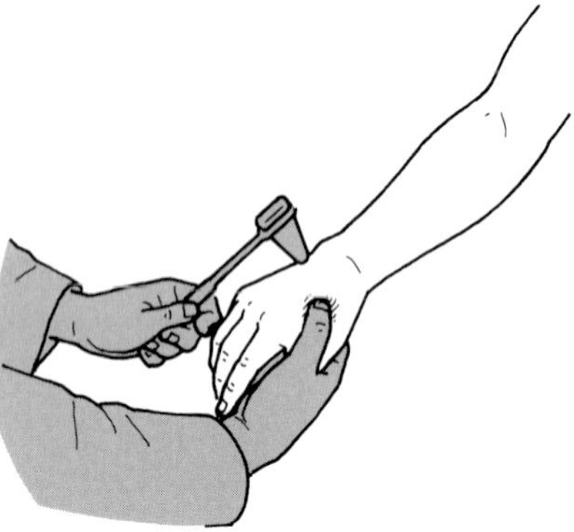

同様な肢位でまたは前腕を大腿部において力を抜かせ，前腕をやや回内位として尺骨茎状突起の背側を叩くと，前腕の回内が起こる．

k. 胸筋反射

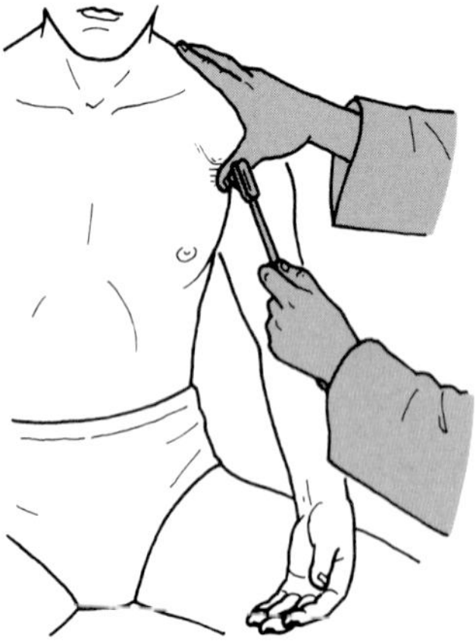

肩関節をやや外転位とし，大胸筋の腱部に検者の手指をおいて，その上を叩くと内転と内旋が起こる．正常では弱いが，深部反射亢進時には著明となる．（中枢：C5-T1）

l. 手指屈筋反射

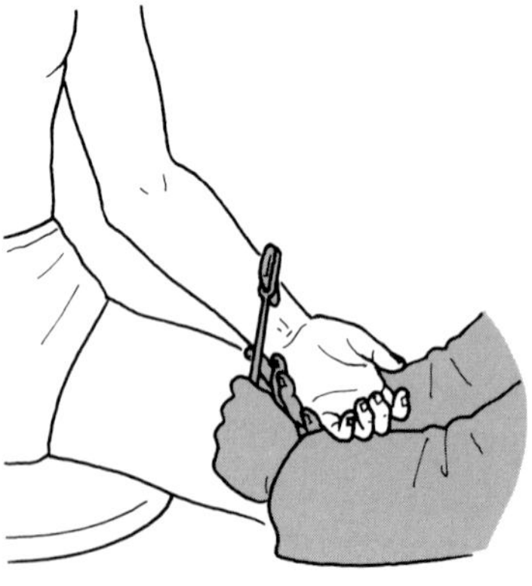

同様に上肢の力を抜かせ，手関節より中枢側で手指屈筋の腱部を叩くと，手指の屈曲が起こる．正常では弱いが，深部反射亢進時には著明となる．（中枢：C6-T1）

（図 1-12 続き）

m. 腹筋反射

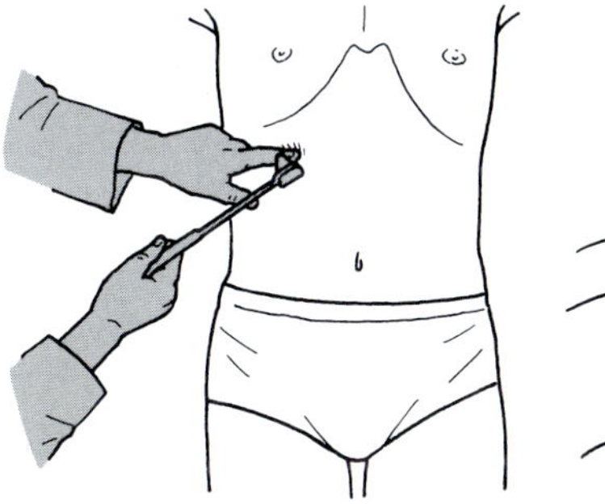

腹筋の上に手指を当て，これを叩くと腹筋の収縮が起こる．明らかに臍が刺激側へ動けば亢進．反射中枢は刺激した部位により異なり，腹筋の最上部は T5-6 で最下部は T11-12 である．左右差をみることが大切．

（服部孝道：臨床脊椎脊髄医学．三輪書店，1996，p 62[24] より引用）

n. 大腿四頭筋反射1（膝蓋腱反射）

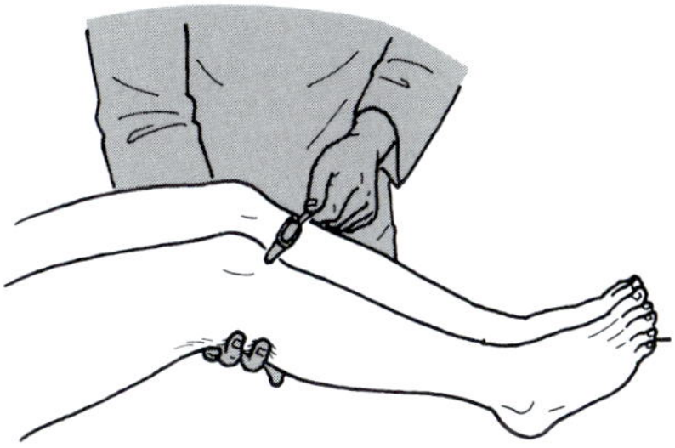

膝関節を軽く屈曲し，反射を誘発する．強く屈曲しすぎて足底部がベッドにつくようではいけない．また，できるだけ下肢の力を抜かせるために，少しずつ屈曲しながら叩くのも一法である．（中枢：L2-4）

o. 大腿四頭筋反射2（膝蓋腱反射）

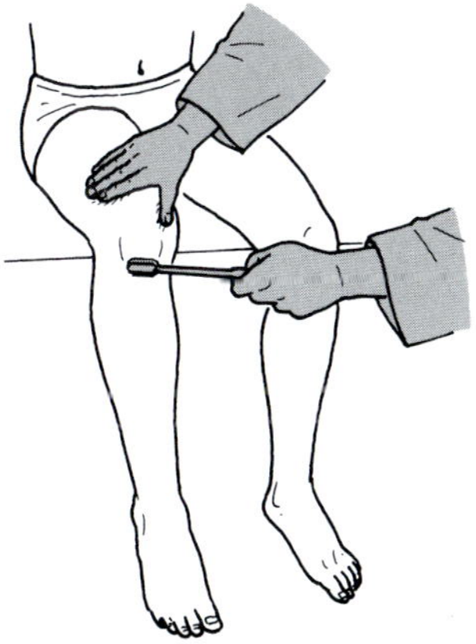

ベッドに深く座らせ，下腿を下垂させて行う．両手指を組んで強く引っぱらせる Jendrassik 手技を同時に行わせるのもよい．

p. 下肢内転筋反射

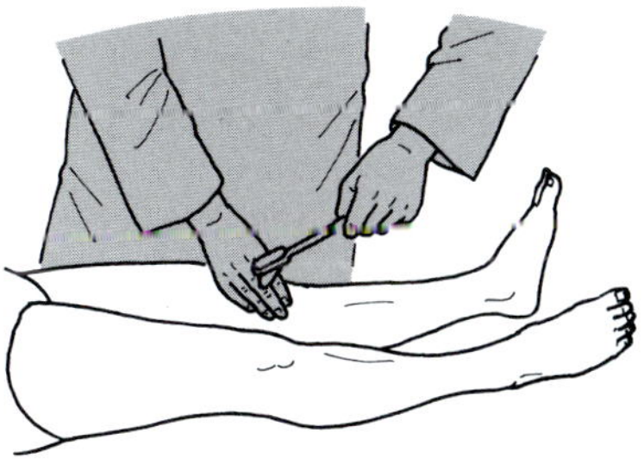

下肢の力を抜き股関節の軽度外旋位とし，大腿末端内側部に手指を当て，この上を叩くと内転運動が起こる．（中枢：L3, 4）

(図 1-12 続き)

q. 下腿屈曲反射（膝屈筋反射）

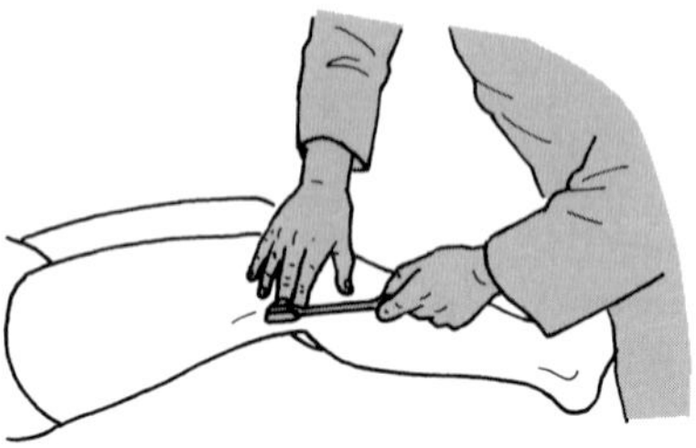

膝関節を軽く屈曲し，大腿末端後外側部に手指を当て，これを叩くと屈曲運動が起こる．（中枢：L4-S2）

r. 下腿三頭筋反射1（アキレス腱反射）

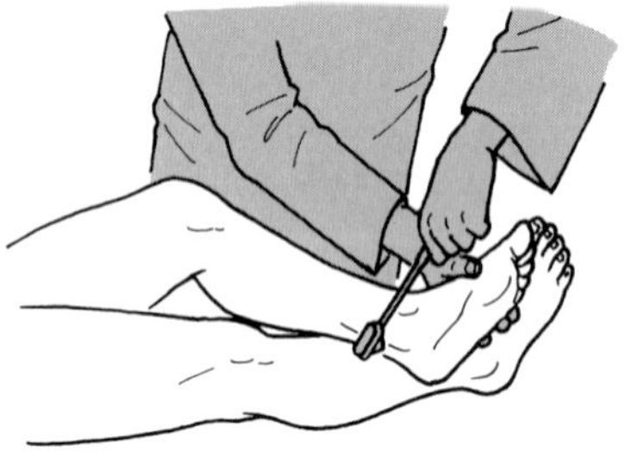

検査する側の足を反対側の下腿前面にのせ，足関節を軽く背屈してアキレス腱部を叩く．{中枢：(L5)S1, 2}

s. 下腿三頭筋反射2（アキレス腱反射）

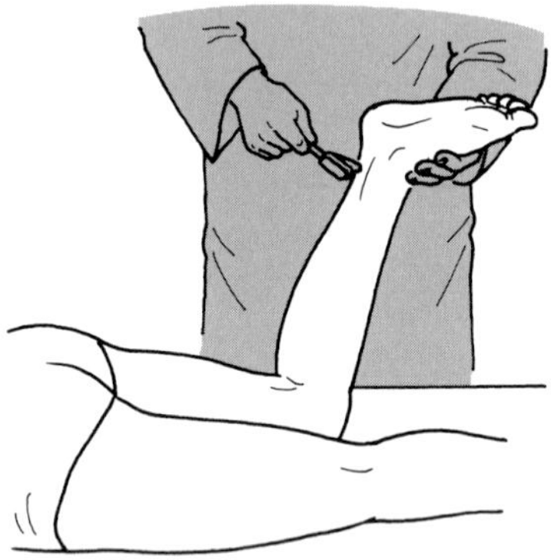

腹臥位で膝関節を屈曲すると，下腿以下の力が抜きやすいので，この肢位でアキレス腱部を叩く．足関節は0°または軽度背屈位とする．

t. 下腿三頭筋反射3（アキレス腱反射）

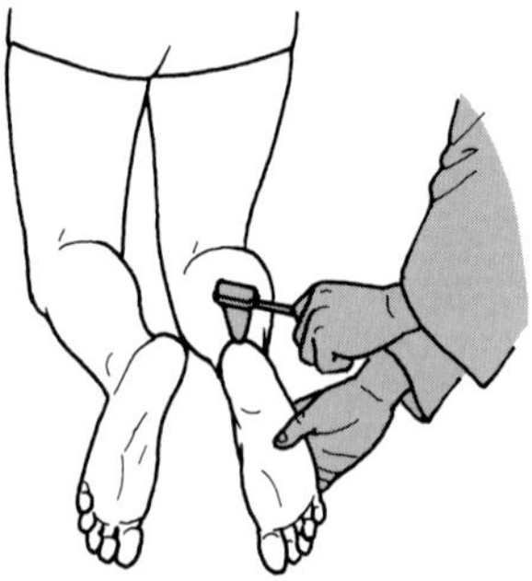

ベッドの上で立膝をさせ，足を下垂させるような肢位をとらせ，足関節を軽く背屈させてアキレス腱部を叩く．

（図 1-12 続き）

u. 膝クローヌス（膝間代）

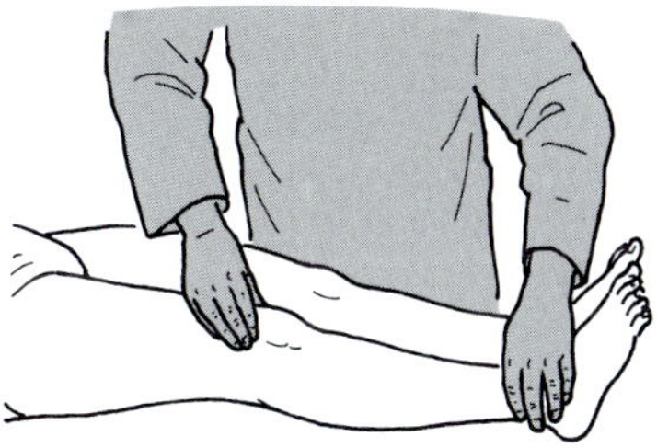

間代（clonus）は反射が著明に亢進したのと同じ意義あり．

- 両側性に出現→腱反射の亢進
- 片側性に出現→錐体路障害

膝関節伸展位として，検者は手指（母指と示指）で膝蓋骨を急に下方に押すと，膝蓋骨が連続して上下に動く．数回で止まれば仮性クローヌスである．

v. 足クローヌス

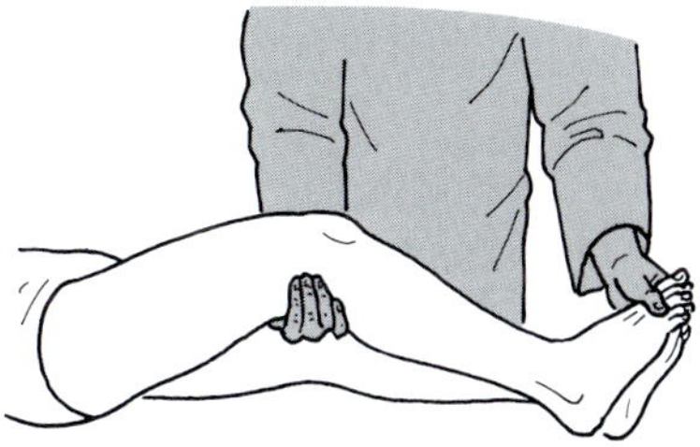

片手を膝窩部に当てて軽く屈曲し，反対側の手で前足部をつまんで，足関節の急激な背屈を行うと，足が連続して上下に動く．屈曲角度を変更して試みるのがよい．数回で止まれば仮性クローヌス（pseudoclonus）である．

（一部を除き蓮江光男：整形外科神経疾患ハンドブック．南江堂，1983，pp 38-44[22]より引用）

表 1-2　反射の手技上の注意点（3 つの R が重要）

①被検者に力を抜かせ，十分な筋緊張低下をはかる（Relaxation）
②正しい手技で行う（Right technique）
③左右差（Right vs left）の比較が重要（左右差の存在は病的意義大）
④下肢のみ，あるいは上肢のみの腱反射での判断は禁
⑤反射の程度は日差や変動あり

図 1-13　各種表在反射とその手技の実際

a. 角膜反射

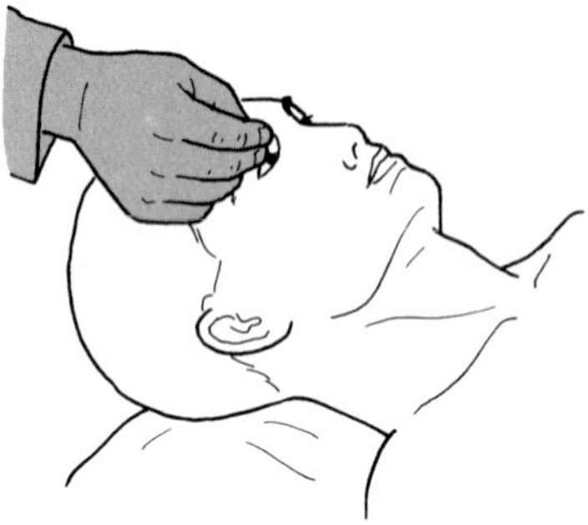

脱脂綿などで角膜に軽くふれると閉眼が起こる.（中枢：橋）

b. 腹皮反射と挙睾筋反射

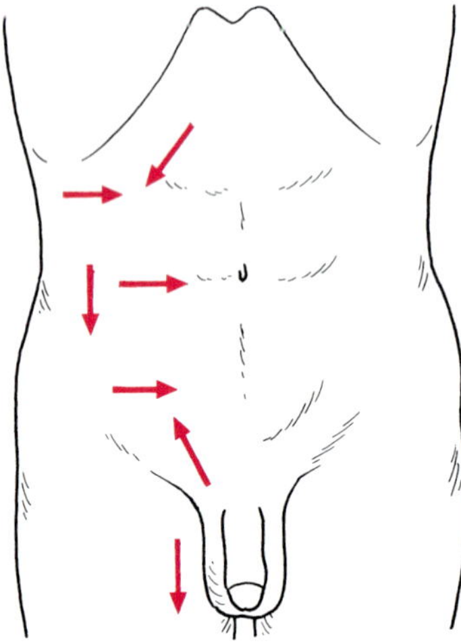

矢印の方向にこすると反射が誘発される. 正常人でも消失していることがあるので, 左右差やレベルによる差に注意.{中枢：腹皮反射（T5）T6-12, 挙睾筋反射 L1-2}

c. 足底反射

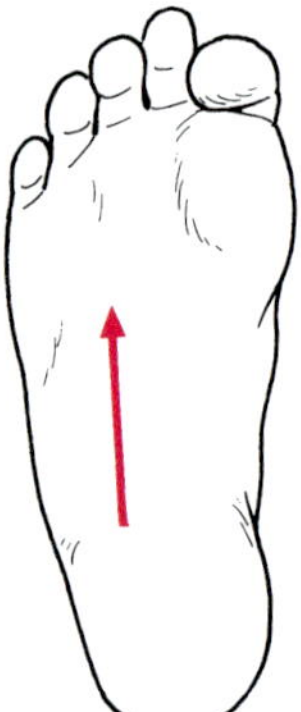

足底部の一般には外側部を踵部から前方に向かって, 安全ピンやハンマーの柄でこすると, 母趾の屈曲が生ずる. 正常人でも消失することがあるので左右差に注意.（中枢：L5-S2）

d. 肛門反射

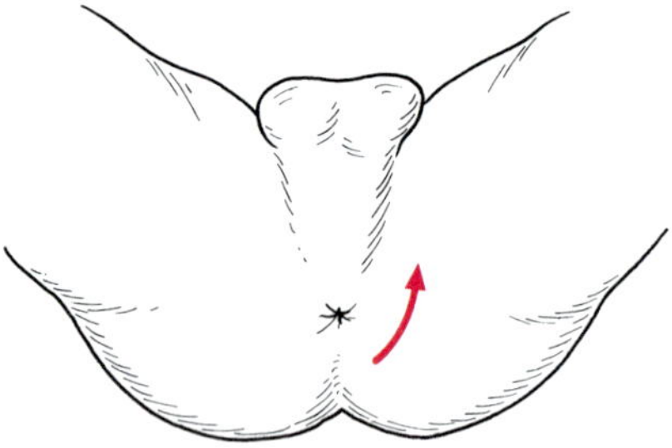

肛門周辺を針でこすったり, 直腸内に指を挿入すると, 肛門括約筋の収縮が生じる.{中枢：S3-4(5)}

e. 球海綿体筋反射

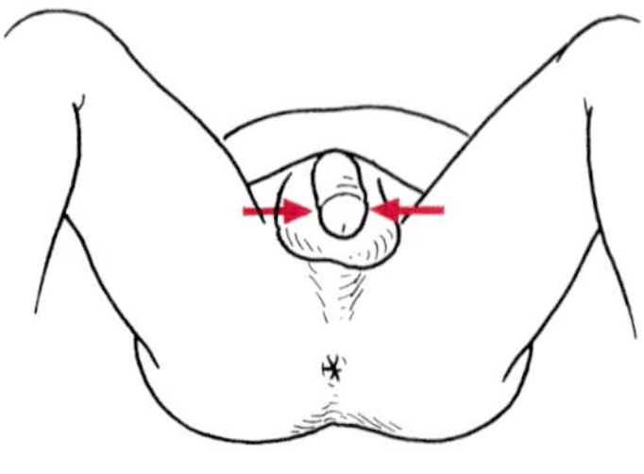

陰茎亀頭部（女性では陰核）を検者の指で急につまむと, 外肛門括約筋の収縮が起こるもの（肛門の中に指を入れて調べるとよくわかる）.（中枢：S2-4）

（服部孝道：臨床脊椎脊髄医学. 三輪書店, 1996, p 62[24] より改変）

（a〜d は蓮江光男：整形外科神経疾患ハンドブック. 南江堂, 1983, p 36[30] より引用）

d, e は脊髄ショック（第1章B-1参照）の離脱徴候として重要である. 受傷 48 時間以上経過して d, e が出現しても完全麻痺が持続する場合は, 完全麻痺となる可能性が高い.

図 1-14　各種病的反射とその手技の実際

正常では認められず，出現すれば両側性であっても病的意義がある．真の病的反射は Babinski 徴候だけである．他の反射はいずれも正常な反射であるが，正常では出にくい．そのため，両側性に出現する時は単なる反射の亢進とすることも多いが，片側性に出現すれば病的意義がある．

a. Hoffmann 反射（徴候）

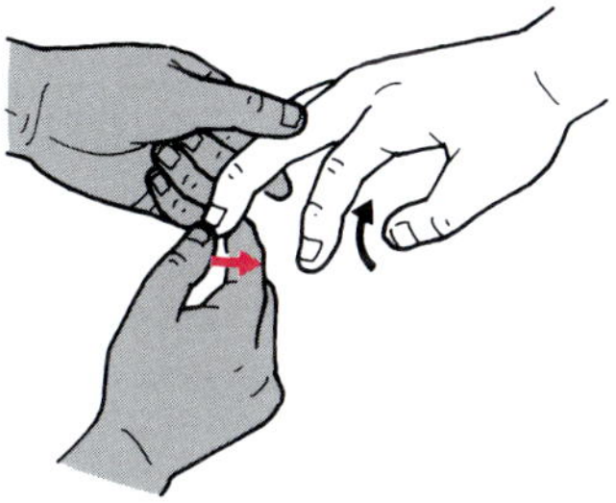

患者の手関節を軽く背屈位とし，検者は患者の中指末節をはさみ，母指で患者の爪の部分を強く掌側にはじくと，母指が屈曲する．（反射中枢：C8-T1）

（田代邦雄：脊椎脊髄　7：827，1994[31]より引用）

b. Trömner 反射（徴候）

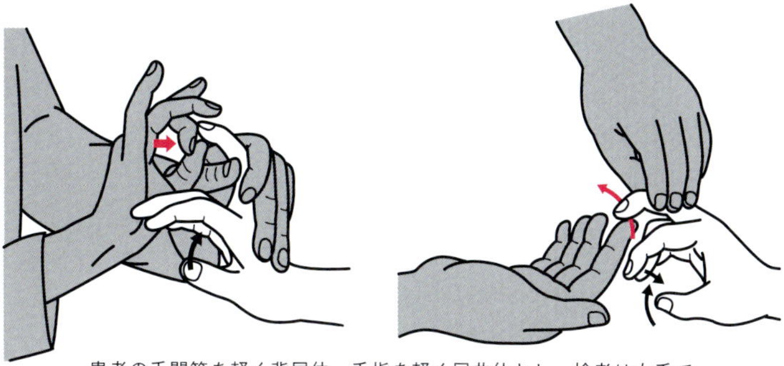

患者の手関節を軽く背屈位，手指を軽く屈曲位とし，検者は左手で患者の中指の基節を支える．中指末節の掌側を検者の中指（または示指）で強くはじくと，母指が屈曲する．（反射中枢：C6-T1）

{田崎義昭，他（著），坂井文彦（改訂）：ベッドサイドの神経の診かた．第18版，南江堂，2016，p 00[21]より改変}

c. Wartenberg 反射

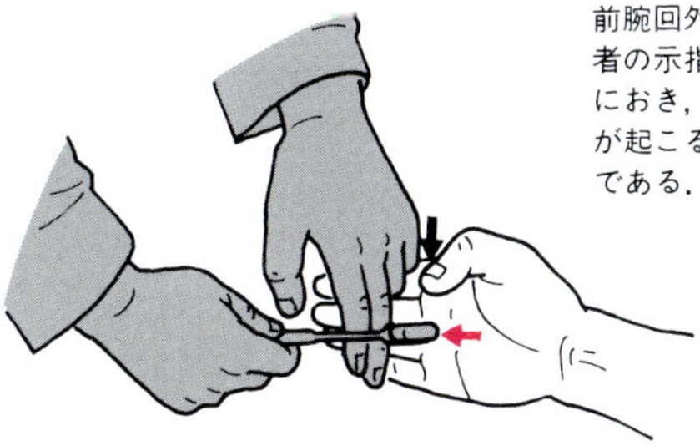

前腕回外位として手指を軽く屈曲位とし，検者の示指と中指を患者の4本の手指の上に横におき，その上を叩くと母指の内転屈曲運動が起こる．正常では欠如またはきわめて軽度である．（反射中枢：C6-T1）

（同上より改変）

(図 1-14 続き)

d. Wartenberg 徴候

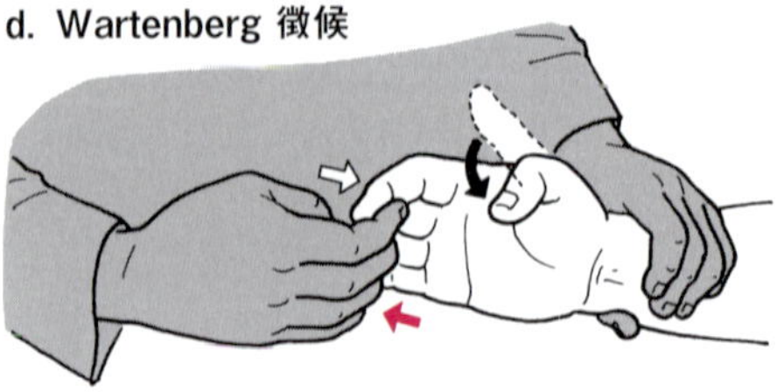

検者は左手で患者の手関節を固定する，患者の母指以外の手指を屈曲させ，検者の屈曲した手指を引っ掛けて，引っ張り合うようにすると，母指の内転屈曲運動が起こる．母指の動きが著しい場合には，特に片側性に出現すれば，病的意義がある．

{田崎義昭，他（著），坂井文彦（改訂）：ベッドサイドの神経の診かた．第18版，南江堂，2016，p 81[21]より改変}

e. Rosslimo 反射

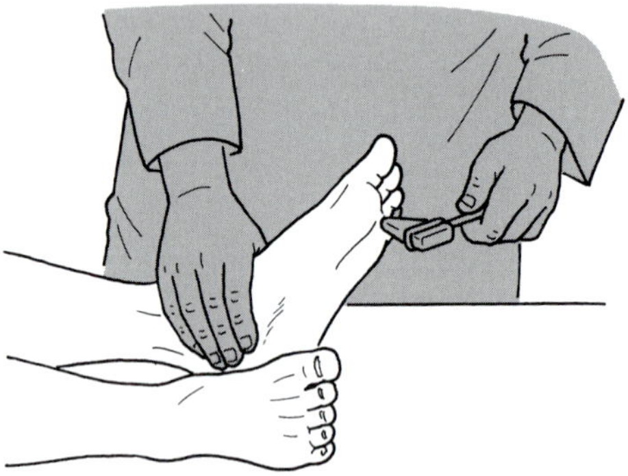

足趾の足底面を叩くと，足趾の屈曲が起こる．

（蓮江光男：整形外科神経疾患ハンドブック．南江堂，1983，p 46[32]より引用）

f. Mendel-Bechterew 反射

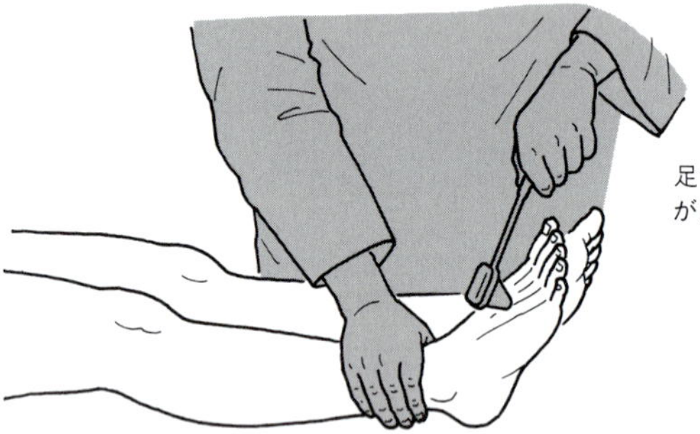

足背中央部を叩くと，足趾の屈曲が起こる．

（同上 p 47[32]より引用）

g. Babinski 反射1（現象）

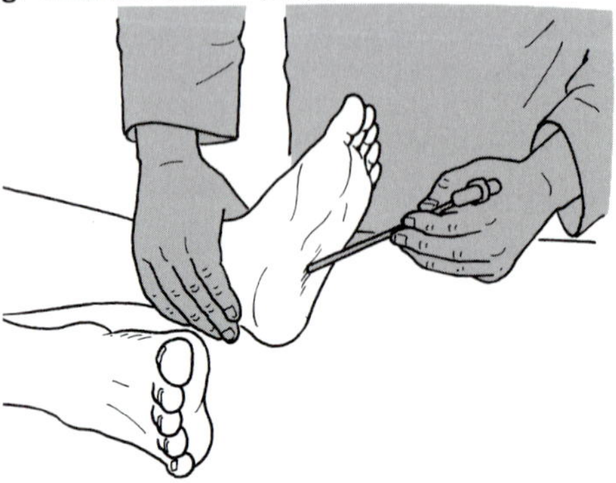

一般に下肢は伸展位とし，安全ピン，ハンマーの柄などにより足底部外側を強くこすると，母趾の伸展が緩徐に出現する．他の足趾が開く，いわゆる開扇現象を伴うこともある．緊張をやわらげ，足部を温めたりして反射を出やすくし，種々のものによる刺激を与えて，丹念に誘発してみるのがよい．

(反射中枢：L4-S1)

（同上より引用）

（図 1-14 続き）

h. Babinski 反射2（現象）

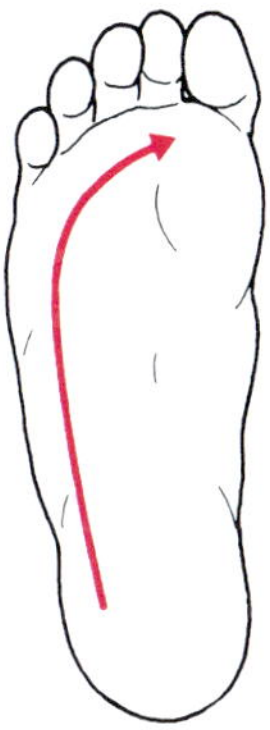

足底の外側縁をゆっくりと末梢に向かってこすり，先端で内側に曲げるようにするが，母趾まで達しないようにする．

i. Chaddock 反射（Babinski 反射の変法）

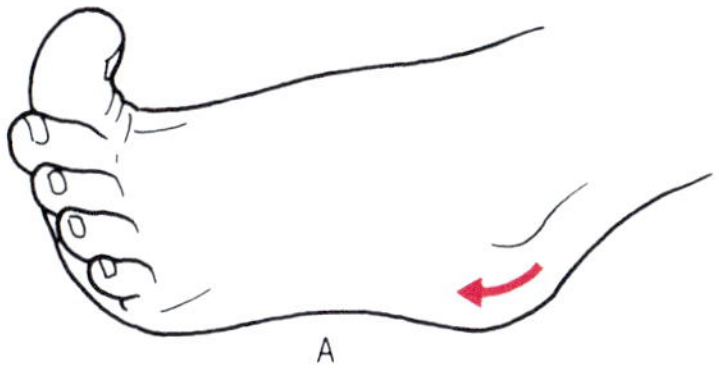

A

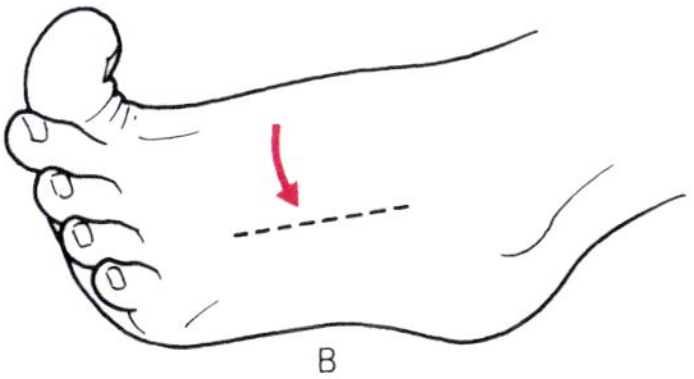

B

原法（A）：足背外側で外顆の下を後方より前方に向けて刺激する手技で，母趾背屈が誘発されれば陽性（陽性率高い）．
reversed Chaddock method（B）：刺激が点線を越えると母趾背屈が生じる．

（田代邦雄：脊椎脊髄　7：828，1994[31)]より引用）

いずれも Babinski 反射と同じ意味をもち，誘発部位が異なるというだけに他ならない．判定はすべて母指の背屈で陽性．

j. 下肢の病的反射

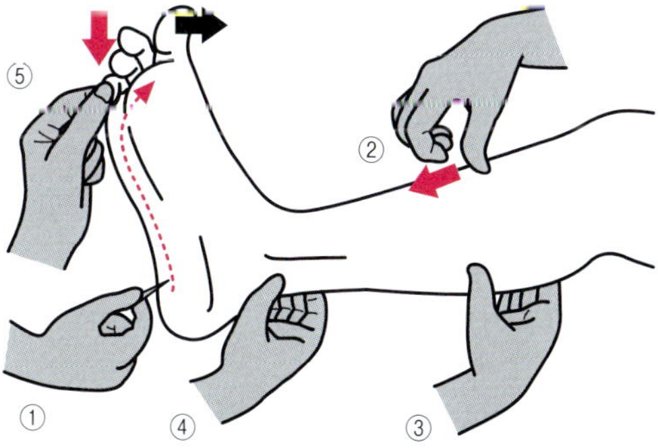

① **Babinski 反射**
② **Oppenheim 反射**：脛骨内縁を上方から下方へ刺激する
③ **Gordon 反射**：ふくらはぎを強くつまむ
④ **Schaeffer 反射**：アキレス腱を強くつまむ
⑤ **Gonda 反射**：第2～5趾（通常は第4趾）のいずれかをつまみ，前下方へ強く底屈させる

{田崎義昭，他（著），坂井文彦（改訂）：ベッドサイドの神経の診かた．第 18 版，南江堂，2016，p 86[21)]より改変}

(5) 反射の表記法（図 1-15[25]，図 1-16[32]）

(6) 反射の解釈[21)22)24)25)]

①腱反射

亢進は該当する反射中枢より上位の錐体路障害を意味し，減弱または消失は末梢神経を含んだ反射弓の障害を意味する．ただし，両側性の場合は必ずしも病的とは限らない．しかし，一側性または左右差がある場合は病的なことは確実である．また，反射の異常は他の機能が回復した後も持続することが多い．

②表在反射

消失した場合は錐体路障害を示唆する所見とされている．しかし，肥満者，高齢者では両側とも消失している場合があり，左右差のある場合に病的意義がある．

③病的反射

健常者では出現しない．出現は錐体路障害が疑われるが，両側性の場合には必ずしも病的とは限らない．小児では正常でもしばしば出現する．

反射異常の程度は必ずしも疾患の重症度を反映しないことも十分認識する必要がある[24]．

5 硬分節（sclerotome）[33]

胎生期に中胚葉細胞は個々の体節に分かれ，さらに個々の体節は基本的には３個のコンポーネントに分かれる．すなわち，皮膚，筋（腱，靱帯を含む），そして骨である．同時にこの３個のコンポーネントは神経管から，体節に対応した神経支配を受ける．この骨に対応する分節性の神経支配を硬分節という[33]．

同一体節の３個のコンポーネントは同一の体節に由来し，同一の神経支配を受けているため，あるコンポーネントの破綻により他のコンポーネントにも疼痛が生じる可能性がある．そのため関連痛（refered pain）の解釈などでは，硬分節の意義は大きい．しかし，現状では関連痛の誘発・再現性や評価法に限界があり，皮膚分節（dermatome），筋節（myotome）のごとき，神経学的障害高位診断には利用されていない．しかし，関連痛は臨床上大きな問題であり，その解明のためにも，硬分節の研究は今後の大きな課題である．

参考に頸髄～上位胸髄の硬分節を提示する（図 1-17）[33]．

図 1-15　反射の表記法 1[25)]

病的反射は出現の有無を別に記入する.

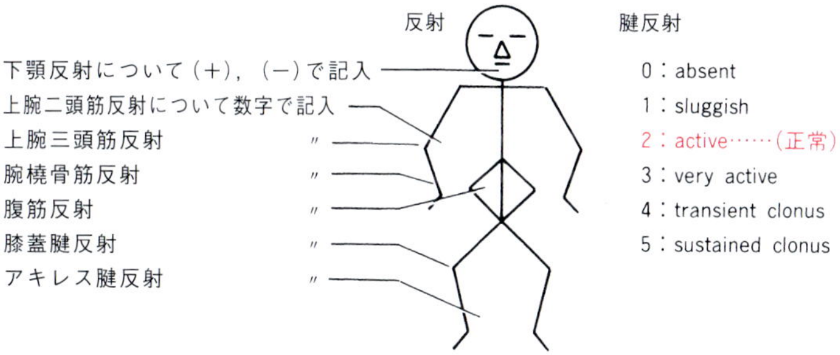

図 1-16　反射の表記法 2

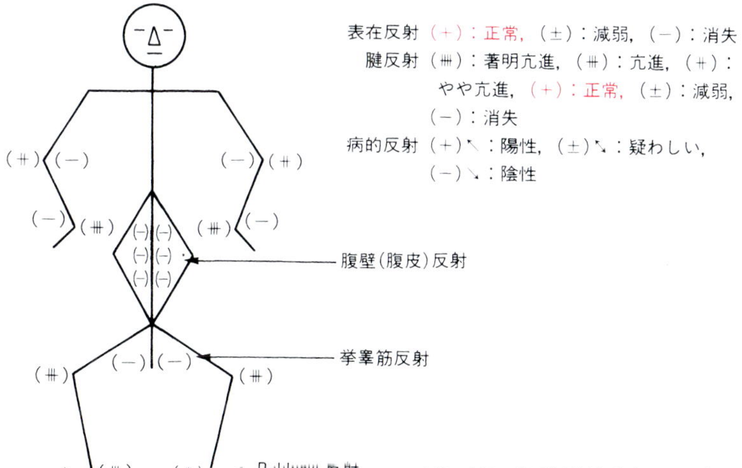

（蓮江光男：整形外科神経疾患ハンドブック. 南江堂, 1983, p 49[32)] より改変）

図 1-17 頸髄～上位胸髄の硬分節 (sclerotome)[26)]

SCLEROTOME

C1

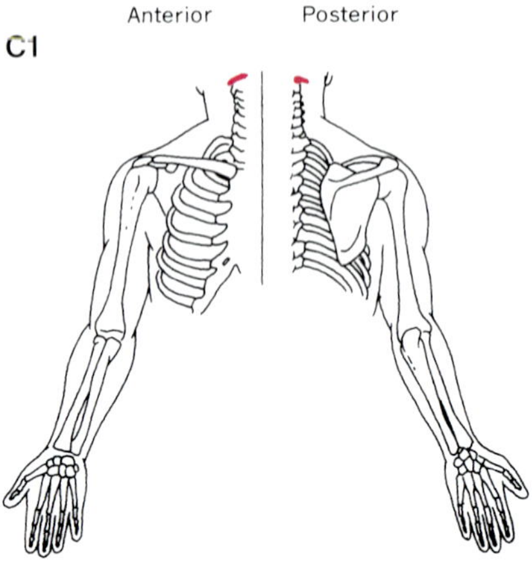

Bones
- Atlas
- Occiput

Ligaments
- Atlanto-occipital
- Medial atlanto-occipital
- Alar
- Apical dental
- Cruciform
- Accessory atlantoaxial
- Articular capsule
- Nuchal
- Atlanto-occipital (anterior, posterior)

C2

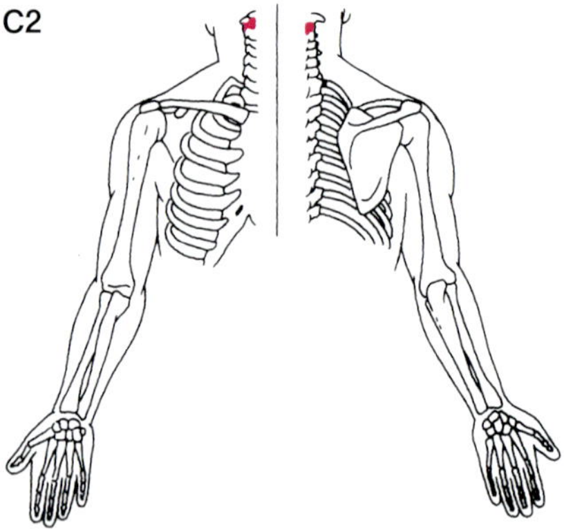

Bones
- Atlas
- Axis

Joints
- Intervertebral
- Atlantoaxial

Ligaments
- Anterior longitudinal
- Atlantoaxial
- Capsular
- Cruciform

C3

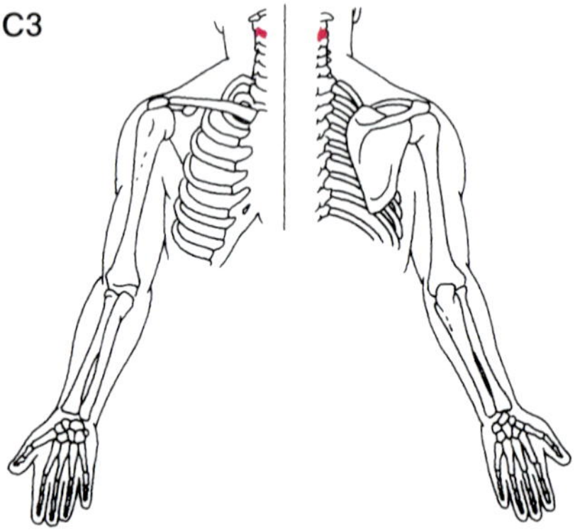

Bones
- Vertebrae axis-C3

Joints
- Discs
- Luschka
- Sternoclavicular
- Zygapophyseal

Ligaments
- Anterior, posterior longitudinal
- Capsular
- Nuchal
- Ligamenta flava
- Interspinous

（図 1-17 続き）

Anterior　　Posterior

C4

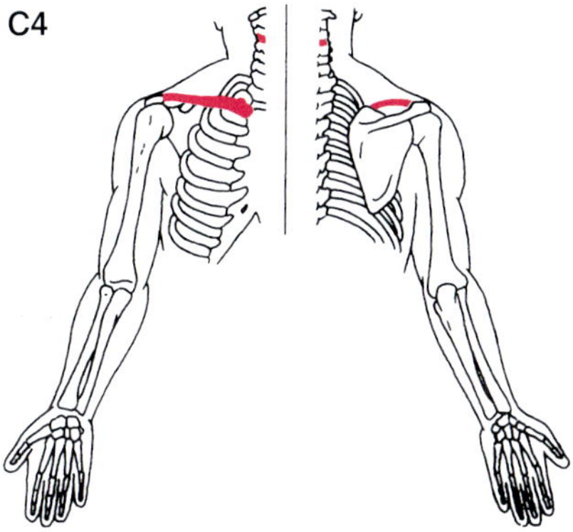

Bones
- Clavicle
- Vertebrae C3-4

Joints
- Discs
- Luschka
- Zygapophyseal
- Sternoclavicular

Ligaments
- Anterior, posterior longitudinal
- Capsular
- Nuchal
- Ligamenta flava
- Interspinous

C5

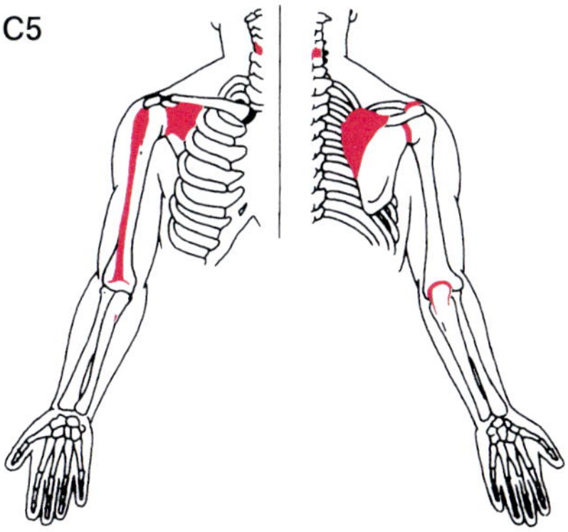

Bones
- Part of humerus, scapula proximal ulna Vertebrae C5-6

Joints
- Acromioclavicular
- Glenohumeral
- Discs
- Luschka
- Elbow
- Zygapophyseal
- Sternoclavicular

Ligaments
- Anterior, posterior longitudinal
- Capsular
- Nuchal
- Ligamenta flava
- Interspinous

C6

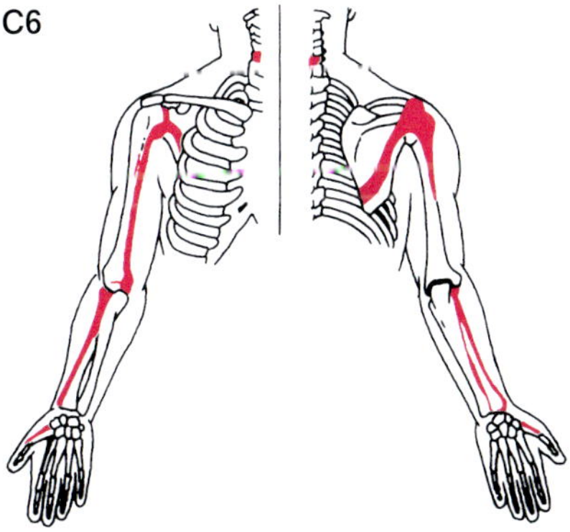

Bones
- Parts of radius, humerus, first metacarpal, scapula
- Vertebrae C6-7

Joints
- Glenohumeral
- Discs
- Luschka
- Elbow
- Zygapophyseal

Ligaments
- Anterior, posterior longitudinal
- Capsular
- Nuchal
- Ligamenta flava
- Interspinous

(図 1-17 続き)

Anterior Posterior

C7

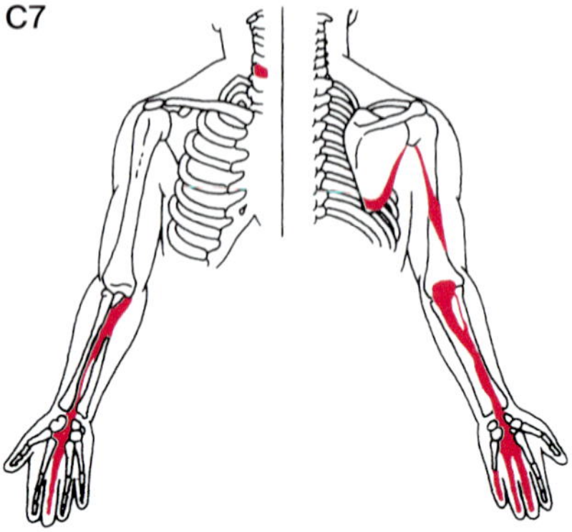

Bones
- Radius, ulna, humerus, scapula

Joints
- Discs
- Luschka
- Elbow
- Zygapophyseal

Ligaments
- Anterior, posterior longitudinal
- Nuchal
- Ligamenta flava
- Interspinous

C8

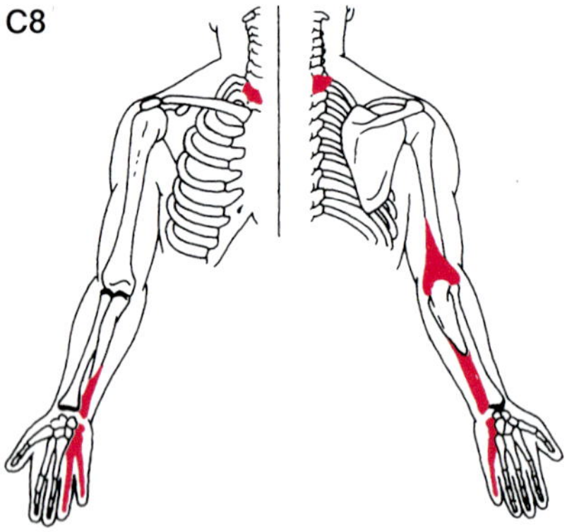

Bones
- Parts of ulna, humerus
- 4th and 5th fingers (all bones)
- Vertebrae C7-T1

Joints
- Discs
- Luschka
- Zygapophyseal
- Elbow
- Wrist
- Hand

Ligaments
- Anterior, posterior longitudinal
- Ligamenta flava
- Interspinous
- Supraspinous
- Nuchal

T1

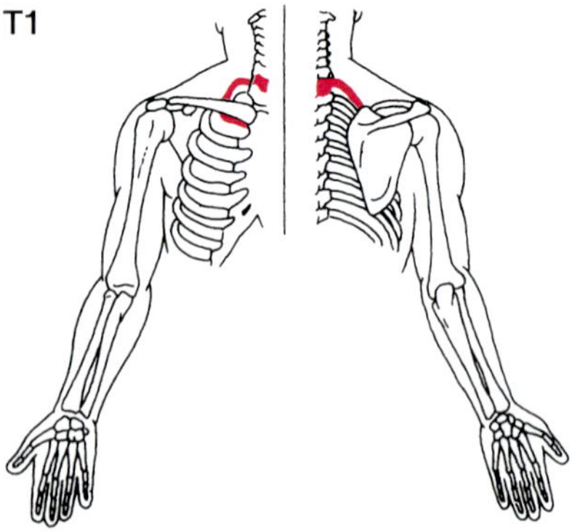

Bones
- 1st rib
- Vertebrae T1-2

Joints
- Discs
- Luschka
- Zygapophyseal
- Elbow
- Wrist
- Hand

Ligaments
- Anterior, posterior longitudinal
- Ligamenta flava
- Interspinous
- Supraspinous
- Nuchal

6 自律神経症候[34)35)]

脊髄疾患では自律神経系もしばしば障害される．自律神経系は交感神経系と副交感神経系の 2 種類に大別される．最も高頻度にみられ，最もADL 上で問題となる膀胱直腸障害については別項にて述べる．

(1) 交感神経系が主に関与（図 1-18[35)]，図 1-19）

交感神経系は T 1-L 2 の側角から起始する[35)]．

①発汗障害（sweating disorder）

大体，顔面・頸部は T 1-4，上肢は T 2-8，体幹は T 6-10，下肢は T 11-L 2 の髄節により支配されている[34)36)]．

②起立性低血圧（orthostatic hypotension）

T 5 高位以上の脊髄損傷にてしばしばみられる[36)]．

③自律神経過緊張反射（autonomic hypertonic reflex）

上位胸髄以上の完全麻痺状態で起こりうる反射性の自律神経過緊張状態．発作的に高血圧，発汗，立毛，頭痛，鼻閉，嘔吐，徐脈をきたす[37)]．

④Barré-Lieou 症候群

頭痛，顔面痛，頸部痛，耳鳴り，めまい，悪心，嘔吐が主な症状である．頸椎捻挫（外傷性頸部症候群）にしばしば合併する[34)]．

⑤harlequin 症候群[38)]

一側顔面の皮膚交感神経障害である．患側の発汗消失と血管拡張障害，これに対する代償として健側の発汗過多と紅潮をきたす．運動負荷などによって誘発される．

(2) 副交感神経系が主に関与（図 1-20[35)]，図 1-21）

副交感神経系は脳幹部（迷走神経など）と S 2-4 の側角から起始する[35)]．

①勃起障害（disturbance of errection）

精神性勃起（脳からの下行路経由で脊髄中枢は T 10-L 2）と反射性勃起（脊髄中枢は S 2-4）がある[39)]．病変が T 11～S 1 の間であれば両方の勃起が保たれる[34)]（図 1-22）．

7 膀胱直腸障害

(1) 排尿障害

排尿障害には，尿の排出障害と蓄尿障害がある．排尿障害には種々の原因がある（表 1-3）[40)]．

図 1-18　交感神経遠心系経路[35)]

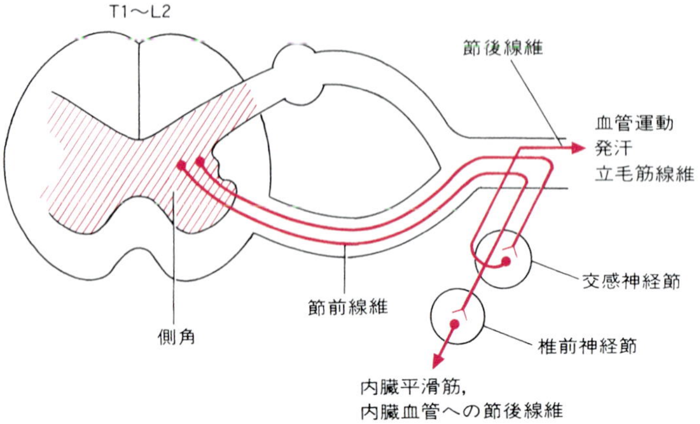

図 1-19　交感神経系の支配

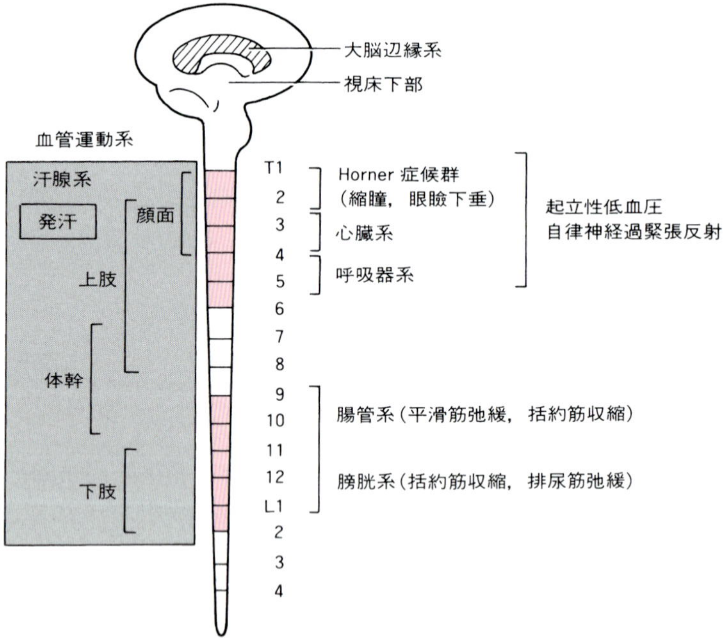

図 1-20　副交感神経遠心系経路[35)]

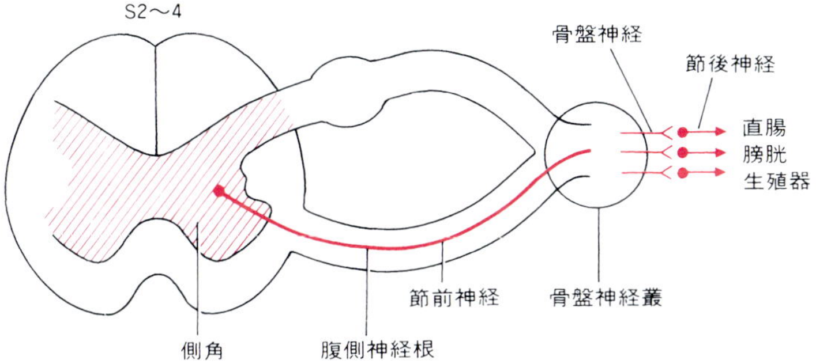

図 1-21　副交感神経系の支配

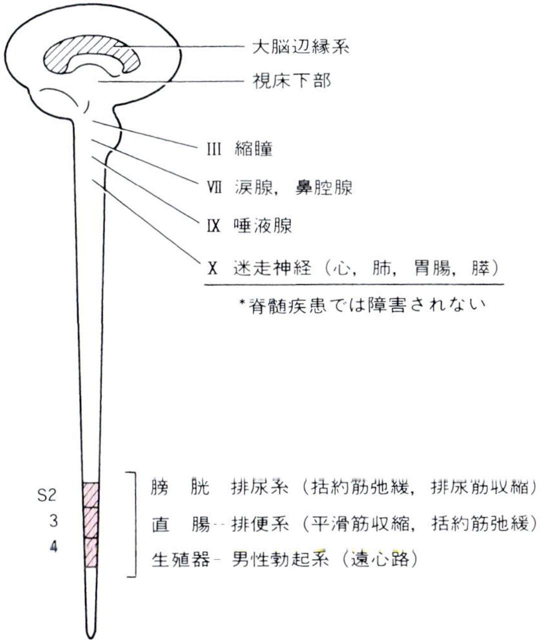

図 1-22 勃起中枢と勃起障害

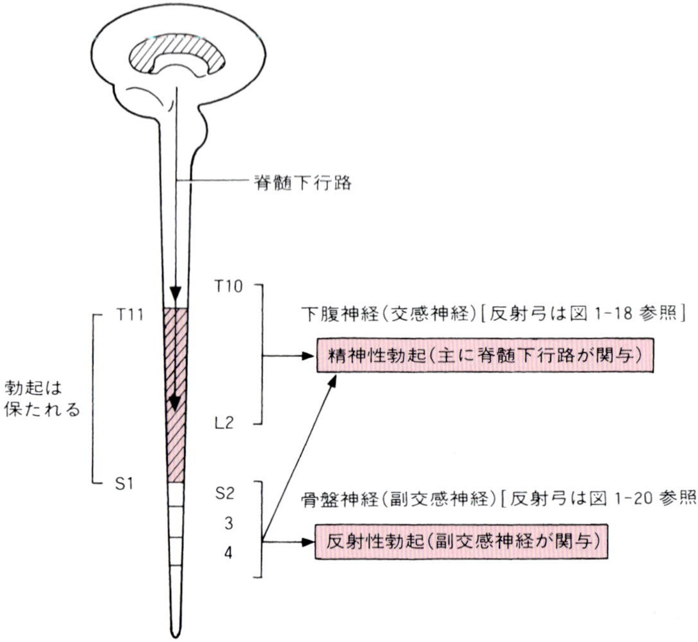

表 1-3 排尿障害をきたす疾患[40)]

①尿量の異常（多尿，乏尿）
②膀胱容量の異常（萎縮膀胱，間質性膀胱炎など）
③下部尿路，骨盤内の炎症（膀胱炎，前立腺炎，子宮付属器炎など）
④下部尿路閉塞（前立腺肥大症，尿道狭窄など）
⑤神経因性膀胱
⑥薬剤（抗うつ薬，抗コリン薬，抗ヒスタミン薬，α受容体遮断薬など）
⑦精神病，心因性反応（統合失調症，うつ病，認知症，神経性頻尿など）
⑧腹圧性尿失禁
⑨遺尿症

①排尿の生理（図 1-23，図 1-24[41)]）

下部尿路を支配する末梢神経には，副交感神経の骨盤神経，交感神経の下腹神経，体性神経の陰部神経がある．3 神経とも求心性，遠心性いずれにも作用し，膀胱，尿道をそれぞれ支配して排尿を複雑に調節している．副交感神経が興奮するとアセチルコリン（Ach）が放出され，膀胱平滑筋上の M_3-ムスカリン受容体に結合して収縮する．交感神経が興奮す

図 1-23　排尿の神経支配

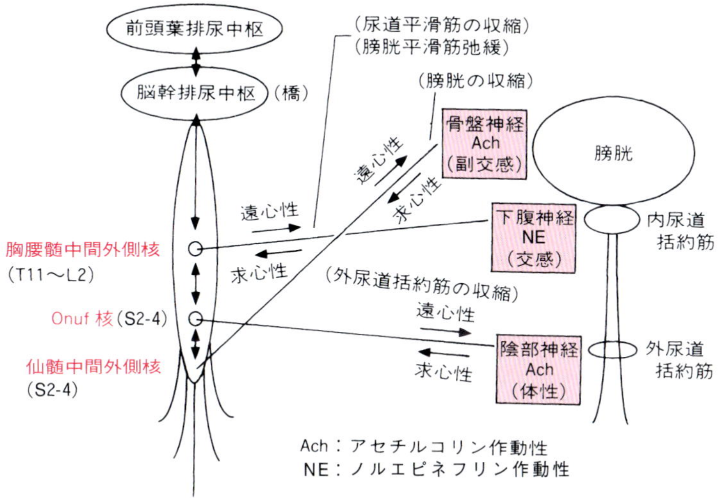

図 1-24　下部尿路の神経支配[41]

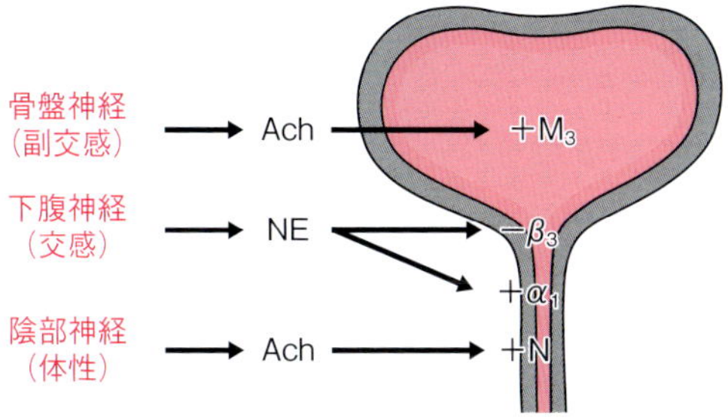

Ach：アセチルコリン，NE：ノルエピネフリン，M_3：M_3-ムスカリン受容体，β_3：β_3受容体，α_1：α_1受容体，N：ニコチン受容体

るとノルエピネフリン（NE）が放出され，α_1受容体を介して内尿道括約筋を収縮させ，膀胱体部ではβ_3受容体を介して膀胱を弛緩させる．体性神経が興奮するとAchが放出され，ニコチン受容体を介して外尿道括約筋を収縮させる．この膀胱排尿筋の節前性ニューロンは仙髄（S 2-4）の中間外側核にある．尿道は内・外尿道括約筋からなり，外尿道括約筋の運動ニューロンは仙髄（S 2-4）前角にあるOnuf核である．内尿道括約筋の節前ニューロンは胸腰髄（T 11～L 2）中間外側核にある．なお，排尿中枢は脳幹（橋被蓋部青斑核近傍）のほか，前頭葉，大脳基底核が

図 1-25　膀胱内圧曲線と原因疾患[42]

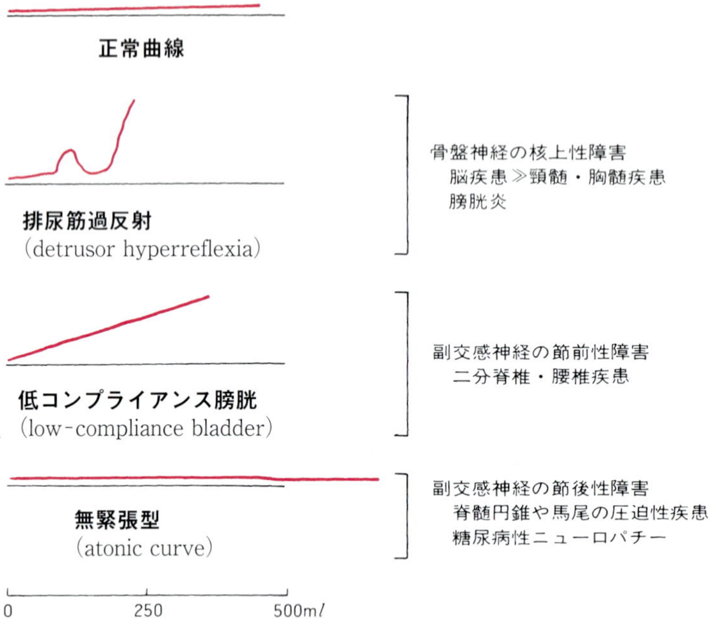

関与するとされている[42].

②排尿障害の症状[43]

a. 蓄尿症状

◆頻尿

昼間の排尿回数が多すぎるという患者の愁訴である[43)44)]. 一般的には，1日8回以上を頻尿とする[45]. 神経障害性による頻尿では，膀胱内圧曲線で無抑制収縮（排尿筋過反射，detrusor hyperreflexia，図 1-25[42]）が起こり，前頭葉排尿中枢から仙髄骨盤神経核（S 3）までのどこが障害されても起こりうる．また，馬尾から骨盤神経の節前線維の障害では，自律性収縮（低コンプライアンス膀胱，図 1-25[42]）が起こりうる．

◆夜間頻尿

夜間に排尿のために1回以上起きなければならないという愁訴である．

◆尿意切迫感

急に起こる抑えられないような強い尿意で，我慢することが困難な症状である．

表 1-4　尿失禁の分類[44)]

①腹圧性尿失禁
　腹圧を急に上昇させる動作（運動時，労作時，くしゃみ，咳など）の際に不随意に尿が漏れる．解剖学的要因（膀胱過可動性），尿道機能障害（不全尿道）による．
②切迫性尿失禁
　尿意切迫感を伴い，不随意に尿が漏れる．
③混合性尿失禁
　腹圧性尿失禁，切迫性尿失禁の双方が認められるもの．
④夜尿症
　睡眠時に起こる尿漏れ．
⑤持続性尿失禁
　内・外尿道括約筋の障害．二分脊椎などが原因．
⑥その他の尿失禁
　性交時尿失禁，くすくす笑い尿失禁など．

◆尿失禁（表 1-4）[44)]

b．排尿症状

　排出期にみられる排尿困難のことである．尿流低下，尿線散乱，尿線中断，排尿開始遅延，排尿時のいきみ，終末時滴下に分類される．

c．排尿後症状

◆残尿感

　尿が出きらない．

◆排尿後滴下

　排尿終了後，尿道に残った尿が滴下する．

③主な排尿機能検査

a．膀胱内圧測定（図 1-25）[42)]

b．外尿道括約筋筋電図：膀胱との協調性を調べる．

c．尿流測定：排尿困難の診断

d．尿道内圧測定：尿道閉鎖機能の診断

　これらの検査法を総称して下部尿路の尿流動態検査（urodynamic study）と呼ぶ．

e．国際前立腺症状スコア（International Prostate Symptom Score：IPSS）と QOL スコア（表 1-5）[46)~48)]：脊椎脊髄疾患における下部尿路症状（神経因性膀胱）の評価に有用である[49)50)]．

表 1-5　国際前立腺症状スコア（International Prostate Symptom Score：IPSS）と QOL スコア[46)～48)]

どのくらいの割合で次のような症状がありましたか	全くない	5回に1回の割合より少ない	2回に1回の割合より少ない	2回に1回の割合くらい	2回に1回の割合より多い	ほとんどいつも
この1か月の間に，尿をしたあとにまだ尿が残っている感じがありましたか	0	1	2	3	4	5
この1か月の間に，尿をしてから2時間以内にもう一度しなくてはならないことがありましたか	0	1	2	3	4	5
この1か月の間に，尿をしている間に尿が何度もとぎれることがありましたか	0	1	2	3	4	5
この1か月の間に，尿を我慢することが難しいことがありましたか	0	1	2	3	4	5
この1か月の間に，尿の勢いが弱いことがありましたか	0	1	2	3	4	5
この1か月の間に，尿をし始めるためにお腹に力を入れることがありましたか	0	1	2	3	4	5

	0回	1回	2回	3回	4回	5回
この1か月の間に，夜寝てから朝起きるまでに，ふつう何回尿をするために起きましたか	0	1	2	3	4	5

IPSS＿＿＿＿＿点

	とても満足	満足	ほぼ満足	なんともいえない	やや不満	いやだ	とてもいやだ
現在の尿の状態がこのまま変わらずに続くとしたら，どう思いますか	0	1	2	3	4	5	6

QOL スコア＿＿＿＿＿点

(2) 排便障害

①下部消化管の神経機構（図 1-26）[42)]

②便秘

下部消化管の内容物の停滞・通過遅延

通常，排便回数が3日に1回またはそれ未満

a．弛緩性便秘：腸運動の低下による．神経障害によるものを偽性腸閉塞（intestinal pseudo-obstruction）ということもある．原因疾患として Parkinson 病，Shy-Drager 症候群，頸椎・胸椎損傷，仙髄・馬尾病変（骨盤神経障害），糖尿病性末梢神経障害．

図 1-26　腸運動および排便の神経機構[42)]

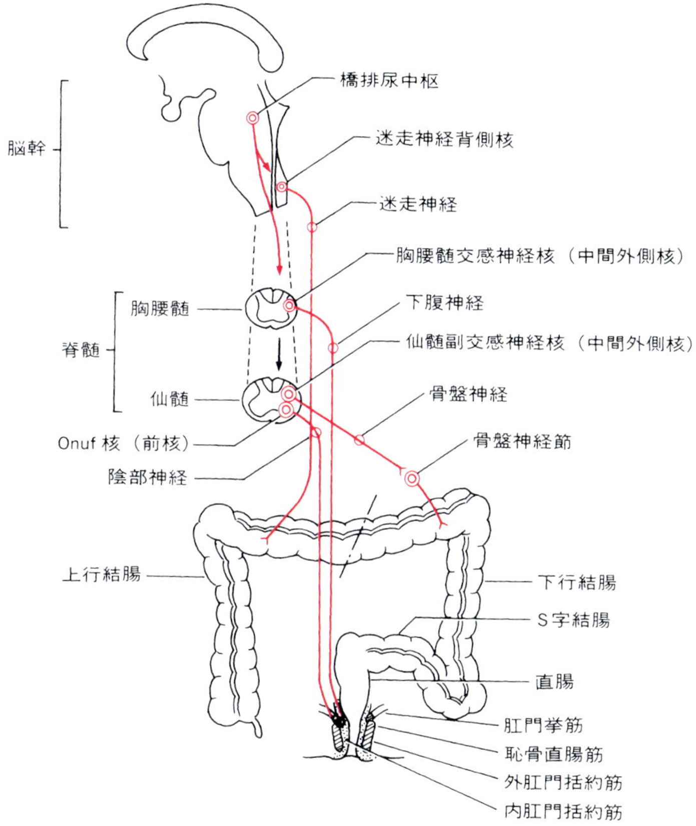

b. 痙攣性便秘：大腸の分節運動と過度の緊張亢進

c. 直腸型便秘：習慣性便秘と同義

③便失禁

a. 反射性便失禁：頸椎・胸椎損傷，脊髄炎などで仙髄より上位の障害

b. 括約筋異常による便失禁：腰仙髄排便中枢以下の末梢神経障害

c. 溢流性便失禁：高齢者に多い.

B 神経学的横位診断[1]

脊髄横断面のどの部位に病変があるか？

脊髄障害の症候には長経路徴候と髄節徴候があり，症候によって大体の横位診断は可能である．

1 長経路徴候（long tract sign）（図 1-27）：白質障害

長経路にはそれぞれ脊髄横断面で，体性局在がある（図 1-28）[2]．長経路徴候は病変部の髄節より下位の症候を示す．

(1) 錐体路徴候（pyramidal sign，外側皮質脊髄路）

❶上位運動ニューロンの障害（表 1-6）[1]

❷運動麻痺：完全麻痺（paralysis）〜**不全麻痺**（paresis）

単麻痺（monoplesia）〜**四肢麻痺**（quadriplesia）

❸単一の筋でなく，常に一群の筋の障害

❹痙縮（spasticity）：**強剛痙縮**（rigidospasticity）

❺腱反射亢進，病的反射の出現

＊脊髄ショック

急激に生じた脊髄の重篤な障害時には，錐体路障害が存在しても前述の錐体路徴候を示さず，弛緩性麻痺，腱反射やその他の反射の消失を示す．通常，数週間で典型的な錐体路徴候に移行．

(2) 後索症候

深部感覚障害，感覚性運動失調（sensory ataxia）

①**深部感覚障害**（表 1-7）[1]：**振動感覚**（vibration sense，図 1-29[3][4]），**位置感覚**（position sense，図 1-30[3]），**皮膚書字感覚**（graphesthesia），**二点識別感覚**（two-point discrimination，表 1-8[3]，図 1-31），**立体感覚**（stereoanesthesis），**固有感覚**（proprioceptive sensation）

②**ぎこちない手**（手の巧緻運動障害：clumsy hand）

③**偽性アテトーシス**（piano-playing finger）

上肢を挙上して手指を伸展させ，閉眼すると，手指が不規則に動く不随意運動

④**Romberg 徴候**

起立位で閉眼時の著しい体幹動揺（図 1-32）[5]

図 1-27　長経路徴候と髄節徴候

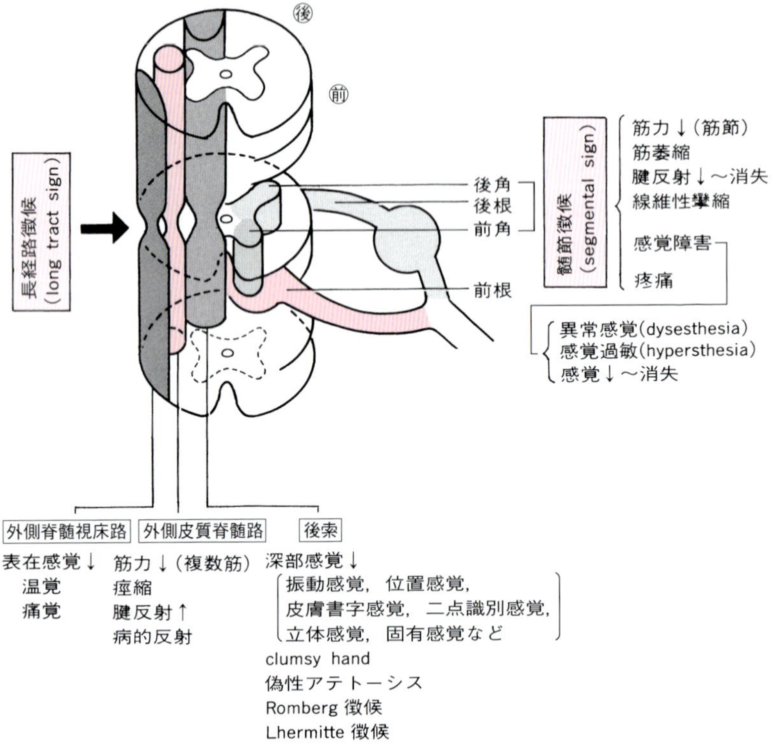

後
前
長経路徴候 (long tract sign)
後角
後根
前角
前根
髄節徴候 (segmental sign)
筋力↓(筋節)
筋萎縮
腱反射↓～消失
線維性攣縮
感覚障害
疼痛
異常感覚(dysesthesia)
感覚過敏(hypersthesia)
感覚↓～消失
外側脊髄視床路
外側皮質脊髄路
後索
表在感覚↓
温覚
痛覚
筋力↓(複数筋)
痙縮
腱反射↑
病的反射
深部感覚↓
振動感覚，位置感覚，
皮膚書字感覚，二点識別感覚，
立体感覚，固有感覚など
clumsy hand
偽性アテトーシス
Romberg 徴候
Lhermitte 徴候

図 1-28　長経路の体性局在[2)]

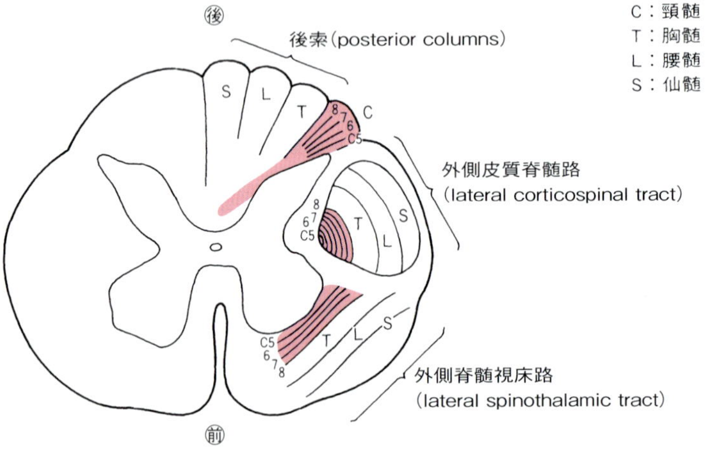

後
前
C：頸髄
T：胸髄
L：腰髄
S：仙髄
後索(posterior columns)
S
L
T
C
8
7
6
C5
外側皮質脊髄路
(lateral corticospinal tract)
外側脊髄視床路
(lateral spinothalamic tract)

表 1-6 運動麻痺の鑑別
（上位運動ニューロン障害と下位運動ニューロン障害）[1)]

	上位運動ニューロン障害	下位運動ニューロン障害
運動麻痺	上肢では伸筋群，下肢では屈筋群に優位	病変のある髄節支配下の筋節にのみ限定する
筋萎縮	なし〜軽度	著明
筋緊張	亢進（痙縮）	低下
線維束性攣縮	なし	あり
腱反射	亢進	減弱〜消失
表在反射	消失	消失
病的反射	あり	なし

表 1-7 深部感覚の検査法[1)]

①振動感覚

通常 128 Hz の音叉を振動させ，関節や骨の突起部に当て，感じるかどうかを聞く．感じる場合には正常の部位（たとえば胸骨上）を 10 点とすると何点に感じるかを聞いて評価する．

以上のような伝統的な音叉の当て方とは逆に，最も振動の大きい部分を直接当てて比較する方法がある（図 1-29）．しばしば皮下組織の厚い指尖や趾先などに用いられる．

定量的測定を目的とした振動覚計（vibrometer）も用いられている．

②位置感覚

閉眼させた患者の手指や足趾の関節を検者が動かし，どの方向に動いたかを言わせる．小さな刺激方法は，中節を動かないように検者の一側の手指で固定し，他方の手指で末節を両側からつまんで動かす（図 1-30）．

③皮膚書字感覚

閉眼させた患者の皮膚の上に鉛筆などで数字やひらがなを書き，何を書いたかを言わせる．正常の部位と比較して評価する．

④二点識別感覚

鈍的な細い棒状のもの（クリップを伸ばして使用できる）で皮膚を軽く触り，1 本で触ったか 2 本で触ったかを言わせる．この間患者は閉眼させておく．2 本で触ったことがわかる最小の幅を健側または検者の同じ身体部位と比較して評価する（図 1-31，表 1-7）．

⑤立体感覚

閉眼させた患者の手に消しゴム，硬貨，安全ピン，マッチ箱を乗せ，何を乗せたかを言わせる．乗せた名称がわからない場合にはその形状，大きさ，硬さなどを言わせる．

図 1-29　振動感覚の検査法

a, b. 古典的な振動感覚の検査法（骨上の皮下組織の浅い部分を利用）[4]

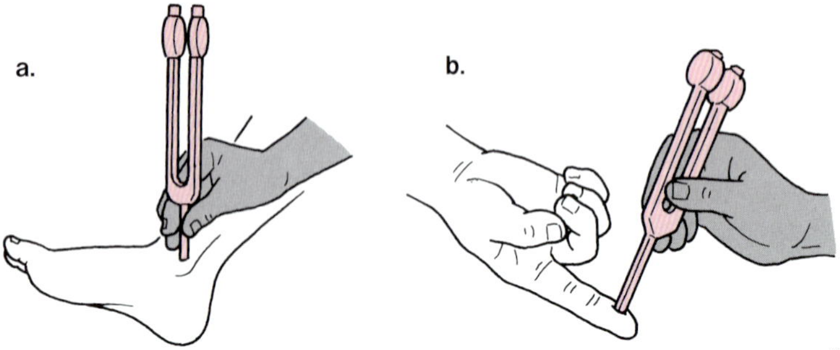

{田崎義昭，他（著），坂井文彦（改訂）：ベッドサイドの神経の診かた．第 18 版，南江堂，2016，p 98[3] より改変}

c. 皮下組織の厚い指先や趾先などに用いられる検査法[4]

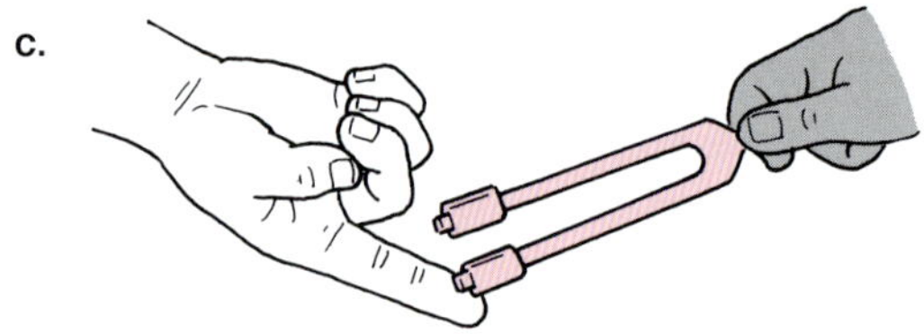

図 1-30　位置感覚の検査法

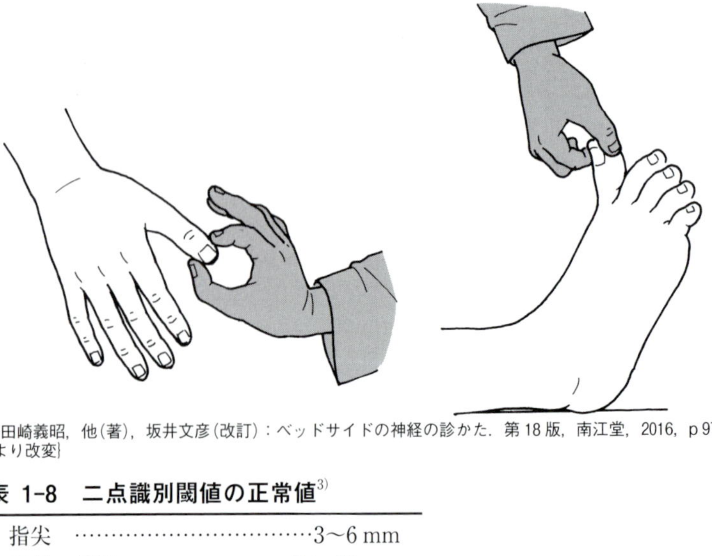

{田崎義昭，他（著），坂井文彦（改訂）：ベッドサイドの神経の診かた．第 18 版，南江堂，2016，p 97[3] より改変}

表 1-8　二点識別閾値の正常値[3]

指尖	3〜6 mm
手掌，足底	15〜20 mm
手背，足背	30 mm
脛骨面	40 mm

図 1-31　二点識別感覚の検査法

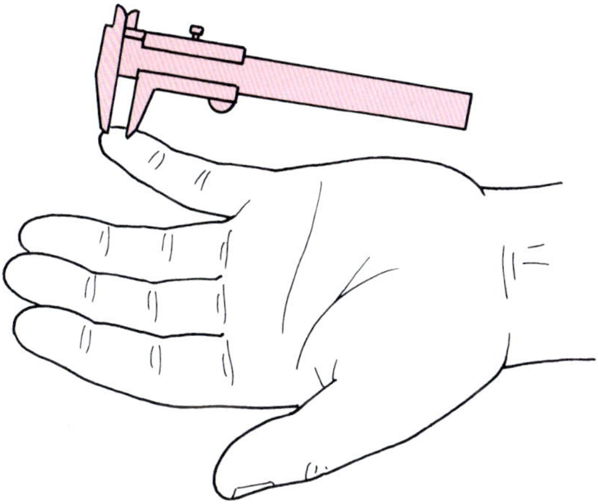

図 1-32　Romberg 徴候[5)]

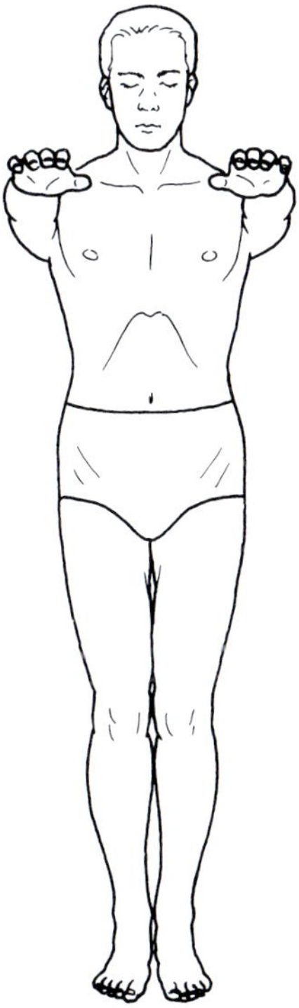

両足をそろえて起立させ，開眼の状態で安定しているかどうかみる．閉眼させて体の動揺があれば陽性．両上肢を体の横におくか，図のように前方に挙上して検査する．正常でも神経質な人は陽性に出ることもあるが，脊髄癆などの脊髄後根・後索を侵す疾患で陽性になる．前庭障害でも陽性となる．小脳性運動失調では開眼していても動揺がみられ，閉眼による影響は少ない．

⑤Lhermitte（レルミット）徴候

頸部他動的前屈時の頸部から下肢に放散する電撃様疼痛（後索刺激症状と考えられている．図 1-33[6]）．多発性硬化症を示唆するといわれているが，頸髄後索に影響をもつ各種病変により誘発される．まれに胸髄レベルの圧迫病変でも誘発されることがある．

(3) 脊髄視床路症候

①表在感覚障害（superficial sensation）（表 1-9）[1]

温覚・痛覚（外側脊髄視床路），粗大触圧覚（前脊髄視床路）

2 髄節徴候（segmental sign）（図 1-27）：灰白質障害

ある脊髄髄節の徴候で，前角障害と前根障害の症候や後角障害と後根障害の症候を臨床的には鑑別できないので，両徴候を合わせて髄節・根徴候（segmento-radicular sign）と表現されることもある．

髄節徴候は，病変レベルを示す症候で，病変部の髄節より下位の症候を示す長経路徴候よりも，高位診断上重要である．

(1) 前角（前角・前根）症候：障害髄節に限局した下位運動ニューロン徴候（表 1-6）[1]

筋力低下，筋萎縮，筋トーヌス低下，腱反射減弱・消失，線維束攣縮（fasciculation），筋深部の重い疼痛．

(2) 後角（後角・後根）症候：障害髄節に一致した感覚障害

疼痛（放散する傾向があり，放散する末梢部は皮膚分節に一致する．表 1-10[1]），異常感覚（dysesthesia），感覚過敏（hypersthesia），感覚低下・消失．

図 1-33 Lhermitte 徴候[6]

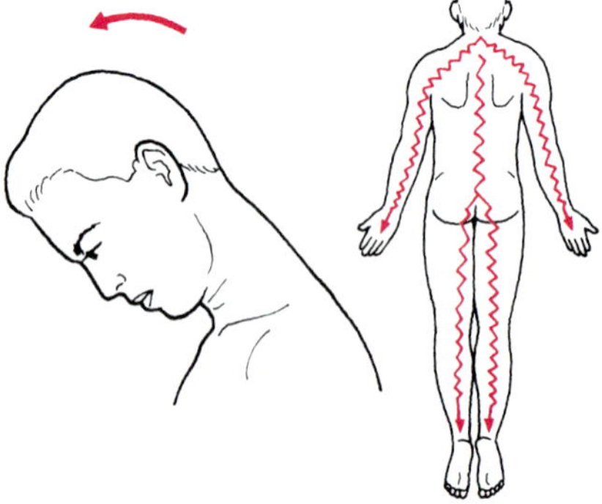

表 1-9 表在感覚の検査法[1)]

①温覚（sense of temperature）

温覚の検査は試験管に温水や冷水を入れ，患者の皮膚に当て，正常の部位と比較させて評価する．熱い温度や非常に冷たい温度では痛みを生じるので，温水の温度は 40～50℃，冷水の温度は 5～10℃くらいを使用する．

②痛覚（sense of pain）

安全ピンを使用して皮膚を軽く刺激し，痛みを感じるかどうか，感じる場合は正常の部位を 10 点とすると何点かを評価させる．なお，感染予防のため安全ピンは使い捨てにする．

③触覚（sense of touch）

筆の先や綿で皮膚に軽く触れ，感じるかどうかを聞き，感じる場合には正常の部位と比較させて評価する．閉眼させた患者の皮膚を軽く触れ，感じたら「ハイ」と答えさせる方法もある．

最近は von Frey 法の馬毛のかわりに 20 段階の monofilament のナイロンを用いた Semmes-Weinstein 触覚計測器を用いる場合もある．

表 1-10 神経根と疼痛の放散する部位[1)]

神経根	疼痛の部位
C 2	後頭部
C 3	耳介
C 4	頸部，肩上部
C 5	肩下部，上腕外側
C 6	前腕外側，母指，示指
C 7	中指
C 8	環指，小指
T 1	前腕内側
T 2	上腕内側，上胸部
T 4	乳首の部位での帯状
T 10	臍部の部位での帯状
L 1	鼠径部
L 2	大腿内側
L 3	大腿前部，膝
L 4	大腿外側，下腿内側
L 5	下腿外側，足背と母趾
S 1	大腿後部，下腿外側，小趾
S 2	大腿後部，下腿内側，踵内側
S 3	大腿内側
S 4	殿部，外陰部
S 5	肛門周囲

表 1-11　脊髄障害と神経根障害の鑑別

髄節・神経根症候	長経路徴候	障害部位は？
後角・後根症候	＋	後角
後角・後根症候	－	後角 or 後根 or 両者
前角・前根徴候	＋	前角
前角・前根徴候	－	前角 or 前根 or 両者

＊**脊髄障害と神経根障害の鑑別の原則**（表 1-11）

3 脊髄横断面での特殊な症候群（表 1-12）[1)]

(1) Brown-Séquard 症候群

脊髄の hemisection による症候群で，脊髄障害側と同側の運動麻痺と深部感覚障害，反対側の表在感覚障害を生じた場合をいう（図 1-34）[1)]．純粋な症例は少なく，典型的なものは胸髄レベルでみられる．腰髄レベルでは馬尾の障害が加わり，障害側の全感覚障害の領域が広範囲となる[7)]．

脊髄腫瘍，多発性硬化症，脊髄血管障害，外傷など種々の疾患により生じる[8)]．

(2) 脊髄中心症候群（central cord syndrome）

脊髄中心管周辺の障害により生じる．脊髄灰白質にて交差する温痛覚の二次ニューロンが障害されるが，後索が温存されるため，深部感覚は維持される（解離性感覚障害：dissociated sensory loss）（図 1-35）[1)]．障害範囲が広いと前角細胞などにも障害が生じる．脊髄腫瘍，脊髄空洞症，脊髄内血腫などにより生じる．

(3) 横断性脊髄障害（transverse cord syndrome）

脊髄があるレベルで完全に破壊され（total section），その障害髄節以下の完全麻痺，完全感覚脱失，膀胱直腸障害となる（図 1-36）．外傷，腫瘍，多発性硬化症，HAM（HTLV-1 associated myelopathy）などにより生じる[9)]．

(4) 後索症候群

後索の障害により，そのレベル以下での深部感覚障害，識別感覚の障害が生じる（図 1-37）．後索に病変が生じる場合と脊髄神経節細胞や脊髄後根，あるいは末梢神経に病変があり，二次的に後索が障害される場合がある[7)]．前者の場合，黄色靱帯，脊髄後面の髄膜腫，神経鞘腫などによる圧迫でしばしばみられる．また，頸椎の過伸展損傷でも生じうる．

表 1-12 脊髄横断面での特殊な症候群の感覚障害と運動障害

	感覚障害	運動障害
脊髄半側障害（Brown-Séquard syndrome）	障害部位以下の同側深部感覚障害 障害部位以下の対側温痛覚障害	障害高位の同側下位ニューロン障害 障害部位以下の同側上位ニューロン障害
脊髄中心症候群（central cord syndrome）	障害高位の解離性温痛覚障害	障害高位の随意運動障害
横断性脊髄障害（transverse cord syndrome）	障害部位以下の全感覚障害	障害高位の下位ニューロン障害 障害部位以下の上位ニューロン障害
後脊髄症候群（posterior cord syndrome）	障害部位以下の解離性深部感覚障害	感覚性運動失調
前脊髄症候群（anterior cord syndrome）	障害部位以下の解離性温痛覚障害	障害高位の下位ニューロン障害 障害部位以下の上位ニューロン障害

脊髄癆（tabes dorsalis）は後索症状を呈する疾患で，原発病変は脊髄後根と考えられ後者に入る．二次的に後索の病変を生じる疾患では，腱反射は消失する．

(5) 前脊髄動脈症候群（anterior spinal artery syndrome）

脊髄の前 2/3 の領域を灌流する前脊髄動脈の閉塞により惹起される．両側の脊髄前角および脊髄視床路が侵されるが，後索は侵されない．したがって，両側の外側脊髄視床路が障害を受けたことによる病変レベル以下の温痛覚消失，錐体路障害の上位運動ニューロン性の運動麻痺と膀胱直腸障害が生じるとされてきた．しかし，側索の皮質脊髄路は後脊髄動脈系によって多くが灌流されているため，解離性感覚障害を生じても対麻痺はほとんど目立たない場合が多いという意見もある[11]．一方，深部感覚が保たれる原因としては，多種多様で従来の梅毒[9]の他，外傷，腫瘍，椎間板の圧迫による閉塞[10]，動脈硬化性病変による閉塞，頸椎症，脊髄炎なども知られるようになった（図 1-38）．

図 1-34　Brown-Séquard 症候群[1)]

a. 病態

脊髄の片側切断（hemisection）により障害側と同側の運動麻痺と深部感覚障害，対側の表在感覚障害を生じる．

b. 症状

障害側・対側にかかわらず，障害髄節より1髄節ほど上位に感覚過敏帯がある．

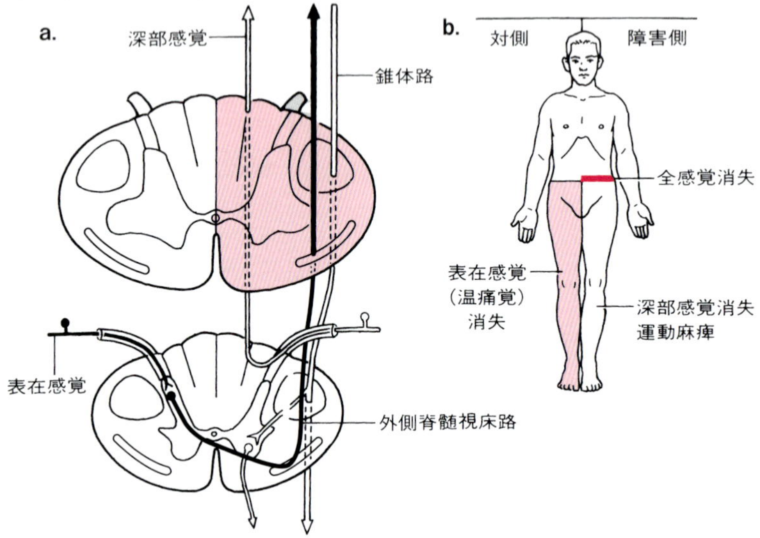

図 1-35　脊髄中心症候群[1)]

a. 病態

障害の広がりにより症状は異なる．運動麻痺は上肢に強い．

b. 宙吊り型感覚障害

C3～T2の温痛覚障害を生じる．脊髄内で交叉して対側の脊髄視床路にいく線維が障害される．

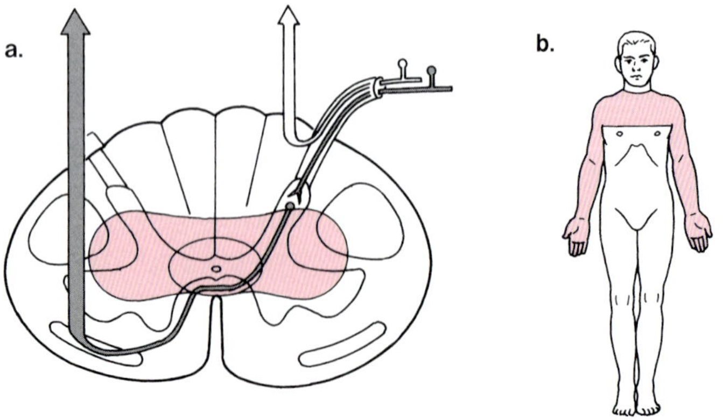

図 1-36　横断性脊髄障害

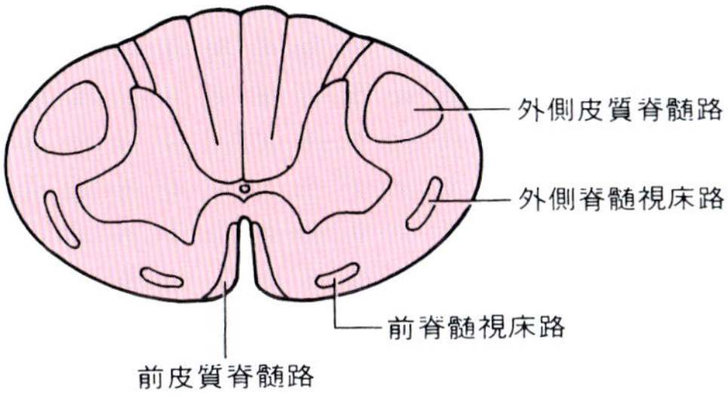

図 1-37　後索症候群

深部感覚，識別感覚の障害が生じる．

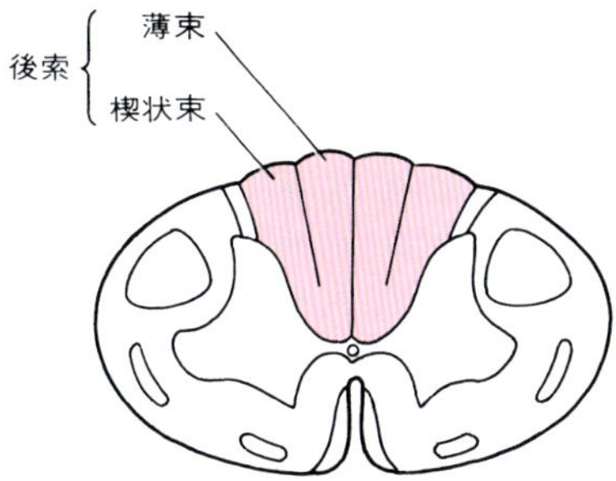

図 1-38　前脊髄動脈の灌流域（□部分）

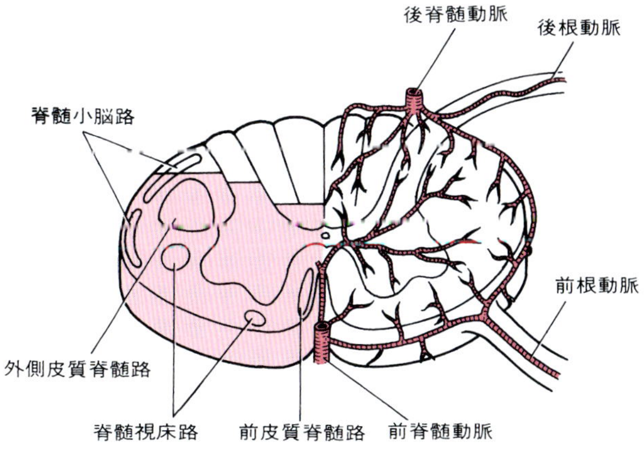

C 脊髄高位別症候

(1) 大後頭孔病変

大後頭孔は脊髄腫瘍（髄膜腫：meningioma，神経鞘腫：neurinoma）や Chiari 奇形，頭蓋底陥入症（basilar impression）などにより障害される．延髄・頸髄移行部（図 1-39[1]，図 1-40[2]，図 1-41[3]）で錐体交叉がみられることや楔状核（nucleus cuneatus），薄核（nucleus gracilis）などがあるため，神経症状が多彩となることが多い．そのため，診断には注意を要する[4)5)]．生じうる神経症状を表 1-13[2]に示す．また，頻度の高い 6 つの症候は大孔症候群（foramen magnum syndrome）として提唱されている（表 1-14）[6]．初発症状としては，後頭部痛，後頸部痛が多く，次いで患側優位の上肢末梢のしびれ感や異常感覚，胸鎖乳突筋萎縮などが挙げられる[7]．その後，上肢優位の表在感覚・深部感覚低下や筋力低下，上肢末梢の筋萎縮，巧緻運動障害，腱反射亢進などをきたすようになる．病期が進行すると，進行性四肢運動感覚障害，膀胱直腸障害を生じる．

図 1-39　延髄・脊髄移行部における横断面

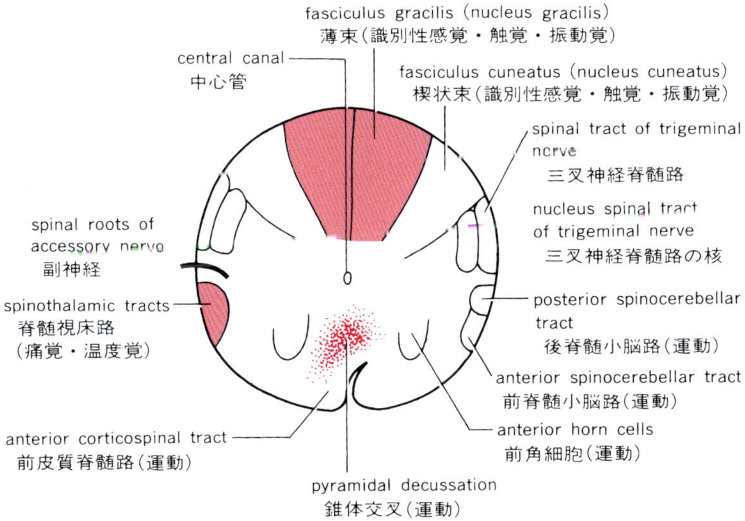

{Carpenter MB, et al (eds)：Human Neuroanatomy, 8th ed, Williams & Wilkins, Baltimore, 1983[1] より引用}

図 1-40　錐体交叉部病変における麻痺の病態[2)]

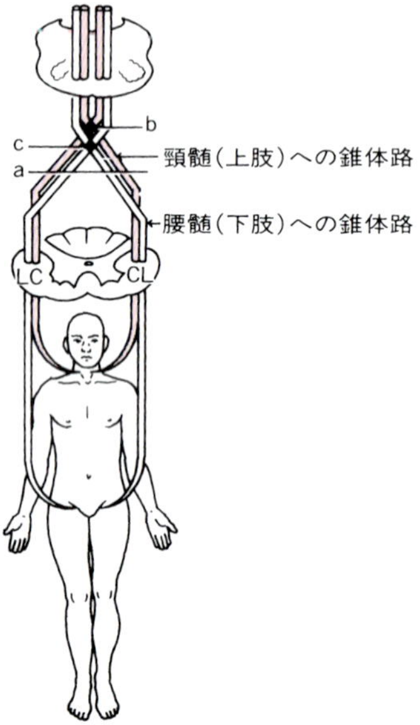

錐体路内では上肢（頸髄：C）への線維は常に内側に，下肢（腰髄：L）への線維は外側に位置するのが原則であり，同側上肢→下肢→対側下肢→対側上肢の形をとる四肢麻痺は病変a，上肢と下肢の麻痺が交叉する麻痺は病変b，両下肢対麻痺は病変 c が責任病巣と考えられる．

図 1-41　大後頭神経（C 2）の感覚神経支配領域

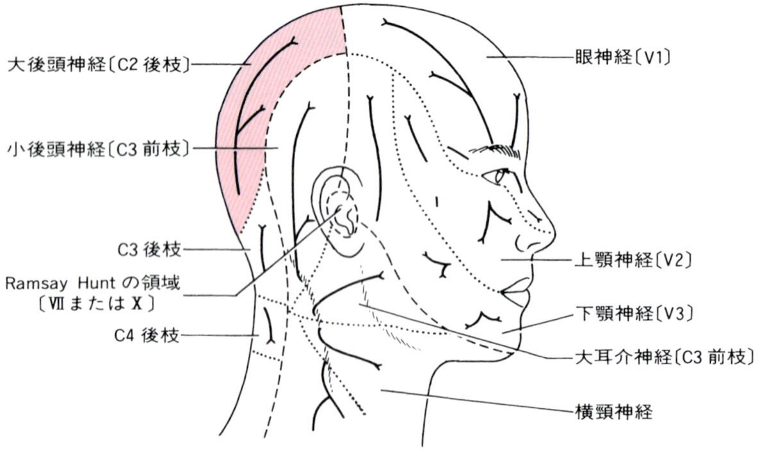

（平山惠造：神経症候学．第Ⅰ巻，第2版，文光堂，2006[3)] より引用）

表 1-13　大後頭孔病変により生じる神経症状[2)]

①延髄・橋・小脳症状
　舌咽神経障害—咽頭反射の消失
　迷走神経障害—嚥下障害
　副神経障害—胸鎖乳突筋・僧帽筋の麻痺
　舌下神経障害—舌の萎縮
　三叉神経脊髄路核の障害—顔面の感覚異常
　延髄小脳障害—水平回旋混合性眼振
　　　　　　　　垂直性眼振
②上部頸髄症状
　運動障害—上肢末端，肩腕部筋萎縮
　　　　　　交叉性四肢麻痺（図 1-40）
　感覚障害—温痛覚障害，深部感覚障害
③脳圧亢進症候
　頭痛，うっ血乳頭，両側錐体路症状

表 1-14　大孔症候群（foramen magnum syndrome）[6)]

①後頭部痛・頸部痛
　・持続性または拍動性
　・神経根性（大後頭神経障害による），椎骨動脈性，その他
②しびれ感，時に氷冷感
③手の立体感覚障害（stereoanesthesia）
　手の巧緻運動障害（clumsy hand）
④小手筋（intrinsic muscle）の萎縮
⑤C 2 領域の感覚障害（図 1-41）
⑥第 XI 脳神経（副神経）障害

表 1-15　上位頸髄（頸椎）病変による手の症候（福武，2014[8]より転載）

1．運動系の症候
a．手の脱力
b．小手筋の萎縮
2．感覚系の症候
a．自覚症状
b．表在感覚障害
c．深部感覚障害
d．母指探し試験異常
3．反射の症候（直接的には手の症候でない）
a．腱反射所見
b．肩甲上腕反射（Shimizu）
c．上肢の脊髄自動反射
4．協調運動の症候
a．運動失調
5．自律神経系の症候
a．手の冷感，acro-erythro-cyanosis（肢端紅赤-紫藍症）

(2) 頸髄病変

頸髄病変の頻度は高く，上肢に自覚症状のないことも少なくないので，下肢に長経路徴候（long tract sign）を認めた場合は頸髄病変の可能性について必ず検討すべきである．そのためには皮膚分節，筋節，反射弓の知識に基づいて，特に髄節徴候（segmental sign），神経根徴候（radicular sign）を捉えることが重要である．最も頻度の高い頸椎症の高位診断については別項で述べる（第2章A-1参照）．上位頸髄に由来する手の症候としては，偽性アテトーシス（piano-playing finger）の頻度が高く，さらに小手筋（手内在筋）の萎縮（下位運動ニューロン徴候）が最も奇異であるが，多岐にわたる症候がある（表1-15，表1-16）[8]．

表 1-16 手の症候をきたし得る上位頸髄病変（福武，2014[8]より転載）

1．大後頭孔～上位頸髄良性腫瘍 髄膜腫，神経鞘腫，奇形腫など
2．上位頸髄髄内腫瘍 血管腫，海綿状血管腫，血管芽腫，神経膠腫，奇形腫など
3．頸椎疾患 a．椎間板ヘルニア b．移動椎間板 c．頸椎症（骨棘），頸椎すべり症 d．黄色靭帯石灰化 e．環軸関節亜脱臼，歯突起後方偽腫瘍 f．軸椎炎
4．先天性奇形 a．頭蓋底陥入症 b．Chiari I 型奇形
5．脱髄性・炎症性疾患 a．多発性硬化症，視神経脊髄炎 b．脊髄炎 c．サルコイドーシス d．硬膜外膿瘍
6．外傷 a．頸椎損傷 b．治療用の鍼の迷入

図 1-42 肩甲上腕反射（清水）｛SHR（Shimizu）｝の定義・解釈
（清水，2015[11]より転載）

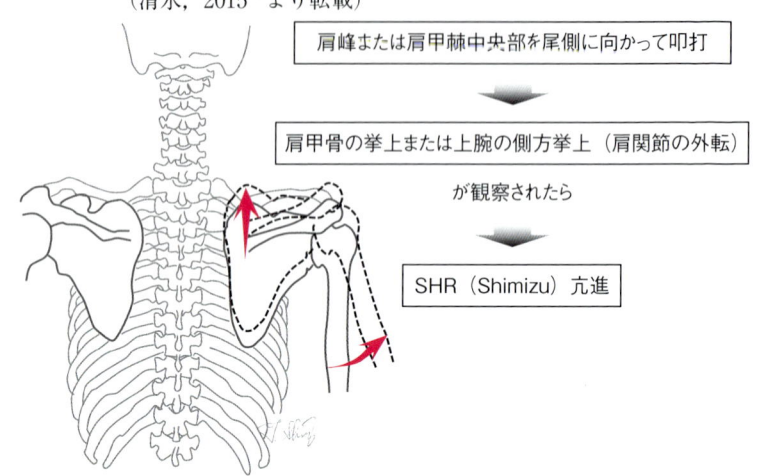

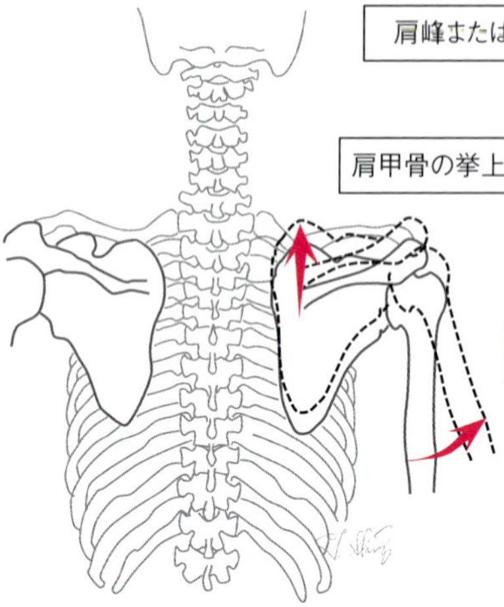
肩峰または肩甲棘中央部を尾側に向かって叩打
肩甲骨の挙上または上腕の側方挙上（肩関節の外転）
が観察されたら
SHR（Shimizu）亢進

肩峰または肩甲棘中央部を尾側に向かって叩打したとき，「肩甲骨挙上」または「上腕の側方挙上（肩関節外転）」が明らかに観察された場合のみ，"SHR（Shimizu）亢進" と判断する．大多数の健常人では，同じハンマー刺激でこのような動きが観察されないので，この反射の被検筋群の活動性が「正常」か「低下」か「消失」かの判断はできかねる．あくまで，「亢進」か「亢進していない」かの判断しかできない．

※**肩甲上腕反射（清水）**｛scapulohumeral reflex（Shimizu）：SHR（Shimizu），図 1-42｝[9)〜11)]

中下位頚椎高位の高位診断のチャートはいくつか提唱されてきたが，上位頚椎高位の髄節徴候の診断は難しい．本伸張反射は反射中枢が C 1-4 とされ[9]，上位頚髄障害の診断に有用性が高い．

(3) 胸髄病変

正確な神経学的高位診断は困難なことが多い．上中位胸椎での障害高位を推察するには感覚障害の頭側高位の診断が重要で，ピン痛覚検査（pin-prick test）によって尾側から頭側に向かって針刺激を進め，正常に戻った高位をもって障害高位とする[12]．

Horner 症候群（病変側の縮瞳・眼瞼下垂）が T1 高位付近の病変で，harlequin 症候群（病変対側の顔面の紅潮・発汗過多）が T2-3 高位付近の病変でみられることがある[13)14)]．

※**Beevor 徴候**：T 10 以下の腹直筋麻痺の存在を示す（図 1-43）[15]．

図 1-43　Beevor 徴候[15)]

背臥位にて頭部挙上させると臍が上方に移動する．T10 より下の腹直筋麻痺時に起きる．

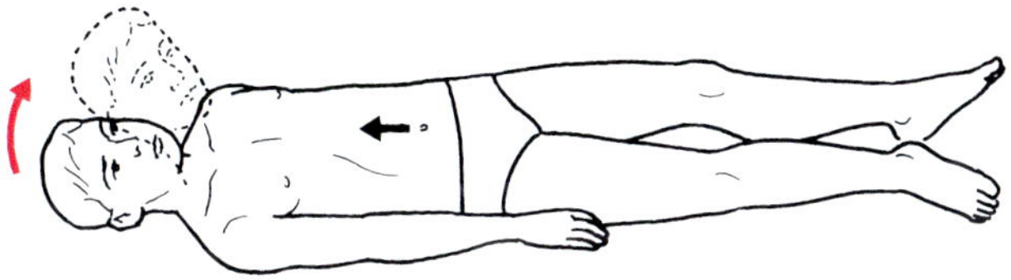

図 1-44　円錐上部，脊髄円錐，馬尾の高位関係（安藤，2015[16)] より改変）

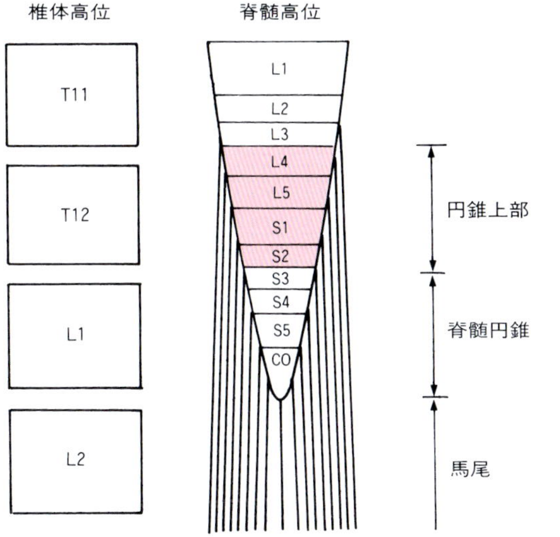

(4) 脊髄円錐部病変

①脊髄円錐部高位診断の問題点

脊髄下端の高位診断が困難なことが多いのは，椎体と脊髄の高位が異なるためである．脊髄円錐部は円錐上部と脊髄円錐に分けられる．円錐上部は第 12 胸椎に位置し，L 4〜S 2 髄節である．脊髄円錐は第 1 腰椎に位置し，S 3 以下の髄節である．そして，第 2 腰椎以下が馬尾となる（図 1-44）[16)]．しかし，これらの原則はわずかに個体差があり，診察や画像診断などで注意を要する（脊髄円錐下端の高位は，成人では第 1〜2 腰椎が多く，新生児では第 3 腰椎である）．

表 1-17　円錐上部症候群，脊髄円錐症候群，馬尾症候群の鑑別
（小田ら，2017[18]より引用）

	円錐上部症候群	脊髄円錐症候群	馬尾症候群
障害部位	L4-S2 髄節 L2-5 神経根	S3-Co 髄節	L2 以下神経根
自発痛	＋	＋	⧺
感覚障害	下肢	会陰部，肛門周囲	会陰部，下肢
運動障害	下肢 （下垂足，筋萎縮，線維束攣縮）	－	下肢 （下垂足，筋萎縮）
腱反射	PTR ↓～↑ ATR ↓～↑	PTR ↑ ATR ↑	PTR ↓ ATR ↓
病的反射	Babinski 徴候 （＋）	Babinski 徴候 （－）	Babinski 徴候 （－）
表在反射		肛門反射↓	肛門反射↓
膀胱直腸障害	⧺	⧻	＋
間欠跛行	－	－	＋

PTR：膝蓋腱反射，ATR：アキレス腱反射

②脊髄円錐部の症状

円錐上部，脊髄円錐，馬尾の症状の鑑別点を表 1-17 に示す[17)18)]．

(5) 馬尾病変

①解剖学的特徴と症候

馬尾は仙髄円錐より下位（L 2 椎体以下）にある神経根の集まりで，馬尾病変は L 2 以下の神経根が 1 本または複数本障害される．したがって，臨床症状は単神経根症状ないし複数の神経根症状（膀胱直腸障害，性機能障害含む）を呈する．この部位の病変では腰下肢痛を訴えることが多い．そのため，根性疼痛（後根症候）の誘発は重要であり，緊張性徴候（tension sign，図 1-45～47）の有無により大体の高位診断や病態の予測が可能なことも多い．

図 1-45　坐骨神経伸展試験

a．下肢伸展挙上テスト（straight-leg-raising test：SLR test）

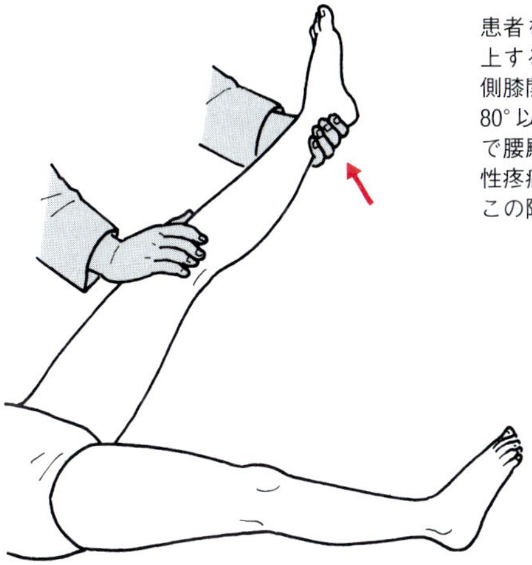

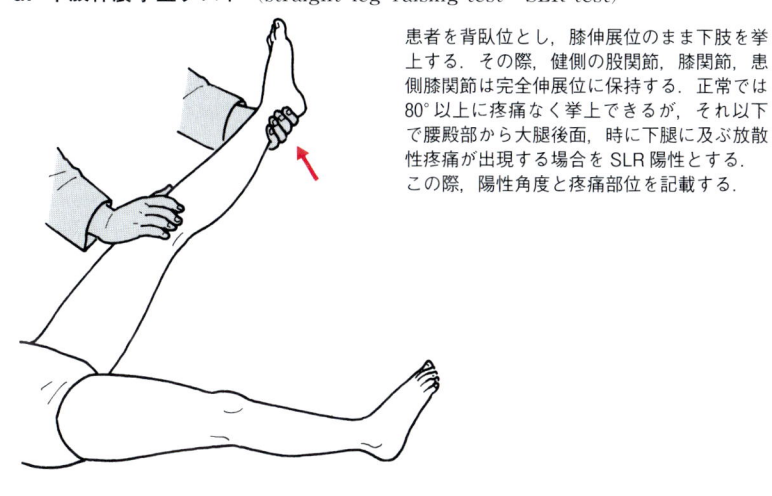

患者を背臥位とし，膝伸展位のまま下肢を挙上する．その際，健側の股関節，膝関節，患側膝関節は完全伸展位に保持する．正常では80°以上に疼痛なく挙上できるが，それ以下で腰殿部から大腿後面，時に下腿に及ぶ放散性疼痛が出現する場合を SLR 陽性とする．この際，陽性角度と疼痛部位を記載する．

b．Lasègue テスト

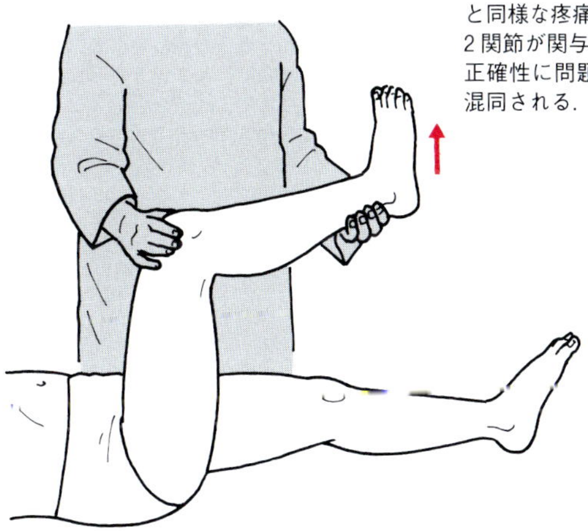

患者を背臥位で，股関節，膝関節を 90°屈曲位とし，膝関節を伸展させていくと SLR test と同様な疼痛を誘発する．股関節，膝関節の 2 関節が関与するため，解釈が比較的困難で正確性に問題がある．しばしば SLR test と混同される．

(図 1-45 続き)

c. Bragard テスト

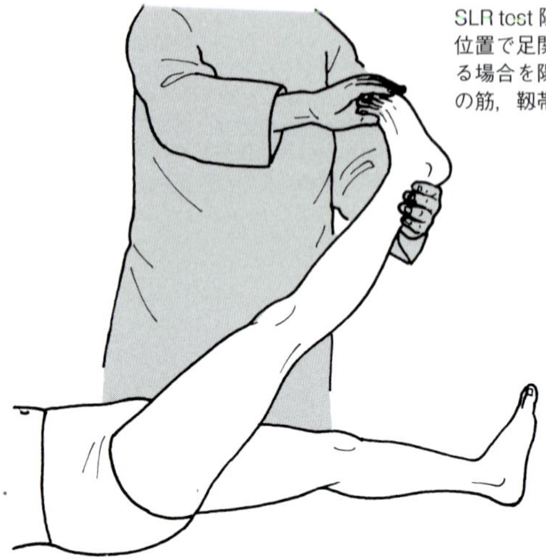

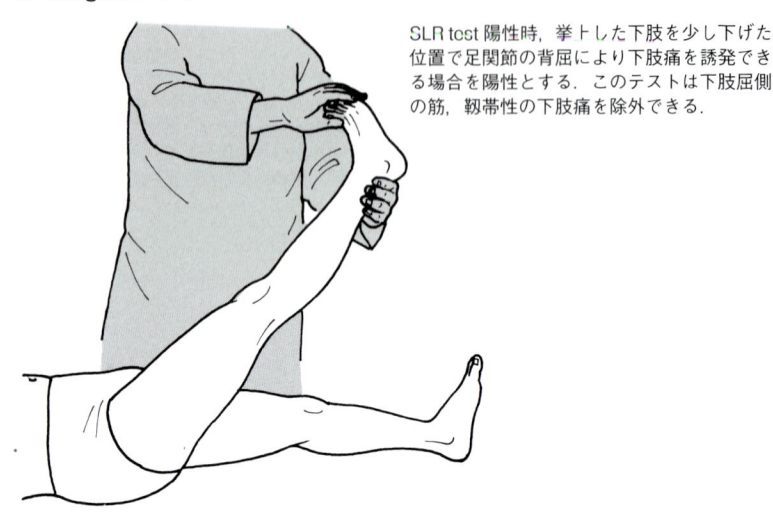

SLR test 陽性時，挙上した下肢を少し下げた位置で足関節の背屈により下肢痛を誘発できる場合を陽性とする．このテストは下肢屈側の筋，靱帯性の下肢痛を除外できる．

d. 健側下肢伸展挙上テスト (well leg raising test, cross leg raising test)

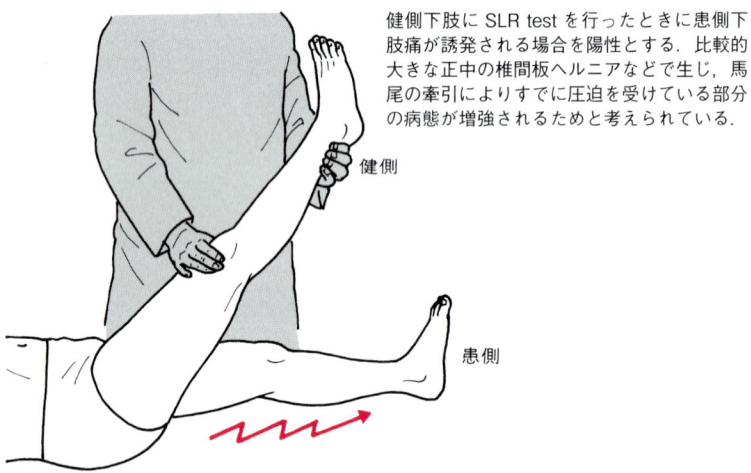

健側下肢に SLR test を行ったときに患側下肢痛が誘発される場合を陽性とする．比較的大きな正中の椎間板ヘルニアなどで生じ，馬尾の牽引によりすでに圧迫を受けている部分の病態が増強されるためと考えられている．

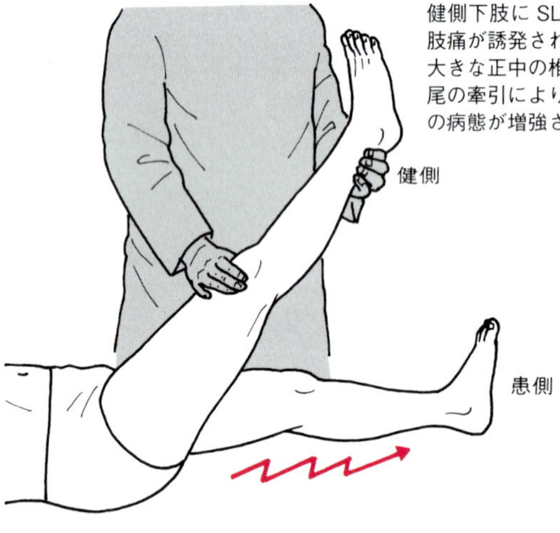

(図 1-45 続き)

e. Slump テスト

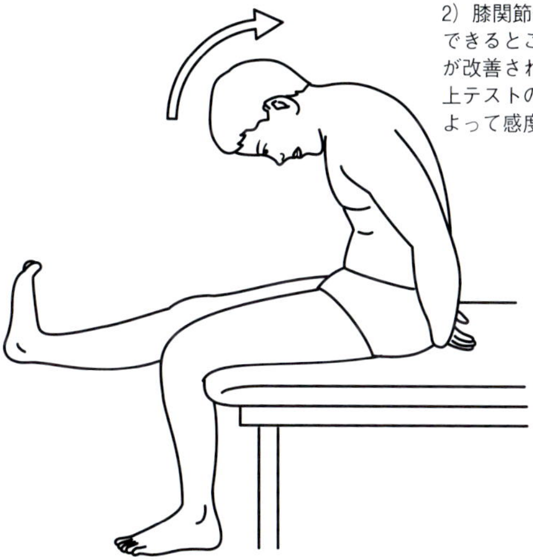

患者を端座位で，股関節を 90° 屈曲位とする．両手を後方で組ませる．1) 胸椎・頸椎屈曲，2) 膝関節伸展，3) 足関節背屈を自動運動でできるところまで行わせる．頸部伸展で疼痛が改善される場合を陽性とする．下肢伸展挙上テストの陰性患者に対し，Slump テストによって感度が上がる．

図 1-46　緊張性ハムストリング

(tight hamstrings, Hüftlendenstrecksteife)

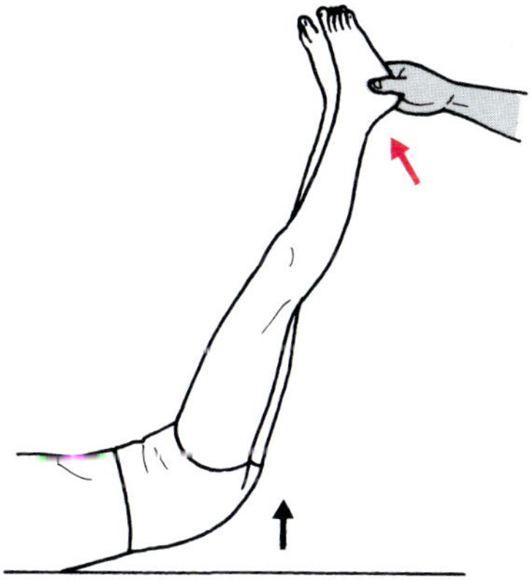

SLR test と同様の手技で片側あるいは両側下肢を挙上すると，股関節を屈曲することなく骨盤が床上から離れる現象．骨盤下腿筋群の拘縮を示し，若年性の腰椎椎間板ヘルニア，馬尾腫瘍や終糸症候群で陽性になりやすい．

図 1-47 大腿神経伸展テスト（femoral nerve stretch test）

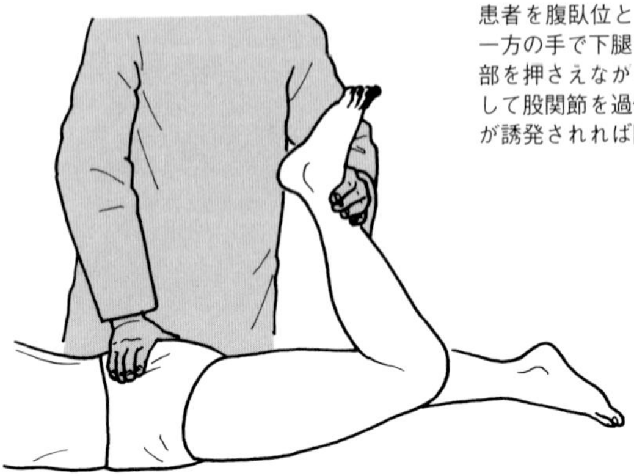

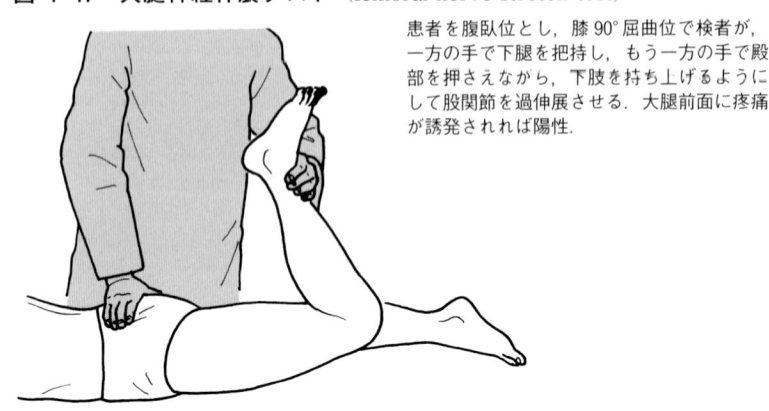

患者を腹臥位とし，膝 90° 屈曲位で検者が，一方の手で下腿を把持し，もう一方の手で殿部を押さえながら，下肢を持ち上げるようにして股関節を過伸展させる．大腿前面に疼痛が誘発されれば陽性．

②間欠跛行（intermittent claudication）

馬尾病変の特徴的な症状として間欠跛行がある．

a．定義

歩行により，下肢の疼痛，しびれ感，脱力が出現あるいは増強し，歩行困難になる．症状はしばらく休息すると消失あるいは減弱して歩行可能となるが，また歩行すると同様の症状が出現する現象である[19]．原因から血管性，馬尾性，脊髄性の 3 つに分けられる（表 1-18）[20]．

b．腰椎部における神経性間欠跛行の分類

菊地らは馬尾部に起因する神経性間欠跛行（いわゆる馬尾性間欠跛行）を歩行テストによる症状や所見や選択的神経根ブロックによる分析などから，馬尾性，神経根性，混合性の 3 群に分類した（表 1-19）[21]．

表 1-18　間欠跛行の種類と鑑別（蓮江，1983[20]より改変）

	馬尾（または根性）	脊髄性	血管性
代表疾患	腰部脊柱管狭窄症	下部胸髄以下の血管奇形	下肢動脈の慢性的閉塞ないし狭窄
跛行の状態			
①誘発	歩行（前屈位では起こりにくい）．自転車では起こりにくい	歩行（姿勢に無関係）	歩行（姿勢に無関係）
②疼痛			
性質	しびれ感，冷感，灼熱感などの異常感覚．疼痛のこともある	重苦しい，だるい，つれるなどの異常感覚．疼痛は特徴的でない	疼痛が主体
部位	片側ないし両側性で，下肢後面．しびれ感の拡大や移動（sensory march）があることも多い	両側性が多く下肢全体	片側性で下腿後面より足部
③麻痺症状	運動・感覚障害，ときには排尿障害が誘発されたり悪化したりする．陰茎勃起が生ずることもある	痙性麻痺が誘発されたり悪化したりする	なし
理学的所見			
①脊柱症状	後屈制限が多い．前屈により病状軽快 立位負荷試験陽性 Kemp 徴候時に（＋）	なし	なし
②伸張徴候	（－）か軽度（＋）	なし	なし
③麻痺症状	（－）から高度弛緩性麻痺まで多彩	（－）から痙性麻痺まで	なし
④下肢動脈拍動	正常	正常	欠如（または弱化）
X 線所見	脊椎症状変化，椎体のすべりなどあり	異常でも無関係	異常でも無関係
決め手となる補助診断法	MRI，神経根ブロック	選択的脊髄血管造影，MRI，MRA	MRA，ABPI（足関節上腕血圧比）

表 1-19　腰椎疾患における神経性間欠跛行[21]

病型	自覚症状	他覚所見
馬尾型	下肢・殿部・会陰部の異常感覚	多根性障害
神経根型	下肢・殿部の疼痛	単根性障害
混合型	馬尾型＋神経根型	多根性障害

(6) 髄液病変

①髄液の分布と循環

健常人の髄液量と分布は表 1-20[22] のごとくで，成人の 1 日髄液産生量は 450～500 m*l*/日で，1 日 3 回の代謝回転（turnover）がある．

②髄液所見（表 1-21）[22)～25)]

③各種疾患の典型的髄液所見（表 1-22）[26]

※細菌性髄膜炎の年代別特徴（表 1-23）[26]

表 1-20　健常人の髄液量と分布[22]

幼児	40～60 m*l*	成人	100～150 m*l*
小児	60～100	側脳室	10～15
思春期	80～120	第三・四脳室	5～10
		脳くも膜下腔 大槽	25～30
		脊髄くも膜下腔	75～80

表 1-21　髄液所見[22)〜25)]

髄液圧
　正常値：60〜150 mmH$_2$O（200 mmH$_2$O↑上昇，40 mmH$_2$O↓低下）
　Queckenstedt テスト
　　正常：両側内頸静脈を同時に約 10 秒間圧迫することにより 50〜100 mmH$_2$O 程度の髄液圧急上昇，さらに圧迫解除後 10 秒以内に元に戻る
　　異常（陽性）：髄液圧の上昇がみられない．穿刺部位から頭側のくも膜下腔での髄液の通過障害を意味する（脊髄腫瘍や癒着性くも膜炎など）

髄液の外観
　正常：水様透明
　異常：①血性：3 本に分けて採取し，traumatic tap と区別する．脳出血，くも膜下出血，ヘルペス脳炎など
　　②キサントクロミー（xanthochromia）：黄色色調．くも膜下出血や著明な蛋白増加時にみられる．出血の場合には，出血後 4〜6 時間で出現し，2〜4 週で消失する．くも膜下腔閉塞により蛋白が 200 mg/d*l* 以上増加することによる
　　③Froin 徴候：キサントクロミーに加え，蛋白増加による髄液の自然凝固（細胞数の増加はない）
　　④混濁：細胞数増加によるもので，髄膜炎で生じる．透過光線にて微細な浮遊物があることを日光微塵（Sonnenstäubchen）という
　　⑤線維素網：採取後 1〜3 時間で析出する．結核性髄膜炎に多い

髄液の内容
　正常：①細胞数：1 mm^{3}中 5 以下．主にリンパ球（単核細胞）
　　②pH：7.3〜7.4（弱アルカリ性）
　　③比重：1.006〜1.009（約 99%は水分）
　　④蛋白量：脳室液：5〜15 mg/d*l*
　　　　大槽液：10〜25 mg/d*l*
　　　　腰椎部：15〜45 mg/d*l*
　　※蛋白細胞解離（albumino-cytologic dissociation）
　　　蛋白↑，細胞→：Guillain-Barré 症候群，脳・脊髄腫瘍など
　　※細胞蛋白解離（cytoalbuminous dissociation）
　　　細胞↑，蛋白→：ポリオ，脳炎初期など
　　⑤糖量：50〜75 mg/d*l*（血糖の 1/2〜2/3）
　　⑥クロール量：120〜130 mEq/*l*（血清より少し多い）

表 1-22　各種疾患の典型的髄液所見[26)]

	髄圧 (mmH_2O)	外観	細胞 (mm^3)
正常	60～150	水様透明	単核細胞 5 以下
髄膜炎			
①細菌性	上昇	混濁	多核細胞　500～10,000
②ウイルス性	上昇	透明	単核細胞　5～500
③結核性	上昇	混濁	単核細胞　20～2,000
④真菌性	上昇	混濁	単核細胞　20～2,000
⑤癌性	上昇	混濁	単核細胞　20～2,000
⑥梅毒性	上昇	混濁	単核細胞　20～2,000
脳炎			
①日本脳炎	上昇	透明	増加
②ヘルペス脳炎	上昇	透明	増加
ポリオ	正常～増加	透明時に日光微塵	正常～増加
神経梅毒			
①髄膜血管性	正常	透明	増加
②脊髄癆	正常	透明	正常～増加
③進行麻痺	正常	透明	増加
腫瘍			
①脳腫瘍	上昇～正常	透明	正常～増加
②脊髄腫瘍			
完全ブロック	上昇	キサントクロミー	正常～増加
不完全ブロック	上昇	透明	正常～増加
③びまん性髄膜癌腫症	上昇	透明，微濁	増加 腫瘍細胞あり
脳膿瘍			
①被包時	上昇	透明	正常～増加
②破裂時	上昇	混濁，膿性	増加
脳血管障害			
①くも膜下出血	上昇	血性，キサントクロミー	赤血球，白血球数は血液に類似
②脳出血	上昇	血性，キサントクロミー	赤血球多数
③硬膜外出血	上昇～正常	透明～血性	正常～赤血球多数
④硬膜下出血	上昇～正常	透明～血性	正常～赤血球多数
Behçet 病	上昇～正常	透明	正常～増加
Vogt-小柳-原田症候群	上昇～正常	透明	正常～増加
多発性硬化症	正常	透明	正常～増加
Guillain-Barré 症候群	正常	透明	正常
脊髄空洞症	正常	透明	正常～増加

（表 1-22 続き）

蛋白 (mg/dl)	糖 (mg/dl)	その他
15〜45	50〜75	Cl は 120〜130 mEq/l
50〜1,500	減少	細菌性では大部分の例でグラム染色と培養が陽性
30〜150	正常	ウイルス性では急性期と回復期で，ウイルス抗体価の上昇
50〜600	減少	結核性では，しばしば Cl 低下，結核菌塗抹・培養陽性
50〜600	減少	
50〜600	減少	癌性では CEA 高値や悪性細胞がみられることがある
50〜600	減少	梅毒性では梅毒検査陽性
40〜100	正常	
50〜200	正常	
正常〜増加	正常	
		神経梅毒では梅毒検査陽性
50〜100	正常	
30〜70	正常	
50〜150	正常	
		大きな脳腫瘍では髄液圧上昇
50〜1,000	正常	聴神経鞘腫など髄液腔付近の腫瘍では蛋白増加 完全ブロックでは Queckenstedt テスト陽性
200〜4,000	正常	
20〜100	正常	
50〜500	減少 （35 以下）	
50〜200	正常	
100〜200	正常	
増加	正常	くも膜下出血，脳出血穿破では 3 本目の試験管の色は，1 本目のと同じ．出血 4 時間後から 4 週まで上澄みにキサントクロミーがある
増加	正常	
正常〜増加	正常	
正常〜増加	正常	
正常〜増加	正常	
正常〜増加	正常	
正常〜増加	正常	oligoclonal IgG band 出現，ミエリン塩基性蛋白，IgG 増加
増加 50〜1,500	正常	蛋白細胞解離は他の原因による神経根障害でもみられる
正常〜増加	正常	

表 1-23　細菌性髄膜炎の年代別特徴[26]

	症状	主な原因菌
新生児	発熱，嗜眠，被刺激性，呼吸困難，嘔吐	大腸菌などのグラム陰性桿菌
乳児 小児	発熱，嘔吐，嗜眠，痙攣，乳児では泉門隆起 小児では項部硬直	4 週～3 カ月　B 型溶連菌，肺炎レンサ球菌 3 カ月～3 歳　インフルエンザ菌，肺炎レンサ球菌 4 歳～　肺炎球菌，髄膜炎菌
成人	発熱，頭痛，悪心，嘔吐，嗜眠，項部硬直，Kernig 徴候	肺炎球菌，髄膜炎菌，レンサ球菌，ブドウ球菌
老年者	軽度の発熱，軽度の精神症状（不穏，興奮，徘徊）	グラム陰性桿菌，腸球菌
術後	発熱，頭痛，悪心，嘔吐	ブドウ球菌，MRSA

年齢により，症状や原因菌に特徴がある

表 1-24　ICD10（2013 年版）の「F40-F48　神経症性障害，ストレス関連障害及び身体表現性障害」[27)]

F44	解離性［転換性］障害
F44.0	解離性健忘
F44.1	解離性遁走〈フーグ〉
F44.2	解離性昏迷
F44.3	トランス及び憑依障害
F44.4	解離性運動障害
F44.5	解離性けいれん〈痙攣〉
F44.6	解離性無感覚及び感覚脱失
F44.7	混合性解離性［転換性］障害
F44.8	その他の解離性［転換性］障害
F44.9	解離性［転換性］障害，詳細不明
F45	身体表現性障害
F45.0	身体化障害
F45.1	分類困難な身体表現性障害
F45.2	心気障害
F45.3	身体表現性自律神経機能不全
F45.4	持続性身体表現性疼痛障害
F45.8	その他の身体表現性障害
F45.9	身体表現性障害，詳細不明

(7) 心身医学的諸問題

日本では，疾病分類として世界保健機関（WHO）による国際疾病分類第 10 版（ICD10, 1990）の 2013 年版（表 1-24）[27)]，米国精神医学会（APA）による精神障害の診断と統計の手引き第 5 版（DSM-5，2013）が使用されている．従来のヒステリー神経症（転換型，解離型）は，DSM Ⅲでの「ヒステリー」の疾患カテゴリー廃止により，DSM-Ⅳ（1994）では「身体表現性障害，虚偽性障害，解離性障害」に分類された．改定されたDSM-5（表 1-25）[28)]では，「障害」の表記が倫理的に偏見，誤解を生むため，「身体表現性障害，虚偽性障害」は「身体症状症および関連症群」として分類された．「身体表現性障害」は「身体症状症」，「転換性障害」は「変換症/転換性障害（機能性神経症状症）」と表記された．

表 1-25　DSM-5 のⅨ「身体症状症および関連症群」[28)]

身体症状症
　該当すれば特定せよ
　　疼痛が主症状のもの（従来の疼痛性障害）
　　持続性
　　軽度
　　中等度
　　重度
病気不安症
　いずれかを特定せよ
　　医療を求める病型
　　医療を避ける病型
変換症/転換性障害（機能性神経症状症）
　症状の型を特定せよ
　　脱力または麻痺を伴う
　　異常運動を伴う
　　嚥下症状を伴う
　　発話症状を伴う
　　発作またはけいれんを伴う
　　知覚麻痺または感覚脱失を伴う
　　特別な感覚症状を伴う
　　混合症状を伴う
　該当すれば特定せよ
　　急性エピソード
　　持続性
　　心理的ストレス因を伴う
　　心理的ストレス因を伴わない
他の医学的疾患に影響する心理的要因
作為症/虚偽性障害
　自らに負わせる作為症
　他者に負わせる作為症（従来の代理人による虚偽性障害）
　　該当すれば特定せよ
　　　単一エピソード
　　　反復エピソード
他の特定される身体症状症および関連症
　短期身体症状症
　短期病気不安症
　過剰な健康関連行動を伴わない病気不安症
　想像妊娠
特定不能の身体症状症および関連症

図 1-48　下肢痛の詐病に対する診察法 flip sign（Michele, 1958）[29]

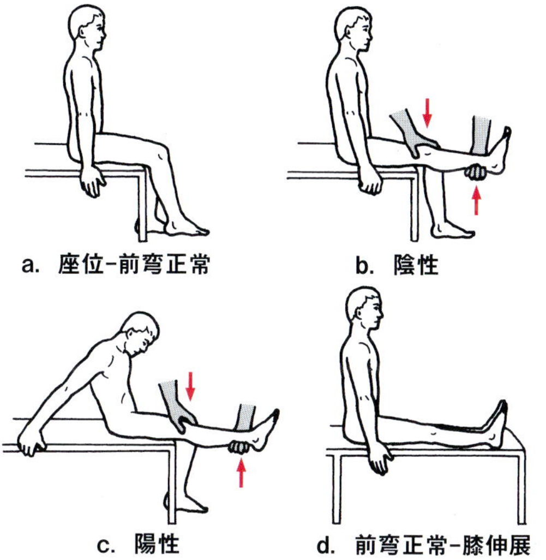

患者を診察台の端に座らせ，できるだけ腰椎部を正しい位置としておき，下腿以下を下垂させ上肢も体幹のわきに下垂させておく．検者は片手で膝のやや中枢側を押さえ，他方の手で膝を伸展させる．腰椎前弯が消失し，さらに患者の体が後方に倒れそうになれば本テストは陽性である．本テストが陰性で，他の緊張徴候（特に伸脚拳上テスト）が陽性の場合には，詐病が疑われる．

表 1-26　身体表現性疼痛障害[31]

A．少なくとも 6 カ月間の疼痛へのとらわれ
B．①または②のいずれか：
　①精密な検査の後でも，疼痛を説明できるような器質的病変ないし病態生理学的機序（たとえば，身体疾患または外傷の結果）が見いだされていない
　③関連性のある器質的病変が存在する場合，疼痛の訴え，またはそれによって引き起こされている社会的，職業的障害は，身体的所見から予想されるものよりはるかに過度である

①心因性障害（psychosomatic disorders）**と詐病の相違**

本質的には器質的神経疾患でない（少なくとも関与が少ない）点では，同様であるが，詐病（malingering）とは意図的に他人をだまそうとする点で心因性障害とは異なる（図 1-48）[29)30)]．心因性障害では，患者自身も疼痛，不安や悩みをもっている点が重要である．DSM-Ⅲ-R までは，心因性疼痛を身体表現性疼痛障害（somatoform pain disorder）と定義していた（表 1-26）[31]．

表 1-27　脊椎疾患の心身症[33)]

腰痛症（椎間板ヘルニア，変形性脊椎症，脊椎分離すべり症，いわゆる腰痛症など）の心身症，頸腕症候群，脊椎過敏症，尾骨痛症，頸椎症の心身症

表 1-28　患者の精神状態の評価項目[34)]

Ⅰ.既往歴
①精神疾患（神経症，心身症，うつ病など）
②多数回手術
Ⅱ.家族・職場・対人関係
①家族内対人関係
②育児上の問題
③高齢独居者
④職場のストレス
Ⅲ.現病歴
①心理的誘因
②事故，補償，疾病利得の存在
③症状移動
④多病院歴訪
Ⅳ.診療場面
①多訴，不定愁訴，感情的愁訴
②自己中心的・顕示的行動
③解剖学的に不合理な身体所見
Ⅴ.心理検査（CMI，MMPI，YG test，BS-POP など）

CMI：Cornell medical index，MMPI：Minnesota multiphasic personality inventory，YG test：Yatabe-Guilford test，BS-POP：Brief Scale for Psychiatric Problems in Orthopaedic Patients

②心因性障害（主に心因性疼痛）**の原因**[32)]

a.心身症（psychosomatic disease）

心身症になりうる脊椎疾患としていくつかの疾患があげられている（表 1-27）[33)]．本症の発症要因は精神的ストレスにあり，表 1-27 の患者では，常に患者の生活環境，社会背景の問題点や精神状態にも十分に留意すべきである（表 1-28[34)]，表 1-29[35)]）．

表 1-29　non-organic sign (Waddell ら，1980)[35]

① Skin tenderness：皮膚をつまむだけで著明に痛がる
② Axial loading test：立位の患者の頭を押さえて，軸性の圧力で腰背部痛誘発
③ Rotation test：立位・気を付けで，両肩を回旋して腰背部痛誘発
④ Flip sign：図 1-48
⑤ Overreaction：不必要な過剰反応

2つ以上で心因性腰背痛の可能性大

図 1-49　Hoover 徴候[36]

ヒステリーにおける一側の運動麻痺の患者に対する診察手技
① 患者を背臥位，両踵の下に検者の手を置く．
② 患者に片足を交互に挙上させ，その際，検者の手に受ける圧を評価する．
③ 判定：
陽性—検者の手に下向きの強い圧あり．器質的疾患
陰性—ヒステリー

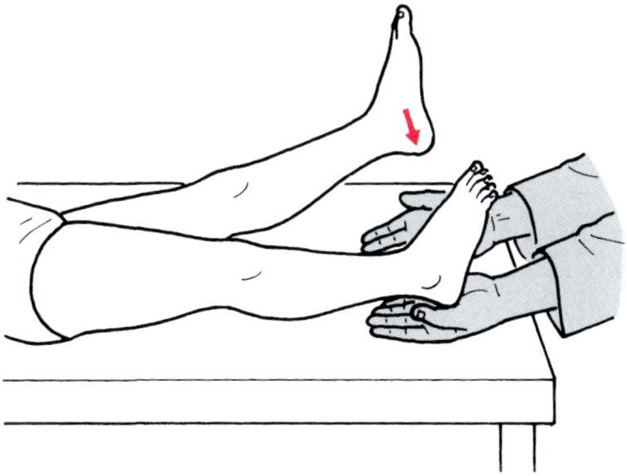

b．転換性障害（転換ヒステリー）

心理的葛藤や欲求が身体疾患を示唆するような身体的機能の喪失や変化に転換されて起こる．あくまでも，本人は意図的にその症状を産出していることを意識していないのが特徴である（図 1-49[36]，図 1-50[36,37]，図 1-51[38]，図 1-52[39,40]）．

図 1-50　Bowlus と Currier の手技[36)37)]

ヒステリーの一側上肢の感覚障害を有する患者に対する診察手技
① 両腕を前に伸ばし，内旋して小指が上になるようにする
② 腕を交叉し，手掌を合わせ，指をからませる（a）
③ 腕を下におろし，手を内側から上に向かって動かし，からませた指が胸の前にくるようにする（b）
④ この結果，母指以外の指は腕と同側にあるが，母指は他の指の対側に位置するようになる
⑤ この状態で個々の指先の感覚を左右交互に，あるいは不規則に検査する
⑥ 判定：
器質的疾患－間違えない
ヒステリー－間違うことが多く，答えに時間がかかる

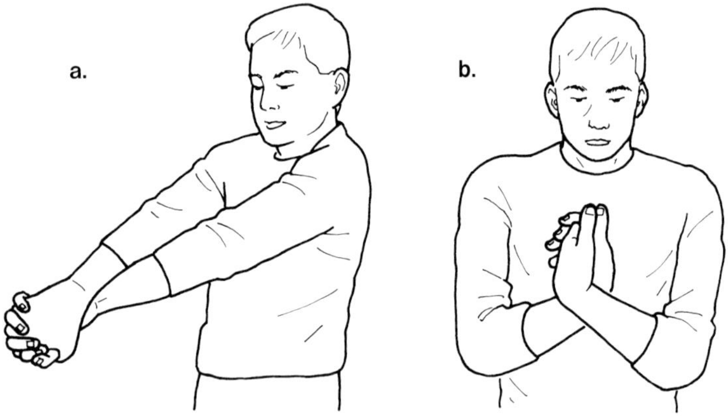

図 1-51　SCI テスト（Spinal Injuries Center test）[38)]

・ヒステリー性下肢麻痺に対する検査
・自ら膝立ちのできない患者に他動性に膝立ちをさせ，支えた手を放したときに膝立ちができる場合を陽性（ヒステリー性下肢麻痺），膝立ちを維持できない場合を陰性（器質性下肢麻痺）と判定する．

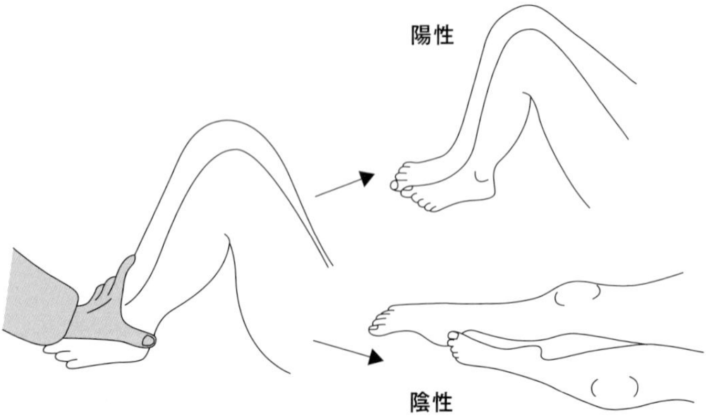

図 1-52　Sonoo 外転試験（Sonoo，2004[39]と園生，2006[40]より転載）

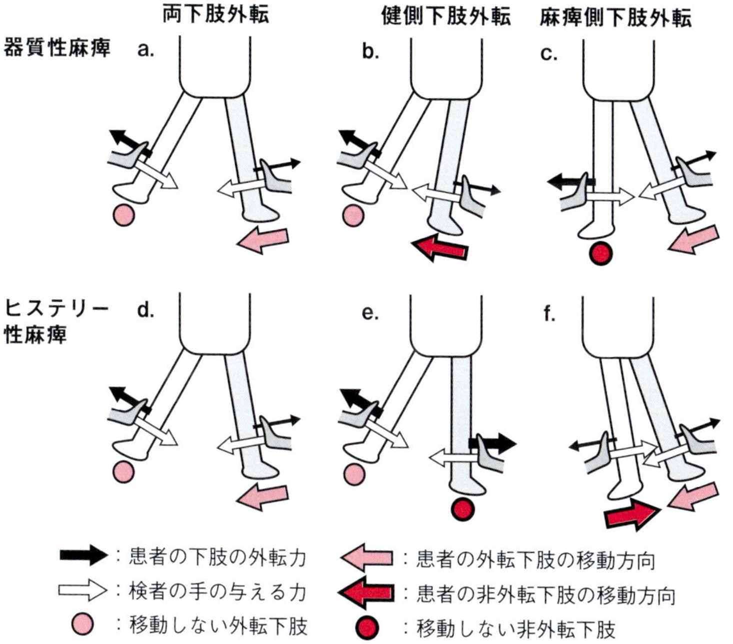

両下肢を同時に外転させると，器質性でもヒステリー性でも同様に，麻痺側下肢が検者の抵抗に負けて内転してしまう（a，d）．一側下肢のみを外転するように命じた場合に違いが出てくるので，非外転下肢の動きに注目する．器質性麻痺では，健側下肢外転でも麻痺側下肢外転でも，抵抗に負けて内転してしまうのは麻痺側下肢である（b，c）．ヒステリー性麻痺では，健側下肢を外転する協働運動の総体が正常のため，このときの非外転下肢である麻痺側下肢も抵抗に抗して動かない（e）．しかし，麻痺側下肢を外転する動作は総体として弱くなるため，非外転下肢である健側下肢も，検者の抵抗に負けて過内転方向に動いてしまう（f）．

c．賠償神経症

交通事故，労働災害が契機となる．外傷性頸部症候群（むち打ち関連障害）では，重症度分類（Quebec 分類，表 1-30）[41]，Quebec 治療ガイドライン（図 1-53）[41]が使用される．

表 1-30　外傷性頸部症候群の重症度分類（Quebec 分類）[41]

Grade 0	頸部に訴えがない，徴候がない
Grade Ⅰ	頸部の疼痛，硬直，圧痛のみの主訴，客観的所見なし
Grade Ⅱ	筋・骨格徴候を伴う頸部主訴
Grade Ⅲ	神経学的徴候を伴う頸部主訴
Grade Ⅳ	骨折または脱臼を伴う頸部主訴

注 1．筋・骨格徴候には可動域制限と圧痛を含む
　2．神経学的徴候には腱反射の減弱または消失と感覚障害を含む
　3．症状や障害は，耳が聞こえない，めまい，耳鳴，頭痛，記憶喪失，嚥下障害，側頭上顎関節痛などを含み，どのような程度に発現してもよい

図 1-53　外傷性頸部症候群に対する Quebec 治療ガイドライン[41]

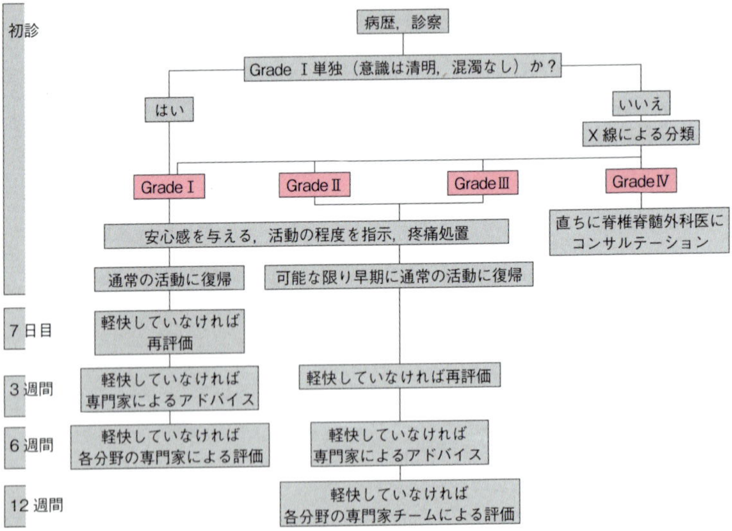

d. 心気神経症

e. 適応障害

f. 仮面うつ病（masked depression）

壮年から老人に多く，老人性うつ病の一型と考えられている．

③心因性障害と慢性腰痛

慢性疼痛（表 1-31，図 1-54）[42]患者の精神医学的問題のスクリーニング，心因性障害が疑われる患者に対する治療満足度評価，術後後遺症状の心理的背景などに対し，簡便かつ短時間に評価できる BS-POP（整形外科患者に対する精神医学的問題評価のための簡易質問票，表 1-32，表 1-33）[43]が用いられている．医師用 11 点以上，または医師用 10 点以上かつ患者用 15 点以上では，精神医学的問題を有する可能性が高い[44]．

表 1-31　心身症としての慢性疼痛の診断ガイドライン

A. 1つまたはそれ以上の解剖的部位における疼痛が，既存の身体的検査と治療にもかかわらず 6 カ月以上臨床像の中心を占めている．
B. その疼痛は，臨床的に著しい痛みの自覚と愁訴，それによる日常生活での活動の制限ないし障害を引き起こしている．
C. 心理社会的要因，または心理社会的要因と身体的要因の両方が，疼痛の発症，持続または悪化，重症度に重要な役割を果たしている．
D. 気分障害や不安障害が，疼痛に先行あるいは同時発症したり，その結果として発症する場合もある．

除外項目

1. （虚偽性障害または詐病のように）意図的に作り出されたりねつ造されたりしている．
2. 重篤な精神病性障害の既往があるか，現在もその疑いがある．
3. 明らかな学習能力の障害，妄想性障害がある．
4. 末期状態の疾患に罹患している．

〔久保千春，他：慢性疼痛．心身症診断・治療ガイドライン 2006―エビデンスに基づくストレス関連疾患へのアプローチ（小牧　元，他編），協和企画，2006，p 181[42]より転載〕

図 1-54　慢性疼痛診断のフローチャート

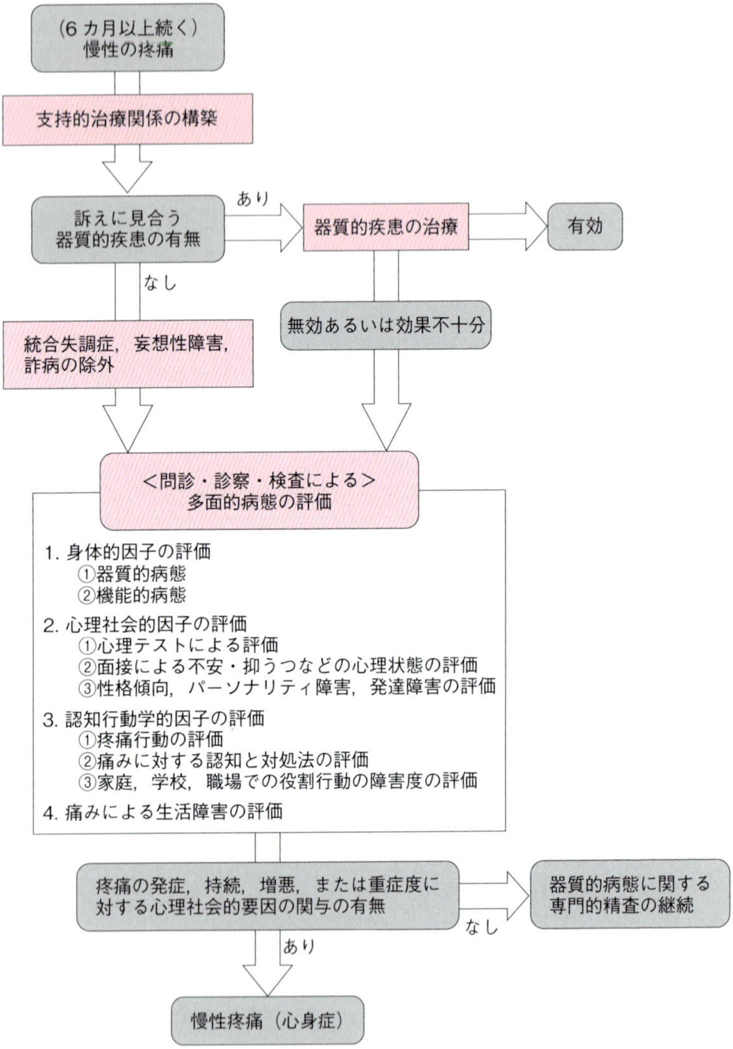

{久保千春，他：慢性疼痛．心身症診断・治療ガイドライン 2006—エビデンスに基づくストレス関連疾患へのアプローチ（小牧　元，他編）．協和企画，2006，p 182[42]より転載}

表 1-32　BS-POP 医師用[43)]

質問項目	回答と点数			評価点
1．痛みのとぎれることがない	1　そんなことはない	2　時々とぎれる	3　ほとんどいつも痛む	
2．患部の示し方に特徴がある	1　そんなことはない	2　患部をさする	3　指示がないのに衣服を脱ぎ初めて患部を見せる	
3．患肢全体が痛む(しびれる)	1　そんなことはない	2　ときどき	3　ほとんどいつも	
4．検査や治療をすすめられたとき，不機嫌，易怒的または理屈っぽくなる	1　そんなことはない	2　少し拒否的	3　おおいに拒否的	
5．知覚検査で刺激すると過剰に反応する	1　そんなことはない	2　少し過剰	3　おおいに過剰	
6．病状や手術について繰り返し質問する	1　そんなことはない	2　ときどき	3　ほとんどいつも	
7．治療スタッフに対して，人を見て態度を変える	1　そんなことはない	2　少し	3　著しい	
8．ちょっとした症状に，これさえなければとこだわる	1　そんなことはない	2　少しこだわる	3　おおいにこだわる	
			合計	

表 1-33　BS-POP 患者用[43)]

質問項目	回答と点数			評価点
1．泣きたくなったり，泣いたりすることがありますか	1　いいえ	2　ときどき	3　ほとんどいつも	
2．いつもみじめで気持ちが浮かないですか	1　いいえ	2　ときどき	3　ほとんどいつも	
3．いつも緊張して，イライラしていますか	1　いいえ	2　ときどき	3　ほとんどいつも	
4．ちょっとしたことが癪（しゃく）にさわって腹がたちますか	1　いいえ	2　ときどき	3　ほとんどいつも	
5．食欲はふつうですか	3　いいえ	2　ときどきなくなる	1　ふつう	
6．一日の中では，朝方がいちばん気分がよいですか	3　いいえ	2　ときどき	1　ほとんどいつも	
7．何となく疲れますか	1　いいえ	2　ときどき	3　ほとんどいつも	
8．いつもとかわりなく仕事がやれますか	3　いいえ	2　ときどきやれなくなる	1　やれる	
9．睡眠に満足できますか	3　いいえ	2　ときどき満足できない	1　満足できる	
10．痛み以外の理由で寝つきが悪いですか	1　いいえ	2　ときどき寝つきが悪い	3　ほとんどいつも	
			合計	

第2章

各疾患別診断のポイント

A 頸椎部疾患

1 頸椎症（頸部脊椎症：cervical spondylosis）

頸椎症とは，頸椎の椎間板，Luschka 関節，椎間関節などの適齢変性が原因で，脊柱管や椎間孔の狭窄をきたして症状が発現した疾患である．そのうち，脊髄症状の発現した場合を頸椎症性脊髄症（cervical spondylotic myelopathy），神経根症状が発現した状態を頸椎症性神経根症（cervical spondylotic radiculopathy）と呼ぶ．神経根症では頸部，肩甲部，上肢にかけて主に一側性に痛みやしびれ感がある．また，両者の合併した場合，頸椎症性脊髄神経根症とも呼ぶ．

(1) 病型分類

頸椎症性脊髄症の病型分類には服部の分類（図 2-1）[1]，Crandall の分類（表 2-1）[2]がよく用いられる．

(2) 症状

神経根症では程度はさまざまであるが，罹患神経根の刺激症状と神経脱落症状がみられる（図 2-2）[3]．神経根痛の誘発テストとして Jackson テストと Spurling テストがある（図 2-3）．脊髄症の症状（図 2-4，図 2-5）[4]の重症度については日本整形外科学会頸髄症治療成績判定基準が有用である（表 2-2[5]，表 2-3）．また，脊髄症では手指にみられる myelopathy hand が特徴的である（表 2-4[6]，図 2-6[7]）．その他，神経根や脊髄に由来しない脊柱軸に沿った疼痛として軸性疼痛がある．

(3) 診断

①神経学的高位診断

脊髄症，神経根症についてはそれぞれ責任高位診断のチャートが提唱されている（表 2-2，図 2-7）[3]．

②補助診断

a．単純 X 線像

- 後弯，過前弯（hyperlordosis）の脊柱配列（alignment）
  椎体間，棘間骨癒合の有無（隣接椎間に注意）
- 椎間板の狭小化，終板の骨硬化
  椎体前方，後方，鉤状突起，Luschka 関節，椎間関節の骨棘形成（頸

図 2-1　服部の分類[1)]

病型	障害域	症状(基準)
I	脊髄中心部 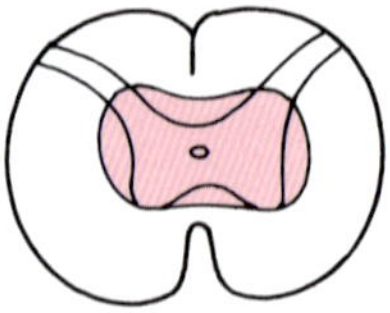	上肢筋萎縮 上肢運動障害 上肢反射（↓） 下肢反射（N） 上肢感覚障害
II	I 型 ＋ 後側索部 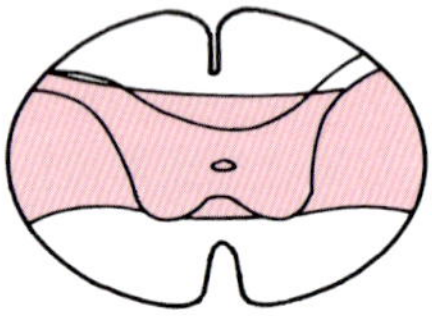	I 型の症状 下肢反射（↑） 下肢，軀幹の温・ 痛覚障害（－）
III	II 型 ＋ 前側索部 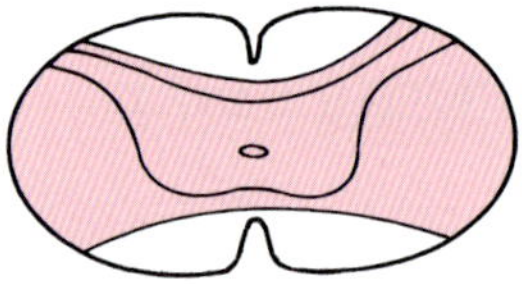	II 型の症状 下肢，軀幹の温・ 痛覚障害（＋）

表 2-1　Crandall の分類[2)]

① Transverse lesion syndrome（1 型）
　錐体路障害，脊髄視床路障害，後索障害がほぼ同等（服部のIII型に相当）

② Motor system syndrome（2 型）
　錐体路または脊髄前角の障害
　感覚障害なしあるいは軽度（一部の Keegan 型に相当）

③ Central cord syndrome（3 型）
　運動障害と感覚障害が下肢よりも上肢に高度(服部の I 型，II 型に相当)

④ Brown-Séquard syndrome（4 型）
　脊髄の半側障害による症状

⑤ Brachialgia and cord syndrome（5 型）
　1～4 型に神経性疼痛を伴う

図 2-2 頸椎症性神経根症の診断指標[3]

椎間板高位	C4/5	C5/6	C6/7	C7/T1
神経根	C5	C6	C7	C8
腱反射	(上腕二頭筋腱反射↓)	上腕二頭筋腱反射↓	上腕三頭筋腱反射↓	(上腕三頭筋腱反射↓)
筋力低下	三角筋↓ (上腕二頭筋↓)	上腕二頭筋↓	上腕三頭筋↓	(上腕三頭筋↓) 小手筋↓
感覚障害	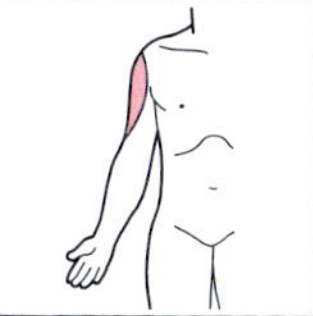	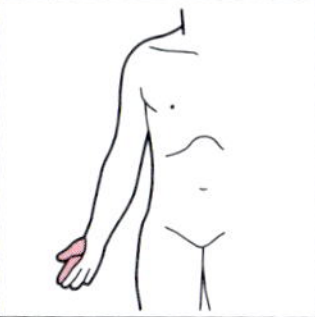	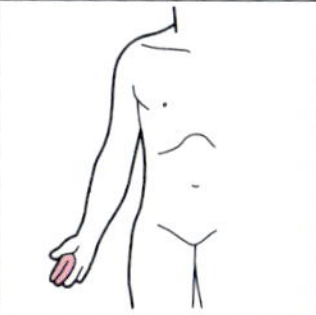	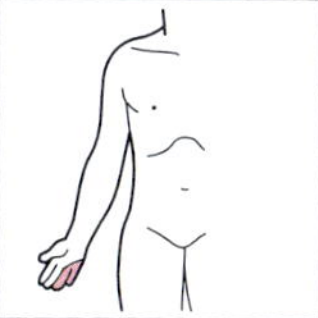

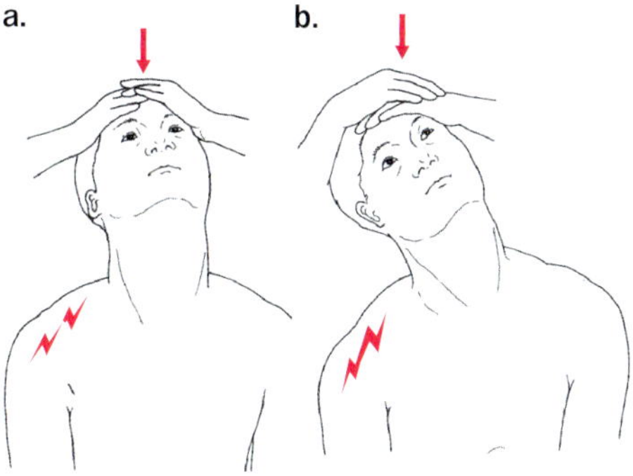

図 2-3 Jackson テストと Spurling テスト

a. Jackson テスト

頭部を背屈させ，前額部を下方へ押さえる．椎間孔を圧迫する操作．上肢の放散痛ありで陽性．

b. Spurling テスト

頭部を後屈させ，さらに側屈させて両手で下方に向けて圧迫．椎間孔圧迫操作に相当．上肢放散痛誘発で陽性．神経根症で感度，特異度ともに90%以上とされている[8]．

図 2-4 頸髄症の自覚症状と他覚所見[4]

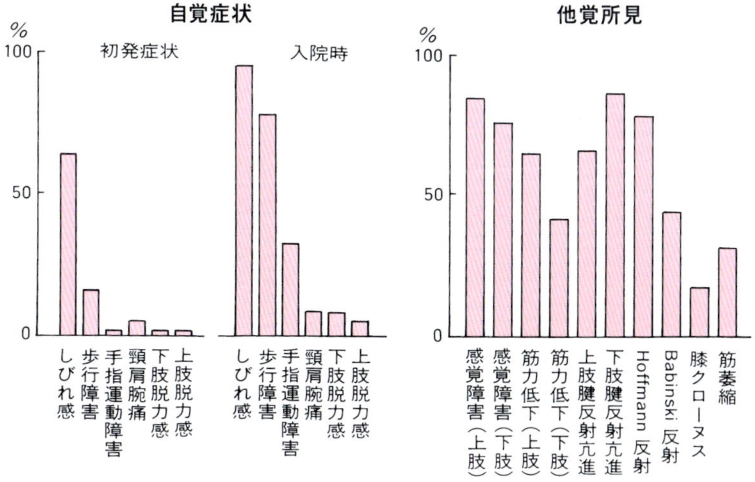

図 2-5　頸髄症の病型（服部分類）別症状[4)]

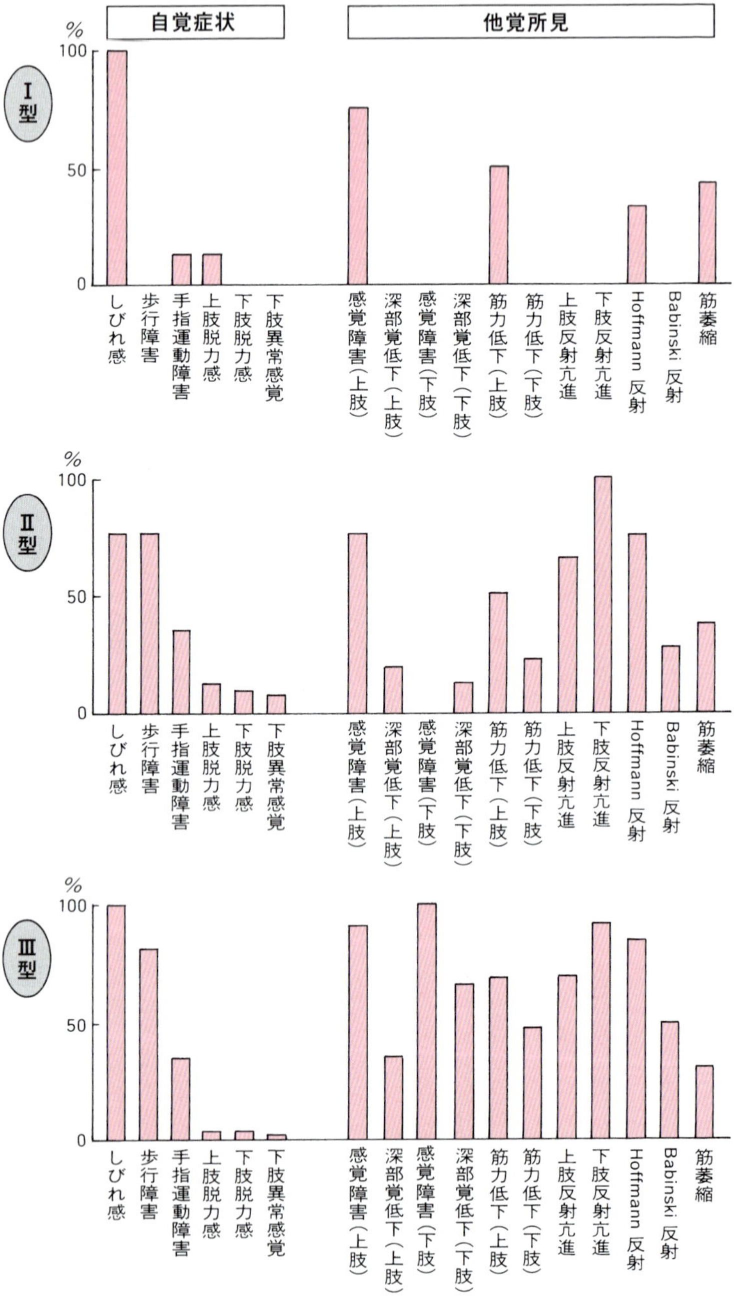

表 2-2　日本整形外科学会頸髄症治療成績判定基準

運動機能	上肢	手指	0	［不　能］	自力では不能（箸，スプーン・フォーク，ボタンかけすべて不能）
			1	［高度障害］	箸，書字，不能，スプーン・フォークでかろうじて可能
			2	［中等度障害］	箸で大きなものはつまめる．書字，かろうじて可能．大きなボタンかけ可能
			3	［軽度障害］	箸，書字ぎこちない，ワイシャツの袖のボタンかけ可能
			4	［正　常］	正常
		肩・肘機能	−2	［高度障害］	三角筋または上腕二頭筋≦2
			−1	［中等度障害］	〃　=3
			（−0.5	［軽度障害］	〃　=4）
			−0	［正　常］	〃　=5
	下肢		0	［不　能］	独立，独歩不能
			（0.5		立位は可能）
			1	［高度障害］	平地でも支持が必要
			（1.5		平地では支持なしで歩けるが，不安定）
			2	［中等度障害］	平地では支持不要，階段の昇降に手すり必要
			（2.5		〃　，階段の降りのみ手すり必要）
			3	［軽度障害］	ぎこちないが，速歩可能
			4	［正　常］	正常
知覚機能	上肢		0	［高度障害］	知覚脱失（触覚，痛覚）
			（0.5		5/10 以下の鈍麻（触覚，痛覚），耐えがたいほどの痛み，しびれ）
			1	［中等度障害］	6/10 以上の鈍麻（触覚，痛覚），しびれ，過敏
			（1.5	［軽度障害］	軽いしびれのみ（知覚正常））
			2	［正　常］	正常
	体幹		0	［高度障害］	知覚脱失（触覚，痛覚）
			（0.5		5/10 以下の鈍麻（触覚，痛覚），耐えがたいほどの痛み，しびれ）
			1	［中等度障害］	6/10 以上の鈍麻（触覚，痛覚），絞扼感，しびれ，過敏
			（1.5	［軽度障害］	軽いしびれのみ（知覚正常））
			2	［正　常］	正常
	下肢		0	［高度障害］	知覚脱失（触覚，痛覚）
			（0.5		5/10 以下の鈍麻（触覚，痛覚），耐えがたいほどの痛み，しびれ）
			1	［中等度障害］	6/10 以上の鈍麻（触覚，痛覚），しびれ，過敏
			（1.5	［軽度障害］	軽いしびれのみ（知覚正常））
			2	［正　常］	正常
膀胱機能			0	［高度障害］	尿閉，失禁
			1	［中等度障害］	残尿感，怒責，尿切れ不良，排尿時間延長，尿もれ
			2	［軽度障害］	開始遅延，頻尿
			3	［正　常］	正常
合　計			17		

（平林　洌，他：日本整形外科学会頸髄症治療成績判定基準．日整会誌　68：490-503，1994[5] より引用）

表 2-3　日本整形外科学会頸部脊髄症評価質問票（JOACMEQ）

最近1週間ぐらいを思い出して，設問ごとに，あなたの状態にもっとも近いものの番号に○をつけてください．日や時間によって状態が変わる場合は，もっとも悪かったときのものをお答えください．

問 1-1 いすに腰掛けて，首だけを動かして，自分の真上の天井をみることができますか
1）できない　2）無理をすればできる　3）不自由なくできる

問 1-2 コップの水を一気に飲み干すことができますか
1）できない　2）無理をすればできる　3）不自由なくできる

問 1-3 いすに座って，後ろの席に座った人の顔を見ながら話をすることができますか
1）できない　2）無理をすればできる　3）不自由なくできる

問 1-4 階段を下りるときに，足元を見ることができますか
1）できない　2）無理をすればできる　3）不自由なくできる

問 2-1 ブラウスやワイシャツなどの前ボタンを両手を使ってかけることができますか
1）できない　2）時間をかければできる　3）不自由なくできる

問 2-2 きき手でスプーンやフォークを使って食事ができますか
1）できない　2）時間をかければできる　3）不自由なくできる

問 2-3 片手をあげることができますか（左右の手のうち悪いほうで答えてください）
1）できない　2）途中まで（肩の高さぐらいまで）ならあげることができる
3）すこし手が曲がるが上にあげることができる
4）まっすぐ上にあげることができる

問 3-1 平らな場所を歩くことができますか
1）できない
2）支持（手すり，杖，歩行器など）を使ってもゆっくりとしか歩くことができない
3）支持（手すり，杖，歩行器など）があれば，歩くことができる
4）ゆっくりとならば歩くことができる
5）不自由なく歩くことができる

問 3-2 手で支えずに片足立ちができますか
1）どちらの足もほとんどできない
2）どちらかの足は 10 秒数えるまではできない
3）両足とも 10 秒数える間以上できる

問 3-3 あなたは，からだのぐあいが悪いことから，階段で上の階へ上ることをむずかしいと感じますか
1）とてもむずかしいと感じる　2）少しむずかしいと感じる
3）まったくむずかしいとは感じない

問 3-4 あなたは，からだのぐあいが悪いことから，体を前に曲げる・ひざまずく・かがむ動作をむずかしいと感じますか．どれかひとつでもむずかしく感じる場合は「感じる」としてください
1）とてもむずかしいと感じる　2）少しむずかしいと感じる
3）まったくむずかしいとは感じない

問 3-5 あなたは，からだのぐあいが悪いことから，15 分以上つづけて歩くことをむずかしいと感じますか
1）とてもむずかしいと感じる　2）少しむずかしいと感じる
3）まったくむずかしいとは感じない

問 4-1 おしっこ（尿）を漏らすことがありますか
1）いつも漏れる　2）しばしば漏れる
3）2 時間以上おしっこ（排尿）しないと漏れる
4）くしゃみや気張ったときに漏れる　5）まったくない

問 4-2 夜中に，トイレ（おしっこ（排尿））に起きますか
1）一晩に 3 回以上起きる　2）一晩に 1，2 回起きる
3）ほとんど起きることはない

問 4-3 おしっこ（排尿）の後も，尿の残った感じがありますか
1）たいていのときにある　2）あるときとないときがある
3）ほとんどのときにない

問 4-4 便器の前で（便器に座って），すぐにおしっこ（尿）が出ますか
1）たいていのときすぐには出ない
2）すぐに出るときとすぐには出ないときがある
3）ほとんどのときすぐに出る

（表 2-3 続き）

問 5-1 **あなたの現在の健康状態をお答えください**
1）よくない　2）あまりよくない　3）よい
4）とてもよい　5）最高によい

問 5-2 **あなたは，からだのぐあいが悪いことから，仕事や普段の活動が思ったほどできなかったことがありましたか**
1）いつもできなかった　2）ほとんどいつもできなかった
3）ときどきできないことがあった　4）ほとんどいつもできた
5）いつもできた

問 5-3 **痛みのために，いつもの仕事はどのくらい妨げられましたか**
1）非常に妨げられた　2）かなり妨げられた　3）少し妨げられた
4）あまり妨げられなかった　5）まったく妨げられなかった

問 5-4 **あなたは落ち込んでゆううつな気分を感じましたか**
1）いつも感じた　2）ほとんどいつも感じた　3）ときどき感じた
4）ほとんど感じなかった　5）まったく感じなかった

問 5-5 **あなたは疲れ果てた感じでしたか**
1）いつも疲れ果てた感じだった
2）ほとんどいつも疲れ果てた感じだった
3）ときどき疲れ果てた感じだった
4）ほとんど疲れを感じなかった
5）まったく疲れを感じなかった

問 5-6 **あなたは楽しい気分でしたか**
1）まったく楽しくなかった　2）ほとんど楽しくなかった
3）ときどき楽しい気分だった　4）ほとんどいつも楽しい気分だった
5）いつも楽しい気分だった

問 5-7 **あなたは，自分は人並みに健康であると思いますか**
1）「人並みに健康である」とはまったく思わない
2）「人並みに健康である」とはあまり思わない
3）かろうじて「人並みに健康である」と思う
4）ほぼ「人並みに健康である」と思う
5）「人並みに健康である」と思う

問 5-8 **あなたは，自分の健康が悪くなるような気がしますか**
1）悪くなるような気が大いにする
2）悪くなるような気が少しする
3）悪くなるような気がするときもしないときもある
4）悪くなるような気があまりしない
5）悪くなるような気はまったくしない

次の各症状について，「痛みやしびれが全くない状態」を 0，「想像できるもっともひどい状態」を 10 と考えて，<u>最近 1 週間</u>で最も症状のひどい時の痛みやしびれの程度が，0 から 10 の間のいくつぐらいで表せるかを線の上に記してください．

くびや肩の痛みやこりがある場合，その程度は　0 ―――――――――― 10

胸を締め付けられる様な感じがある場合，その程度は　0 ―――――――――― 10

胸や手に痛みやしびれがある場合，その程度は（両手にある場合はひどい方）　0 ―――――――――― 10

胸から足先にかけて**痛みやしびれ**がある場合，その程度は　0 ―――――――――― 10

表 2-4　myelopathy hand の特徴[6)]

①巧緻性の低下
②小指離れ徴候陽性
③手指の素早い握り開きが 10 秒間に 20 回以下（正常は 25〜30 回）
④腱反射の亢進ないし Hoffmann 反射の陽性が両側性にみられる

図 2-6　小指離れ徴候（finger escape sign）の分類（小野）[7)]

小指離れ徴候とは頸髄症による錐体路症状の特有の一所見で，尺側から始まる「指離れ」. 重症度に比例して陽性率が高くなる.

grade 0：FES 陰性
grade 1：小指の内転位保持ができない
grade 2：小指または小指と環指の内転ができない
grade 3：小指と環指の伸展と内転ができない
grade 4：小指，環指，中指の伸展と内転ができない

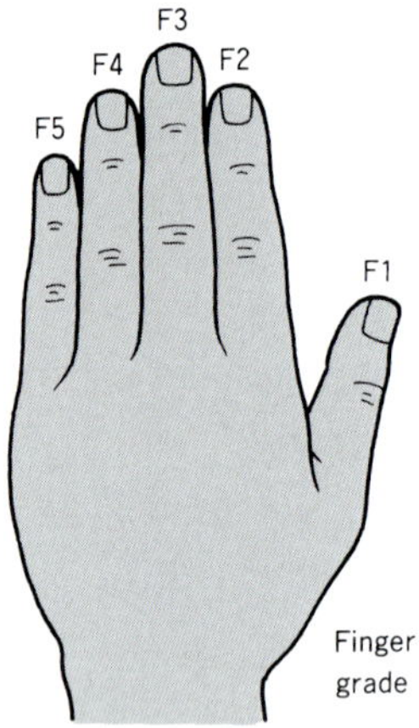

Finger escape sign（FES）の段階は grade 0 は正常，grade 4 は最重度の頸髄症の手

図 2-7　頸椎症性脊髄症の責任椎間板高位決定の診断指標[3)]

	C3/4	C4/5	C5/6
腱反射	上腕二頭筋腱反射↑ 100%	上腕二頭筋腱反射↓ 63%	上腕三頭筋腱反射↓ 85%
筋力	三角筋↓ 83%	上腕二頭筋↓ 71%	上腕三頭筋↓ 79%
感覚障害	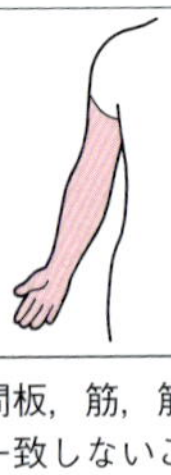 58%	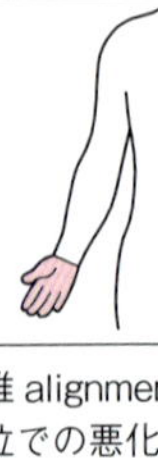 68%	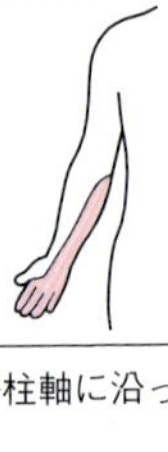 96%

軸性疼痛：椎間板，筋，筋膜，姿勢，脊椎 alignment 異常による脊柱軸に沿った疼痛で，皮膚分節とは一致しないこと，座位・立位での悪化が特徴

図 2-8　脊柱管前後径[9)]

定　　義	椎体後縁中央部と椎弓内側縁との距離
撮影条件	頸椎側面像

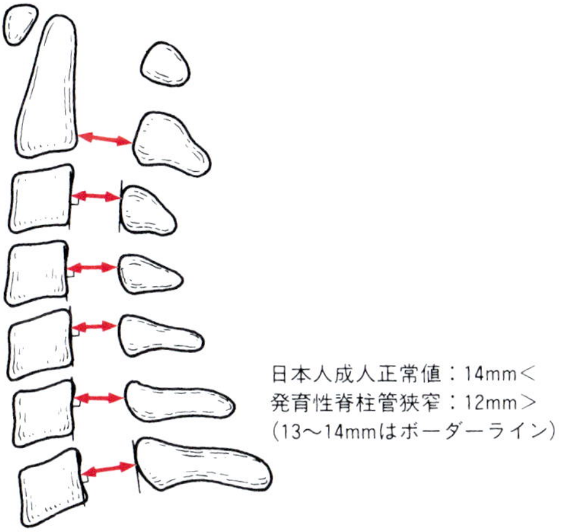

図 2-9　動的脊柱管狭窄[9)]

定　　義	上位椎椎体後下角と下位椎椎体弓先端との距離
撮影条件	中間位および後屈位頸椎側面像

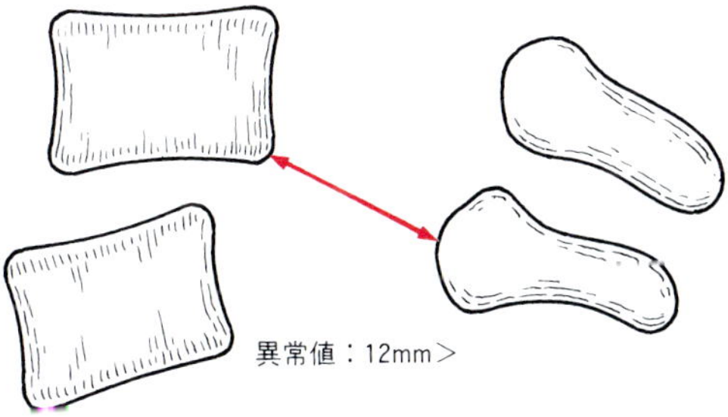

椎症性変化）

●脊柱管前後径（図 2-8）[9)]，動的脊柱管狭窄（dynamic spinal canal stenosis，図 2-9）[9)]

●椎間不安定性（図 2-11）[9)]

b. MRI

脊髄圧迫因子が何であるかを知り，病変部の直接的診断，最大脊髄圧

図 2-10　頸椎椎間不安定性[9)]

定　　義	椎体後下縁と下位椎体後上との距離
撮影条件	頸椎側面像

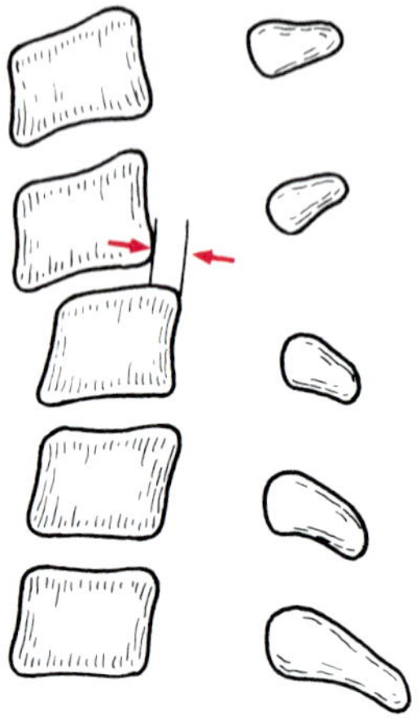

迫高位の同定が可能である．髄内信号強度の変化の判定も可能である（予後不良徴候との意見が多い）．

(4) 鑑別診断

本症の頻度は高く，中高年では画像診断で容易に頸椎症性変化も認めやすい．そのため比較的安易に診断されることは否めない．十分に他疾患を鑑別することが重要である．

①**筋萎縮性側索硬化症**（amyotrophic lateral sclerosis）（表 2-5）[10)]

②**若年性一側上肢筋萎縮症**（juvenile spinal muscular atrophy：平山病）[11)]

当初，運動ニューロン疾患の一亜型とされてきたが，頸部前屈により下部頸髄硬膜後壁が前方に移動して脊髄を圧迫するための脊髄症，いわゆる flexion myelopathy の一型と考えられている．頸椎と頸髄の相対的不均衡由来説と硬膜管異常説がある．特徴は 15〜25 歳の男性に圧倒的に多いこと，原則的に一側性で，両側性でも左右差が大きい C 7-T 1 髄節（頸椎最大前屈部位である C 6 レベルに対応）の遠位筋萎縮（小手筋と前腕筋に限局）である．進行は緩徐で 2〜3 年以内に停止する．感覚障害はあっても手背に軽度，下肢腱反射は左右差あっても，Babinski などの病的反射はない．診断は頸部前屈位での C 6 高位付近での脊髄圧迫を頸髄 MRI，CT myelography（CTM）にて確認する．

③**脊髄性進行性筋萎縮症**（spinal progressive muscular atrophy：SPMA）

表 2-5　頸椎症性脊髄症と筋萎縮性側索硬化症[10]の鑑別

	ALS	頸椎症
①神経症状		
筋萎縮・脱力	(+)	(+)
感覚障害	(−) あっても自覚的	(+)
嚥下・構音障害	(+)	(−)
②神経徴候		
球麻痺	(+)	(−)
頸屈筋力低下	(+)	(−)
筋萎縮・筋力低下の分布	髄節性（−） 上肢遠位→近位→全身へ 解離性筋萎縮 (split hand*)	髄節性（+） 上肢遠位または近位に限局
筋線維束性収縮	全身的にみられる	障害部位に限局
脊髄障害パターン	錐体路障害のみ	錐体路障害に加え感覚障害，排尿障害を伴うことがある
腱反射	上位・下位ニューロン障害の優位性による．下顎反射亢進	髄節性
③検査所見		
頸椎 X 線写真異常	(−) あっても神経症候に一致せず	(+) 神経症候に一致する
頸椎 MRI 異常	(−)	(+)
針筋電図(神経原性変化)	髄節を越える	髄節性

＊：同じ C8-T1 支配の第 1 背側骨間筋が小指外転筋より高度に萎縮する筋萎縮パターン[12]

④球脊髄性筋萎縮症（spinal and bulbar muscle atrophy：SBMA）

③,④いずれも四肢の下位運動ニューロンが障害され,上位運動ニューロン症状はない．鑑別は上位運動ニューロン症状がないこと，感覚障害がないことやあっても軽微なこと．後者では顔面筋や舌萎縮などの脳神経症状を伴うことから鑑別 {第 2 章 G-5-(1)参照}．

⑤多発性硬化症（multiple sclerosis）

視力障害（視神経炎，球後視神経炎）の合併や頸髄以外の中枢神経病変（小脳障害など）の合併がみられないとき，本症との鑑別（あるいは両者の合併の可能性）が問題となる．

⑥神経痛性筋萎縮症（neuralgic amyotrophy）

突発する上肢帯の激痛に引き続き同部の弛緩性麻痺と筋萎縮を特徴とする疾患．頚椎症性神経根症との鑑別が必要で，画像診断で頚椎症による神経根圧迫を否定しておく必要あり．

⑦胸郭出口症候群（thoracic outlet syndrome）

Adson，Morley などの血管神経検査が陽性（第2章 A-5 参照）．

⑧絞扼性神経障害（entrapment neuropathy）

頚椎症性神経根症との鑑別で問題になるのは，手根管症候群とC7神経根症，肘部管症候群とC8神経根症．手根管症候群とC7神経根症は感覚障害では区別はつかないが，母指球筋の萎縮が著明なことや手根管部の Tinel 徴候，Phalen テスト（手関節掌屈負荷によりしびれ感が増強する）陽性などの所見があれば，手根管症候群を疑うべきである．また，肘部管症候群では，筋萎縮の程度や範囲による鑑別は困難なことが多いが，C8神経根症に比較して感覚障害範囲は狭い（手関節より遠位に限局）ことが多い．いずれも病巣をはさんだ末梢神経伝導速度測定により診断可能．

⑨脳血管障害

顔面の異常感覚，構音障害など脳神経症状や小脳症状の存在に注意すれば，鑑別診断は比較的容易．しかし，頚椎症が脳血管障害発症の基礎をなしていることも多く，合併している場合も少なくない．

(5) 頚椎症性筋萎縮症（cervical spondylotic amyotrophy）

①臨床的特徴（表 2-6）[10]

主に感覚障害がないか軽微で，上肢の筋萎縮，筋力低下を呈する下位運動ニューロン障害を主症状とする病型である．解離性運動麻痺（dissociated motor loss），Keegan 型頚椎症，筋萎縮型頚椎症と同義で，運動ニューロン疾患類似の頚椎症[13]である．

②発症機序（説）

硬膜内前根の選択的な圧迫障害説と頚椎の動的圧迫（dynamic cord compression）に伴う二次的な脊髄循環障害による脊髄前角障害説がある．さらに両者の合併という考えもある（図 2-11）[13]．

表 2-6　頸椎症性筋萎縮症の臨床的特徴

筋萎縮の発症時期：中年以降
筋萎縮の進行：緩徐，しばしば停止期あり
筋萎縮の特徴：
　①上肢に著明
　②左右非対称性の髄節性，限局性分布（上肢全体は少ない）
　③近位筋萎縮型（C 5/6 髄節）
　　遠位筋萎縮型（C 7/T 1 髄節）
感覚障害：ないか，あっても非常に軽度
　ただし，経過中，特に頸椎運動による上肢の疼痛，しびれ感は高頻度
画像所見：
　①頸椎症レベルと筋萎縮レベルに対応関係
　　近位筋萎縮型（C 5/6 髄節）—画像所見 C 3/4，C 4/5，C 5/6
　　遠位筋萎縮型（C 7/T 1 髄節）—画像所見 C 5/6，C 6/7
　②椎間孔起始部（preforaminal 部）での前根圧迫所見あるいは paramedian 部での脊髄前角圧迫所見（図 2-11）と脊髄前角の変化所見（MRI T 2 強調水平断像や Gd 造影像での snake eye sign など）
　③頸椎運動に伴う動的脊髄圧迫（dynamic cord compression）所見が高頻度
筋電図所見：
　萎縮筋に比較的限局して神経原性変化（特に高振幅電位）

図 2-11　頸椎症性筋萎縮症や Keegan 型麻痺を生じうる脊髄，神経根の圧迫部位[13]

前根だけでなく，脊髄前角の圧迫でも頸椎症性筋萎縮症やKeegan型麻痺を生じうる．

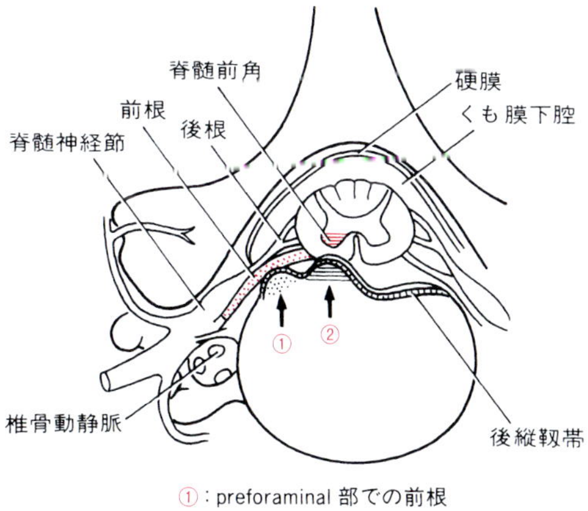

①：preforaminal 部での前根
②：paramedian 部での脊髄前角

図 2-12　頸椎椎間板の脊髄・神経根の圧迫部位による分類
(Stookey, 1940)[14)]
a. 正中位障害：脊髄圧迫
b. 前外側障害：脊髄＋神経根の圧迫
c. 側方障害：神経根圧迫

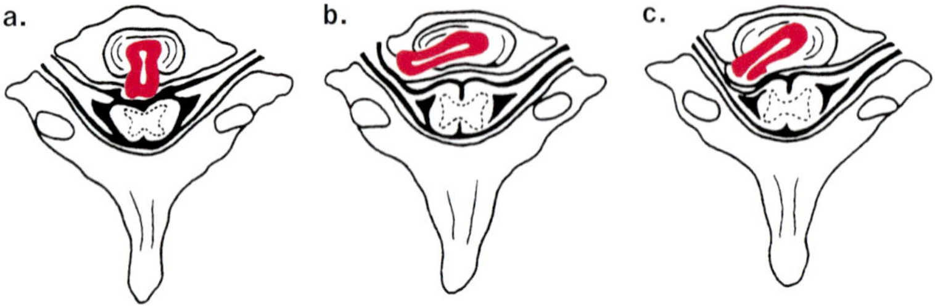

2 頸椎椎間板ヘルニア（cervical disc herniation）

(1) 病態

頸椎椎間板障害により脊髄・神経根に対して圧迫障害を起こす頸椎椎間板症候群（cervical intervertebral disc syndrome）のうち，破綻した線維輪から髄核が脊柱管・椎間孔内に脱出した場合を頸椎椎間板ヘルニアという．

現在は線維輪の後方膨隆や後方骨棘などは頸椎症の範疇に入れることが一般的である．脱出方向により分類される（図 2-12）[14)]．

頸椎の椎間板変性は腰椎に比べて遅く，20 歳代に始まるのが一般的であるため，頸椎のヘルニアは中高年齢層で生じることが多い．

(2) 症状

頸椎症と同様（前項参照）．

(3) 診断

①単純 X 線撮影

異常を示すことは少ない．あっても軽度の椎間板狭小化，局所後弯など．

②MRI

本症の補助診断法として最もよく用いられている．一般に脱出した髄核は T 1 強調画像で等信号（iso intensity），T 2 強調画像では高信号（high intensity）を呈する[15)]．MRI 水平断像では，ヘルニア脱出方向の診断に有用である（また，無症候性のものがあることに留意するべきである）．神経根症の水平断像では，椎間板レベルに加えて，そのやや頭側レベルのスライスが重要である．

表 2-7 頸椎椎間板ヘルニアと鑑別を要する疾患

部位	疾患
脳	脳梗塞，腫瘍
脊椎，脊髄	頸椎症（神経根症，脊髄症），OPLL，腫瘍
末梢神経	絞扼性神経障害，糖尿病性神経障害，胸郭出口症候群
血管	閉塞性動脈硬化症（ASO），バージャー病，胸郭出口症候群

(4) 鑑別診断（表 2-7）

3 頸椎後縦靱帯骨化症（ossification of posterior longitudinal ligament：OPLL）

(1) 疫学

①人種差

白人に少なく（約 0.5%），アジア人に多い．日本人の発生頻度は約 3% とされ，男女比は約 2:1 である．50 歳前後の中年で発症することが多い．

②遺伝

遺伝形式不明も家族内発生率高い（同胞発生率 30%）．

③代謝との関連

肥満および何らかの糖代謝異常，成長ホルモンに対する反応性，副甲状腺機能低下症が靱帯骨化症の発症に関与していると考えられる．

(2) 症状

OPLL は必ずしも症状を発現するとはかぎらず，骨化巣が脊髄あるいは神経根を圧迫し，脊髄症，神経根症を惹起する．軽微な転倒や軽い事故で四肢麻痺が出現あるいは悪化して受診した患者が少なからずいるとした報告は多い．

(3) 診断

①単純 X 線撮影

側面像にて骨化を捉えうる（図 2-13）[16]．脊髄障害は混合型が最多で，ついで連続型である．骨化の脊柱管内占拠率（図 2-14）[9]が高いほど脊髄障害が発生しやすいとされている．しかし，静的因子のみで結論することには無理があり，動的因子の関与も重要となる．骨化による脊柱管狭窄が 50%以上では脊髄症状発症のリスクは高い．

図 2-13　OPLL の分類（厚生省後縦靱帯骨化症調査研究班）[16]

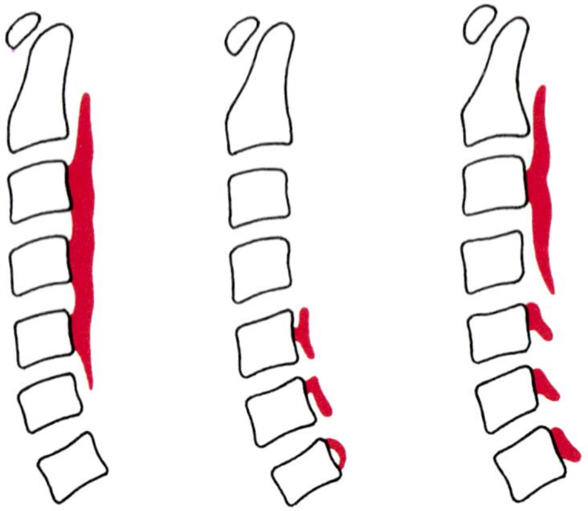

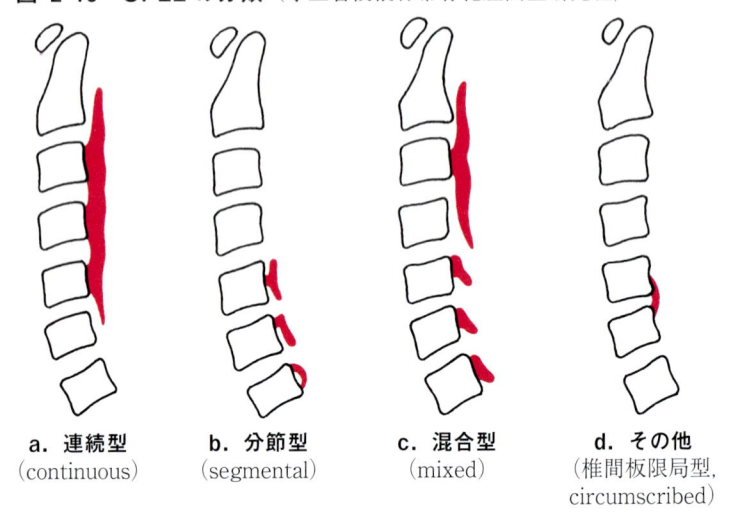

a. 連続型
(continuous)

b. 分節型
(segmental)

c. 混合型
(mixed)

d. その他
(椎間板限局型，
circumscribed)

図 2-14　OPLL の脊柱管内占拠率[9]

定　　義	：脊柱管前後径に対する靱帯骨化巣の厚さの百分率(B/A×100%)
撮影条件	：頸椎側面像

40%以上：脊髄症状発症の可能性あり
有効脊柱管前後径（A−B）
8 mm 以下：脊髄症状確実

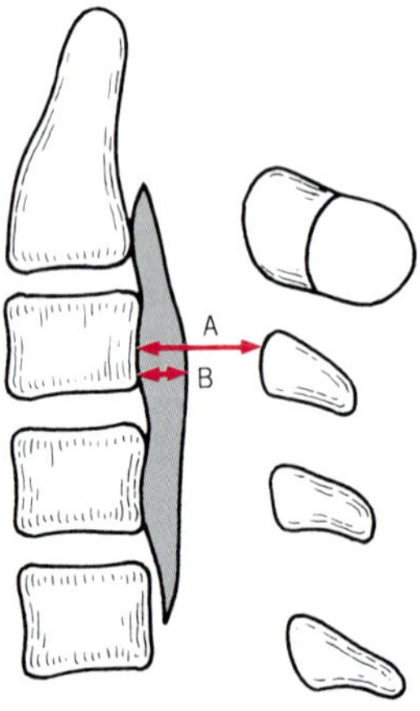

図 2-15　OPLL の K-line[17)]

定　　義：C2 と C7 で脊柱管の中点を結んだ直線．OPLL が K-line を越えない場合には K-line（＋），越えて存在する場合には K-line（－）
撮影条件：頸椎側面像・矢状断像

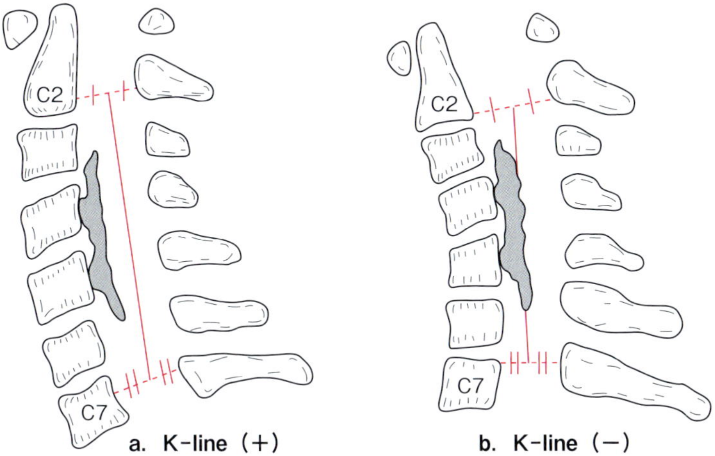

a.　K-line（＋）　　b.　K-line（－）

②MRI

骨化による脊髄の圧迫程度を知るうえで必須の検査法である．圧迫部位での脊髄髄内の信号強度変化（T 2 強調画像にて高信号）は必ずしも成績不良因子とはいえないが，治療予後が悪い可能性がある．K-line が術式選択に有用である（図 2-15）[17)]．K-line（－）の症例は，椎弓形成術単独では治療成績が不良とされている．

③CT

横断面での OPLL の形態把握には MRI より優れている．分節型の骨化は骨棘との鑑別が困難である場合があり，CT が有効である．

4　頸椎・頸髄損傷

(1)　病因

交通外傷，転落，スポーツ外傷などが多い[18)]．

(2)　診断上の留意点

①神経学的評価

重度の場合には，高位診断は容易である．機能的予後に影響する損傷程度の評価が重要である．

②頸椎・頸髄損傷の画像診断による評価

単純X線撮影（通常2方向撮影），CTにて骨傷を，MRIで骨傷と脊髄の損傷を評価する．いずれも最小限の撮像に努める．

③全身的検索

呼吸状態の評価とともに麻痺領域の内臓臓器（特に腹部臓器損傷）合併に注意する．理学所見の割に重度のことがある．

(3) 頸髄損傷程度の評価

①ASIA（American Spinal Cord Injury Association）の International Standards for Neurological Classification of Spinal Cord Injury（図2-16[19)20)]）

motor score と sensory score を分けて評価する．

②Frankel 分類（表2-8[21)]，表2-9[22)]）

③ASIA impairment scale（表2-10[20)]，表2-11[23)]）

・基本的概念はFrankel分類と同様である．Frankel分類では，CとDが区別しにくいことから，key muscle の MMT 2 以下をC，MMT 3 以上をDとASIAが定義した．

④FIM（functional independence measure，表2-12[24)]）

(4) 高位別診断の留意点

①上位頸椎損傷（後頭骨，C 1，C 2，表2-13[25)]）

a．重度の場合には死亡，生存の場合には麻痺がないかあっても軽度である．

b．後頭部，頸部の強い疼痛，嚥下障害，開口制限，斜頸位などがあるときには，本損傷を疑う．

c．単純X線診断が重要（図2-17，図2-18）[25)]である．開口位撮影は必須であるが，困難な場合には断層撮影，CT撮影を行う．

d．先天性疾患の合併は決して少なくなく，その鑑別に注意が必要である（表2-14，表2-15）[25)]．

※環軸椎回旋位固定（atlantoaxial rotatory fixation）

本症は環軸関節が生理的運動の範囲で回旋位に固定された状態で，斜頸（cock robin deformity, cock robin［head］position）が特徴的である．原因は炎症，外傷などさまざまで誘因不明の場合もある（図2-19）[25)]．

②中下位頸椎損傷（C 3 以下）

a．単純X線撮影が重要である[30)]．

●側面像：頸椎彎曲の変化，骨折（図2-20），脱臼（図2-21），AllenとFergusonの分類（図2-22）[31)]，軟部組織陰影（図2-23）

図 2-16　ASIA の International Standards for Neurological Classification of Spinal Cord Injury[20]

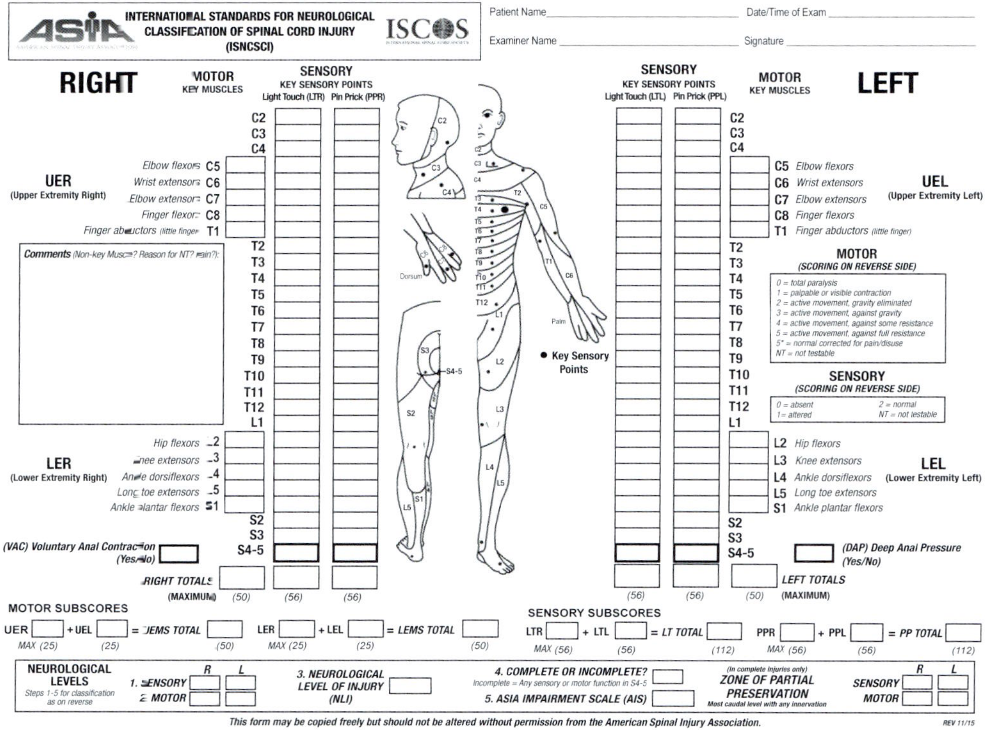

INTERNATIONAL STANDARDS FOR NEUROLOGICAL CLASSIFICATION OF SPINAL CORD INJURY (ISNCSCI)

ASIA　ISCOS

Patient Name ______　Date/Time of Exam ______

Examiner Name ______　Signature ______

RIGHT

MOTOR KEY MUSCLES / SENSORY KEY SENSORY POINTS Light Touch (LTR) Pin Prick (PPR)

C2
C3
C4

UER (Upper Extremity Right)
Elbow flexors C5
Wrist extensors C6
Elbow extensors C7
Finger flexors C8
Finger abductors (little finger) T1

Comments (Non-key Muscle? Reason for NT? Pain?):

T2
T3
T4
T5
T6
T7
T8
T9
T10
T11
T12
L1

LER (Lower Extremity Right)
Hip flexors L2
Knee extensors L3
Ankle dorsiflexors L4
Long toe extensors L5
Ankle plantar flexors S1

S2
S3
S4-5

(VAC) Voluntary Anal Contraction (Yes/No)

RIGHT TOTALS (MAXIMUM) (50) (56) (56)

LEFT

SENSORY KEY SENSORY POINTS Light Touch (LTL) Pin Prick (PPL) / MOTOR KEY MUSCLES

C2
C3
C4

UEL (Upper Extremity Left)
C5 Elbow flexors
C6 Wrist extensors
C7 Elbow extensors
C8 Finger flexors
T1 Finger abductors (little finger)

T2
T3
T4
T5
T6
T7
T8
T9
T10
T11
T12
L1

MOTOR (SCORING ON REVERSE SIDE)

0 = total paralysis
1 = palpable or visible contraction
2 = active movement, gravity eliminated
3 = active movement, against gravity
4 = active movement, against some resistance
5 = active movement, against full resistance
5* = normal corrected for pain/disuse
NT = not testable

SENSORY (SCORING ON REVERSE SIDE)

0 = absent　2 = normal
1 = altered　NT = not testable

LEL (Lower Extremity Left)
L2 Hip flexors
L3 Knee extensors
L4 Ankle dorsiflexors
L5 Long toe extensors
S1 Ankle plantar flexors

S2
S3
S4-5

(DAP) Deep Anal Pressure (Yes/No)

LEFT TOTALS (MAXIMUM) (56) (56) (50)

MOTOR SUBSCORES

UER ☐ + UEL ☐ = UEMS TOTAL ☐　LER ☐ + LEL ☐ = LEMS TOTAL ☐

MAX (25) (25) (50)　MAX (25) (25) (50)

SENSORY SUBSCORES

LTR ☐ + LTL ☐ = LT TOTAL ☐　PPR ☐ + PPL ☐ = PP TOTAL ☐

MAX (56) (56) (112)　MAX (56) (56) (112)

NEUROLOGICAL LEVELS
Steps 1-5 for classification as on reverse

1. SENSORY R L
2. MOTOR

3. NEUROLOGICAL LEVEL OF INJURY (NLI)

4. COMPLETE OR INCOMPLETE?
Incomplete = Any sensory or motor function in S4-5

5. ASIA IMPAIRMENT SCALE (AIS)

(In complete injuries only)
ZONE OF PARTIAL PRESERVATION
Most caudal level with any innervation

SENSORY R L
MOTOR

This form may be copied freely but should not be altered without permission from the American Spinal Injury Association.

REV 11/15

表 2-8　Frankel 分類[21)]

完全麻痺：Complete（A）
　運動，感覚ともに損傷部の分節高位以下で完全麻痺．完全麻痺の状態に変化なく高位が変化したときは矢印で上下させる
感覚のみ：Sensory only（B）
　病変部以下に幾分感覚が残存しているが，運動麻痺は完全である
　運動麻痺高位と感覚麻痺高位に軽微な不一致があるときはこの項目を使用できないが，仙髄回避（sacral sparing）のときは使用される
運動無用：Motor useless（C）
　病変部以下に幾分筋力が残存しているが，患者にとって実際の役には立たない程度である
運動有用：Motor useful（D）
　病変部以下に使用可能な筋力がある．患者は下肢を動かせる．多くの患者は歩行可能である．歩行には介助を要することも介助不要のこともある
回　　復：Recovery（E）
　神経症状はない．すなわち筋力低下，感覚障害，括約筋直腸障害はない．異常反射は残っていてもいい

〔記載例〕

		Complete	Sensory only	Motor useless	Motor useful	Recovery
Cervical	1					
	2					
	3					
	4					
	3					
	5					
	6	●→				
	7					
	8					
Dorsal	1					
	2					
	3					
	4					
	5					
	6					
	7					
	8					
	9					
	10					
	11					
	12					
Lumbar	1					
	2					
	3					
	4					
	5					
Sacral	1					
	2					
	3					
	4					
	5					

表 2-9　頸髄損傷横断面評価法（改良 Frankel 分類）[22]

A　Motor, sensory complete	
	運動・感覚とも完全麻痺
B　Motor complete, sensory only	
	損傷部以下の運動完全麻痺
B1	仙髄領域のみの触覚保存
B2	仙髄領域だけでなく広範な範囲で触覚保存
B3	痛覚不全麻痺
C　Motor useless	
C1	下肢筋力　1，2 程度（過半数の筋力が 2 以下）
C2	下肢筋力　3 程度（背臥位で膝立て可能）
D　Motor useful	
D0	下肢筋力は 4-5 あり歩行できそうであるが，急性期等のため実際の歩行能力テストが困難な場合．
D1	屋内，平地であれば何とか 10～100 m 位歩けるが，屋外歩行は困難で日常では車椅子を併用する．下肢装具，杖を併用してもよい．
D2	杖，手すり，下肢装具等を必要とするが，屋外歩行も安定し車椅子はまったく不要．あるいは杖，下肢装具なくとも歩行は安定しているが，上肢機能が悪く日常生活に部分介助を要する例（中心性損傷）もこの群に入れる．
D3	杖，手すり，下肢装具等を必要とせず完全な独歩で，上肢機能を含めて日常生活に介助不要（軽度筋力低下，感覚障害あり）．
E　Normal	
	筋力低下，感覚障害なし（しびれ感・反射亢進はあってよい）．

備考：膀胱機能は含めない．左右差のある例では左右別々に評価し，機能の悪いほうで評価する．判定に迷うときは悪いほうに入れる（例：D1 か D2 かのときは D1）．D0 群は実際には D1，2，3 のいずれかであるが，急性期の頸椎安静のため歩行テスト困難ゆえに作られたものであり，予想できれば D0（D1）や D0（D2）と記載する．

表 2-10 ASIA impairment scale (AIS)[20]

A	Complete S 4-5 髄節に感覚・運動機能がないもの
B	Sensory incomplete 神経学的レベル以下の運動完全麻痺で感覚は S 4-5 髄節に残存する
C	Motor incomplete 神経学的レベル以下の運動機能は残存するが半数以上の key muscle の筋力が 3 未満
D	Motor incomplete 神経学的レベル以下の運動機能は残存し半数以上の key muscle の筋力が 3 以上
E	Normal 感覚・運動機能は正常

表 2-11 臨床的症候群 (ASIA)[23]

脊髄中心症候群	上肢の障害が下肢より高度
Brown-Séquard 症候群	半側の運動機能と深部感覚の障害，対側の温痛覚障害
前脊髄症候群	運動障害と温痛覚障害を呈し，深部感覚が保たれている
脊髄円錐症候群	脊髄円錐部の障害で弛緩性の膀胱直腸障害と下肢麻痺を呈すものと仙髄節の反射機能が保たれているものがある
馬尾症候群	馬尾損傷で弛緩性の膀胱直腸障害と下肢麻痺を呈する

表 2-12 FIMの評価項目と採点基準[24)]

評価項目		
運動項目	セルフケア	食事
		整容
		清拭
		更衣（上半身）
		更衣（下半身）
		トイレ動作
	排泄コントロール	排尿管理
		排便管理
	移乗	ベッド・椅子・車椅子
		トイレ
		浴槽・シャワー
	移動	歩行・車椅子
		階段
認知項目	コミュニケーション	理解
		表出
	社会的認知	社会的交流
		問題解決
		記憶
採点基準		
介助者不要	7点	完全自立
	6点	修正自立
介助者必要	5点	監視・準備
	4点	最小介助（25%未満）
	3点	中等度介助（50%未満）
	2点	最大介助（75%未満）
	1点	全介助（75%以上）

表 2-13　上位頸椎損傷の分類[25)]

1．骨折
  a．環椎（C 1）
    ①前弓骨折
    ②後弓骨折
    ③側塊骨折
    ④破裂骨折（Jefferson 骨折）
  b．軸椎（C 2）
    ①歯突起間骨折
    ②関節突起間骨折（hangman 骨折）
    ③椎体骨折
    ④棘突起骨折
2．脱臼
  a．環椎後頭関節脱臼
  b．環軸関節脱臼
    ①逸脱脱臼
    ②前方脱臼
    ③回旋脱臼，環軸椎回旋位固定
  c．C 2/3 関節脱臼

図 2-17　上位頸椎の X 線診断の留意点[25)]

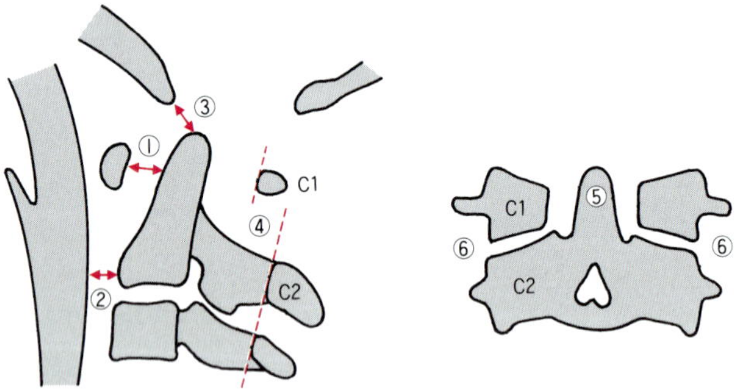

a. 側面像　　**b. 開口位正面像**

①：atlanto-dental interval（環椎歯突起間距離．正常：小児≦4 mm，成人≦3 mm）
②：retropharyngeal distance（咽頭後間隙．正常≦7 mm）
③：basion-dental distance（バジオン歯突起間距離．正常：小児≦10 mm，成人≦5 mm）
④：脊柱管後壁線，⑤：歯突起，⑥：環軸関節

表 2-14　上位頸椎損傷と鑑別を要する先天性疾患[25]

上位頸椎損傷		鑑別すべき先天性疾患
環椎前弓骨折	—	先天性環椎前弓欠損
環椎後弓骨折	—	先天性環椎後弓欠損
歯突起骨折偽関節	—	歯突起骨(Os odontoideum. 現在は後天説が有力[26])
Hangman 骨折	—	軸椎分離症

表 2-15　歯突起骨折偽関節と歯突起骨の鑑別点[25]

		歯突起骨折偽関節	歯突起骨 (Os odontoideum)
外傷の既往		必　ず	ときどき
初回外傷時の局所症状		強	弱
X線所見	分離部の裂隙	狭　い	広　い
	分離面	粗　い	滑らか
	分離部	歯突起基部	歯突起基部より頭側
	分離歯突起の形態	正常な歯突起の形態	正常な歯突起より小さい卵型を呈する，時に大きい変形あり
	軸椎上関節面	平　坦	急　峻
	他の上位頸椎の奇形	な　し	合併することがある

図 2-18 軸椎骨折の細分類[25)]

A. hangman 骨折（Levine, 1985）[27)]

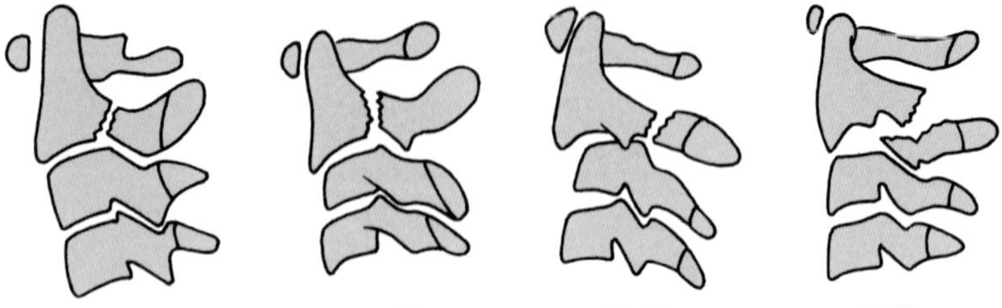

I 型　　II 型　　II a型　　III 型

B. 歯突起骨折（Anderson, 1974）[28)]

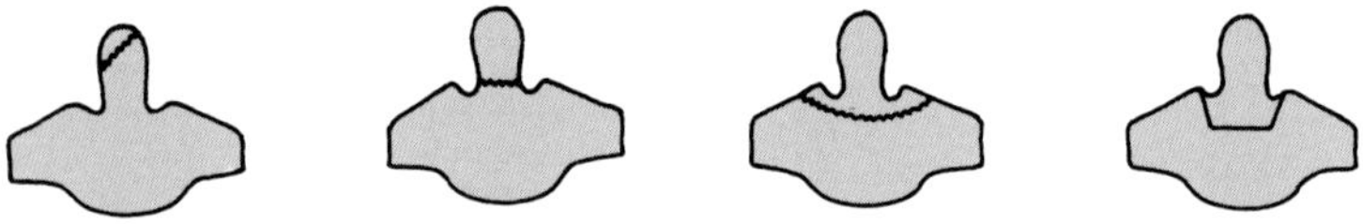

I 型 剝離骨折　　II 型 基部骨折　　III 型 椎体の海綿骨に及ぶ骨折　　IV 型 軟骨結合離開 (epiphysiolysis dentis)

C. 椎体骨折（小林, 1977）[29)]

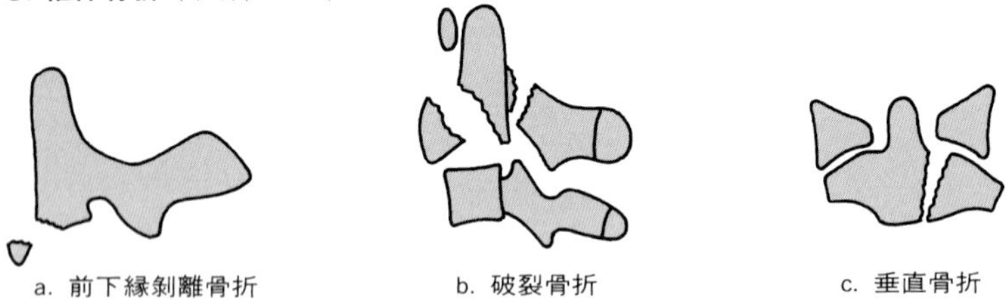

a. 前下縁剝離骨折　　b. 破裂骨折　　c. 垂直骨折

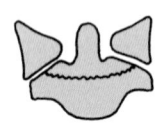

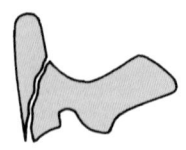

d. 横骨折　　e. 斜骨折

図 2-19　環軸椎回旋位固定（atlantoaxial rotatory fixation）の損傷形態分類[25)]

Ⅰ型：最多，横靱帯損傷なし，前方転移なし
Ⅱ型：環椎の前方脱臼あり，横靱帯損傷あり，翼状靱帯損傷なし
Ⅲ型：環椎の前方脱臼あり，横靱帯損傷あり，翼状靱帯損傷あり
Ⅳ型：歯突起の形成不全．環椎の後方脱臼あり

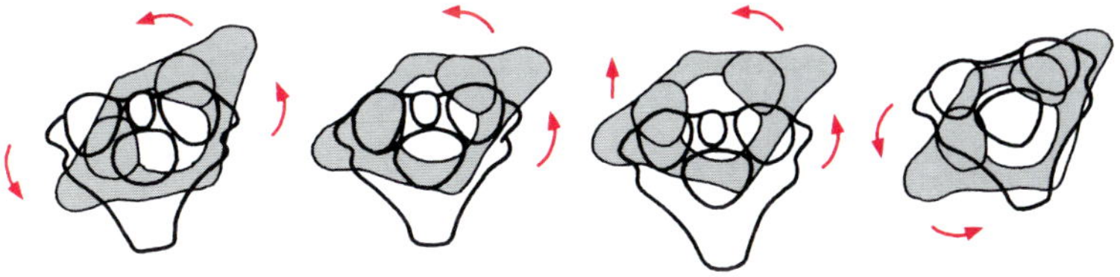

●前後像：棘突起の配列異常（棘突起間の開大：両側脱臼，棘突起列のくいちがい：片側脱臼），側塊の骨折

●斜位像：椎間関節の適合性（脱臼），椎弓根骨折

●機能撮影：脱臼や椎間不安定性がある場合には禁忌である．たとえ靱帯損傷だけでも受傷３週間以後（軟部組織がある程度修復されたと考えられる時期）に行う[30)]．

※**swimmer's view**：下位頸椎（C７，Ｔ１）が撮像できない場合に利用する（図 2-24）[32)]．

(5) 骨傷のない頸髄損傷診断の留意点

❶神経症状がある場合は，骨傷がなくても頸髄損傷を考え，MRI を撮像する

❷MRI では脊髄圧迫因子（椎間板，骨棘など）の有無と髄内信号強度の変化（予後予測に有用との意見が多い）の読影が重要

(6) 頸髄損傷の神経障害

①運動神経障害

②感覚神経障害

③自律神経障害

④臓器麻痺

特に自律神経症状｛徐脈，低血圧（血管弛緩），気道狭窄（気道内分泌増加），発汗減少，腸管麻痺｝に留意する．

図 2-20　中下位頸椎骨折の種類[30]

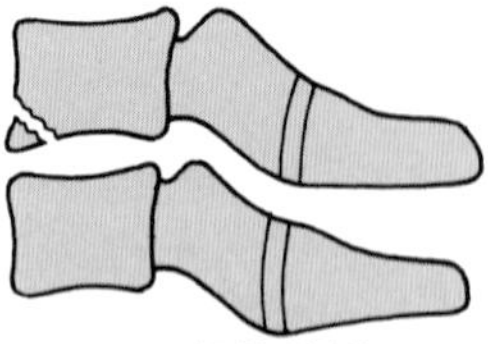

a. 細片骨折
(chip fracture)

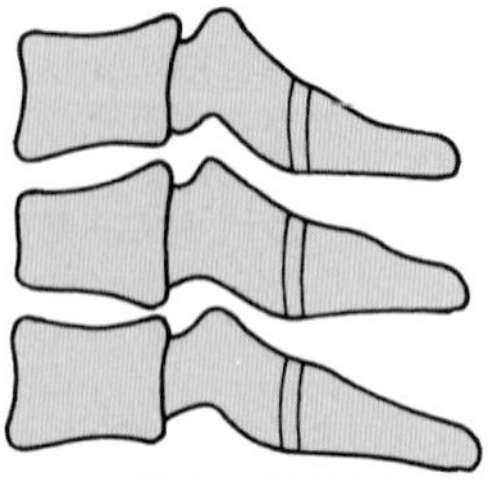

b. 前方楔状骨折
(anterior wedge fracture)

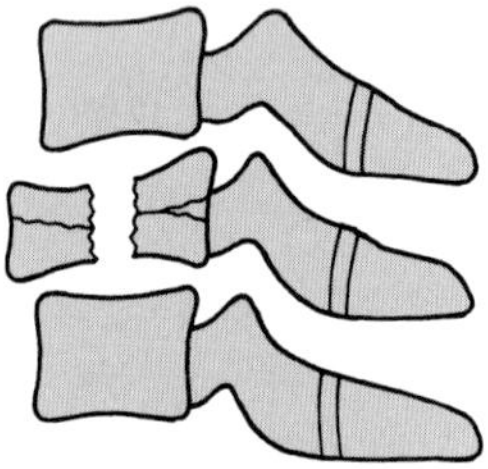

c. 破裂骨折
(burst fracture)

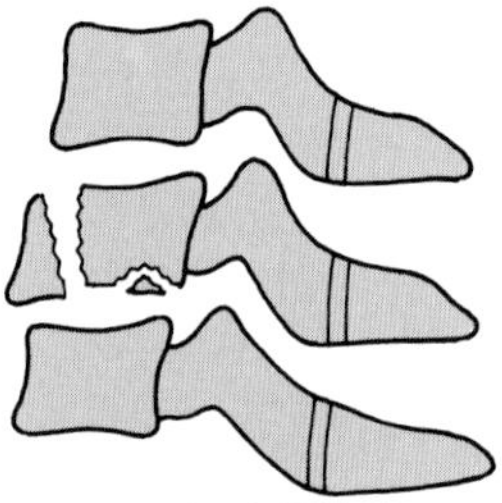

d. 涙滴骨折
(tear drop fracture)

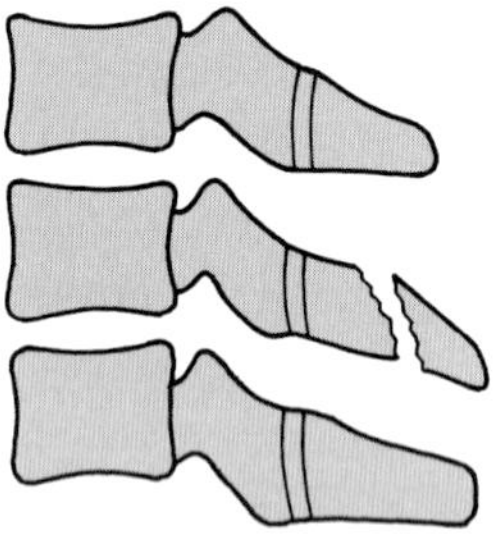

e. clay shoveler's fracture
(棘突起の剝離骨折で，自家筋力による屈曲損傷である)

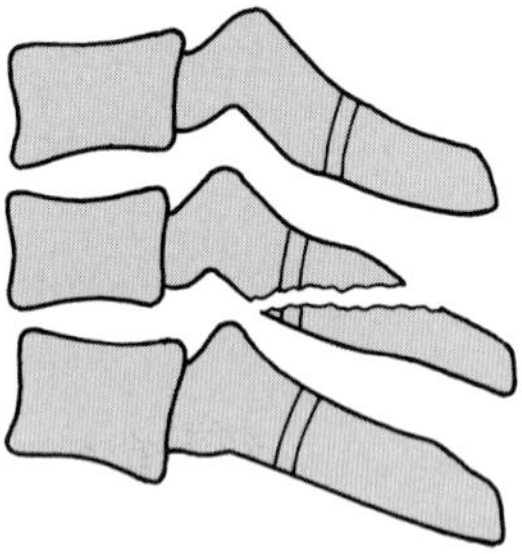

f. 椎弓・棘突起の骨折
(伸展損傷による)

図 2-21　中下位頸椎脱臼の種類[30]

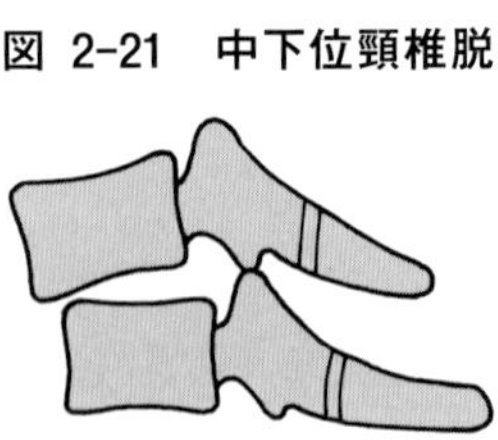

a. 椎間関節乗り上げ脱臼
(perched facet)

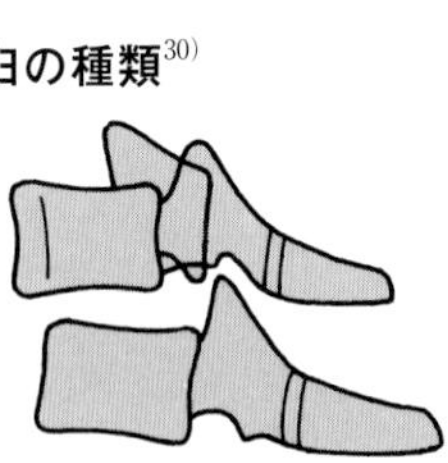

b. 片側脱臼

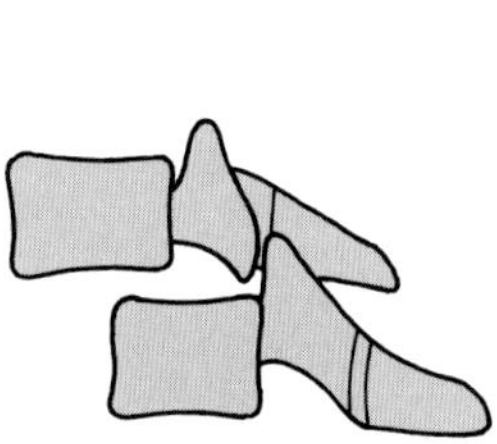

c. 両側脱臼

図 2-22 Allen と Ferguson の分類[31)]

a. 圧迫屈曲損傷, b. 軸圧損傷, c. 伸延屈曲損傷, d. 圧迫伸展損傷, e. 伸延伸展損傷, f. 側方屈曲損傷

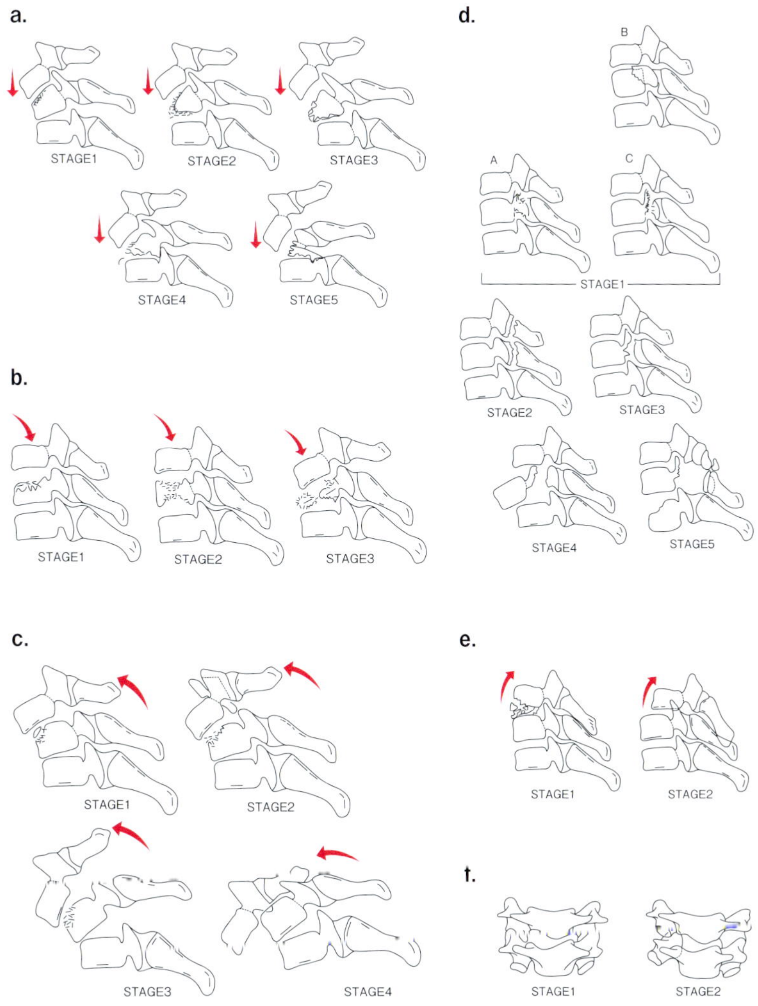

図 2-23　咽頭後間隙 (retropharyngeal space, prevertebral soft tissue)[30]

頸椎の前方部分，特に前縦靱帯や頸長筋などの損傷による出血や浮腫により，この陰影が腫大する．骨傷の明らかでない場合には，重要な手がかりになる．

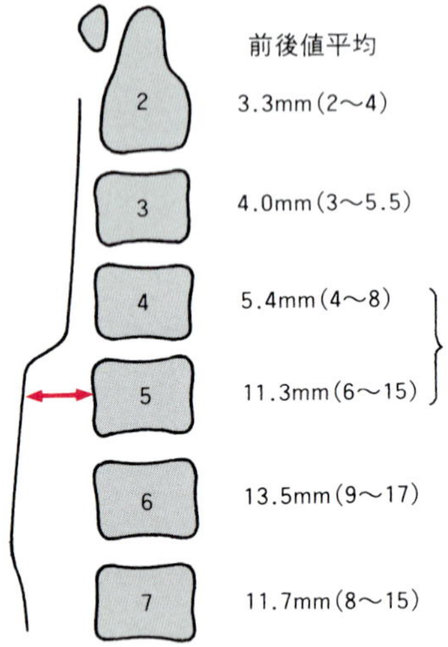

図 2-24　swimmer's view[32]

フィルムに対し，頭を10°～15°傾けて立ち，X線主軸を肩の真上に合わせて行う下位頸椎撮影法

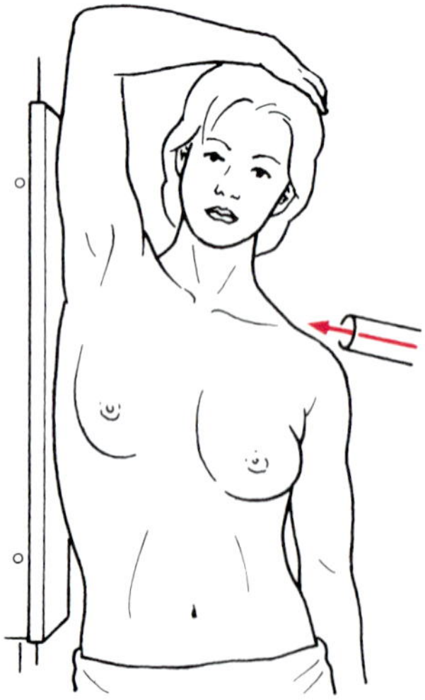

5 胸郭出口症候群（thoracic outlet syndrome：TOS）

本症は上肢のしびれ感と疼痛が主訴であり，頸椎疾患との鑑別が必要となる．

(1) 病態

本症は，左右の第１肋骨で形成される胸郭出口およびその近傍（図 2-25)[33]で，神経・血管が圧迫あるいは牽引的刺激要因によって腕神経叢が過敏状態となり，頸部・肩・腕の疼痛やしびれ感を引き起こした症候群である[34)35)]（図 2-26)[33]．主に血管・神経が圧迫されることで引き起こされる「腕神経叢圧迫型 TOS」，神経が牽引されることで引き起こされる「腕神経叢牽引型 TOS」に分類される[36]．腕神経叢圧迫型 TOS は筋肉質，怒り肩で「首が太くて短い」といわれる壮年男性に，腕神経叢牽引型 TOS はやせ型，なで肩，円背で「首が細くて長い」といわれる若年女性に多い[37]（図 2-27）．

図 2-25 胸郭出口の解剖[33]

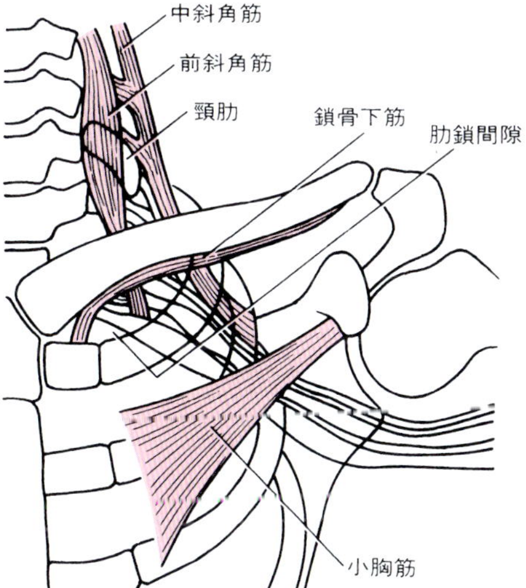

図 2-26　胸郭出口症候群発症のメカニズム[33)]

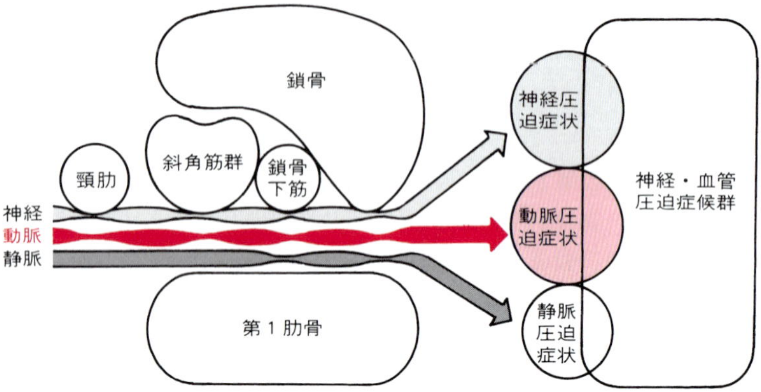

図 2-27　胸郭出口症候群の身体的特徴

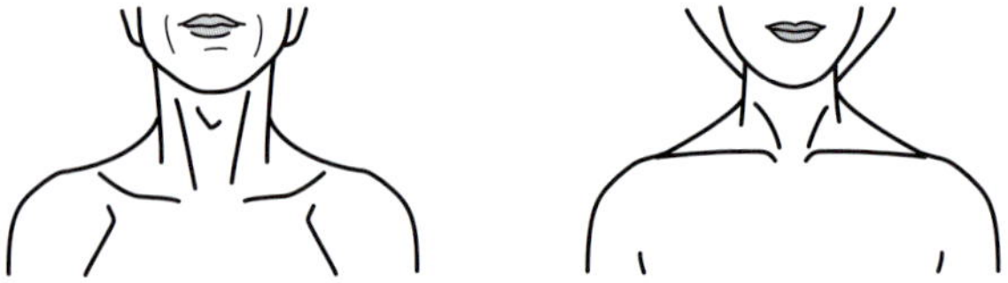

a：腕神経叢圧迫型 TOS
筋肉質，怒り肩で「首が太くて短い」といわれる壮年男性に多い.

b：腕神経叢牽引型 TOS
やせ型，なで肩，円背で「首が細くて長い」といわれる若年女性に多い.

(2) 診断

❶診断基準（表 2-16）[33)38)39)]

❷各種誘発テスト（いずれも非特異的）

図 2-28a〜d は腕神経叢圧迫型 TOS，e，f は腕神経叢牽引型 TOS の診断に有用である[40)41)42)].

❸心因的要素が関与している場合も少なくないので慎重な診断が必須

表 2-16 胸郭出口症候群の診断基準[33)38)39)]

①肩から上肢にかけての症状が長時間持続あるいは反復する
② Adson テスト，過外転（Wright）テスト，Morley テストのいずれかが陽性で，愁訴の再現あるいは増強を認める
③ Roos テストで 3 分間陽性である
④頸椎疾患および末梢神経疾患を除外できる
⑤血管造影や神経伝導速度検査などは補助診断である

図 2-28 胸郭出口症候群の各種誘発テスト[40)]

本症では特に a, c, d が重要である.

a. 過外転テスト（Wright テスト）

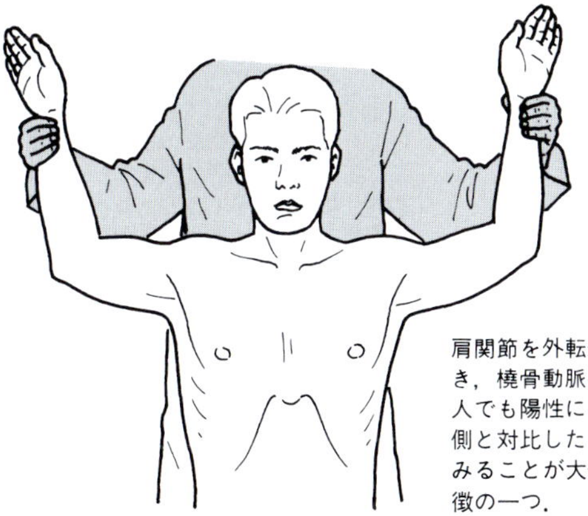

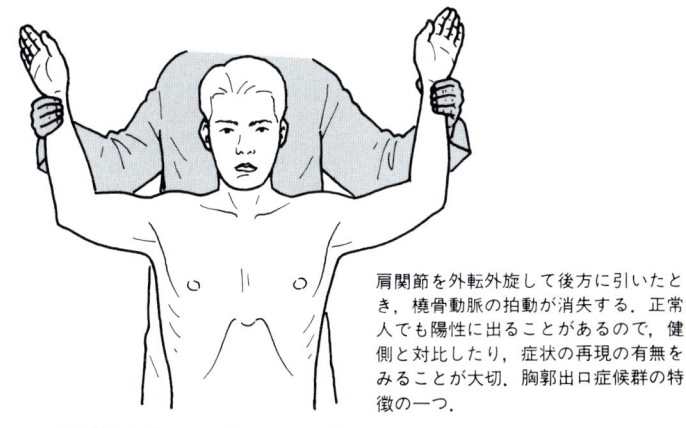

肩関節を外転外旋して後方に引いたとき，橈骨動脈の拍動が消失する．正常人でも陽性に出ることがあるので，健側と対比したり，症状の再現の有無をみることが大切．胸郭出口症候群の特徴の一つ．

※3 分間挙上負荷テスト（Roos テスト）

Wright テストの姿勢で両手指の屈伸を 3 分間行わせる．手指のしびれ感，前腕のだるさのため持続ができず，途中で上肢を下ろしてしまう．これを陽性とする．しばしば上肢が蒼白となったり，チアノーゼ様となる．

(図 2-28 続き)

b. Morley テスト

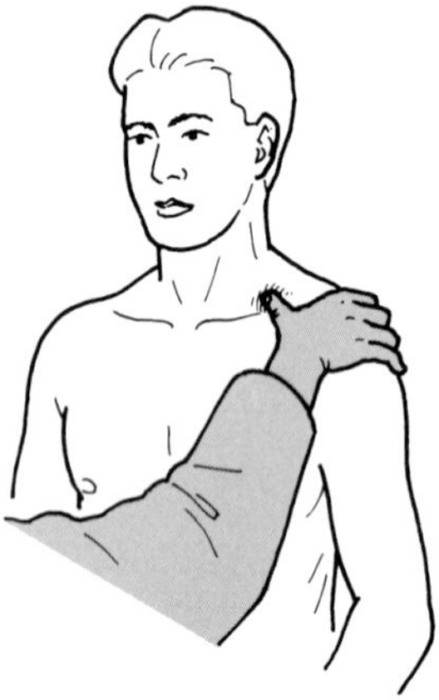

鎖骨上窩部で腕神経叢を圧迫すると，局所の疼痛(＋)，肘までの放散痛(⧺)，手指までの放散痛(⧻)が生ずる．神経根ないし腕神経叢部の障害で陽性となり，特に(⧻)が有意義，愁訴と一致するかどうかをきく．また,(＋)の判定には健側との比較が必要である．

c. Adson テスト

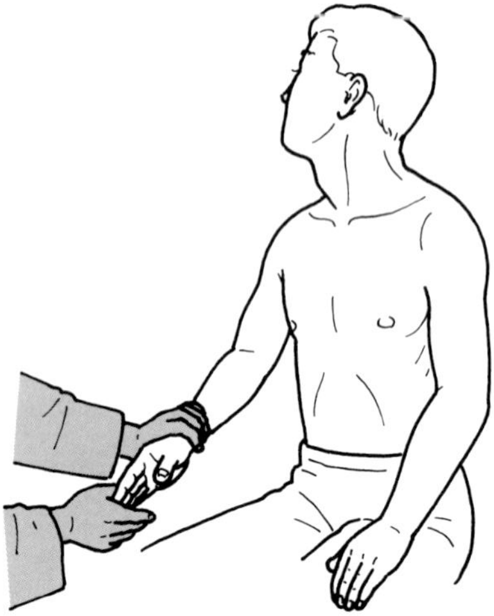

頚椎を患側に回旋して後屈し，深呼吸をしたとき，橈骨動脈の拍動が消失する．正常人でも陽性に出ることがあるので，健側と対比したり，症状の再現の有無をみることが大切．胸郭出口症候群の特徴の一つである．

d. 肋鎖圧迫テスト(Eden-Falcone テスト)

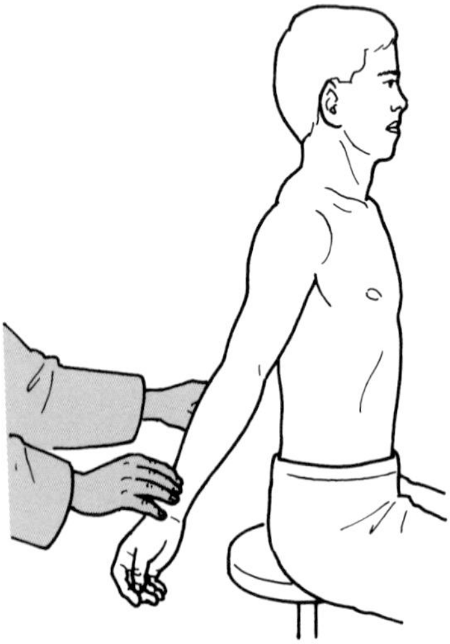

両肩を後下方に引いて胸を反らしたとき，橈骨動脈の拍動が消失する．正常人でも陽性に出ることがあるので，健側と対比したり，症状の再現の有無をみることが大切．胸郭出口症候群の特徴の一つである．

（図 2-28 続き）

e. 上肢下方牽引症状誘発テスト

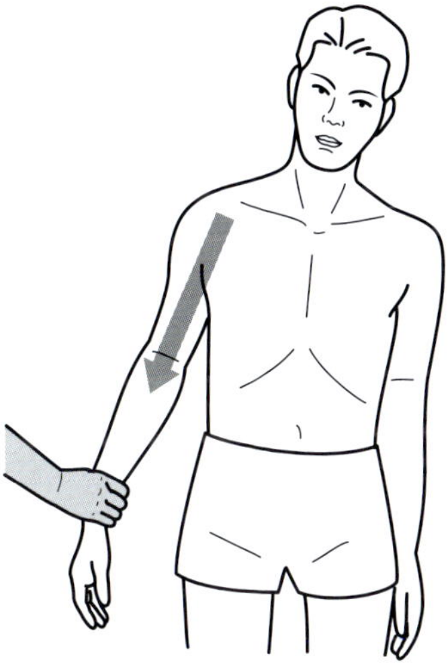

上肢を下方に牽引して腕神経叢に負荷をかけると，症状が再現あるいは増悪するものを陽性とする．

f. 上肢保持症状軽快テスト

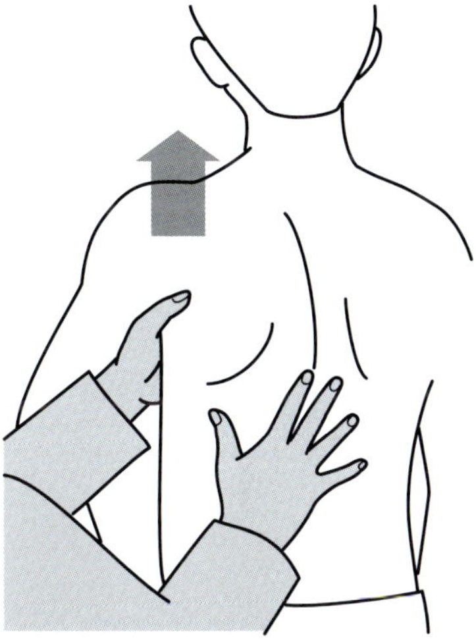

肩甲帯を挙上して腕神経叢を緩めると，症状がすぐに改善あるいは消失するものを陽性とする．Tinel 徴候の変化も観察する．

B 胸椎部疾患

1 胸椎椎間板ヘルニア（thoracic disc herniation），胸椎症性脊髄症（thoracic spondylotic myelopathy）

(1) 発生部位

いずれも T 11/12 に好発(図 2-29[1]，表 2-17[2]，図 2-30[3)4)]，図 2-31[4)5)6)])．

(2) 症状[7)]

最終的には痙性対麻痺が多いが，初期には下肢しびれ感，下肢痛や脱力，背部痛，肋間神経痛など，多彩である（図 2-32）[1)]．T 11/12 に好発し，脊髄円錐部，円錐上部に近接するため，しばしば弛緩性麻痺が混在することも多い（第 1 章 C-4 参照）．したがって，腰椎疾患と誤診されることも少なくない．

(3) 診断

単純 X 線像や断層 X 線像にて椎間板狭小化や骨棘を認めることはあるが，特異的所見はなく，MRI が必須となる．

図 2-29　胸髄症の罹患高位（205 例）[1)]

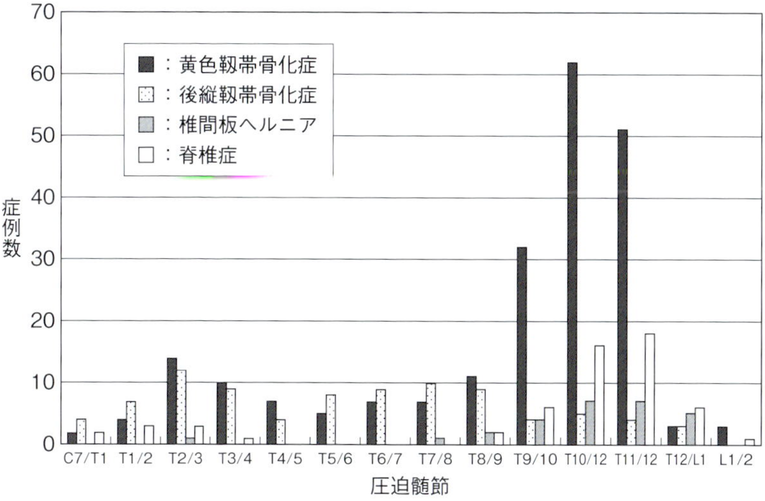

表 2-17　腱反射，筋力低下，膀胱直腸障害の頻度（94 例）[2)]

	腱反射		筋力低下（MMT 3 以下）		下肢痛合併	膀胱直腸障害（重度障害）
T 10/11 より頭側（n＝55）	膝蓋腱反射↑	71%	腸腰筋	32%	14%	58（16）%
	アキレス腱反射↑	63%	前脛骨筋	27%		
	Babinski 徴候（+）	44%	腓腹筋	16%		
T 11/12（n＝33）	膝蓋腱反射↑	60%	腸腰筋	16%	42%	60（18）%
	アキレス腱反射↑	49%	前脛骨筋	29%		
	Babinski 徴候（+）	31%	腓腹筋	19%		
T 12/L 1（n＝6）	膝蓋腱反射↓	41%	腸腰筋	16%	67%	50（32）%
	アキレス腱反射↓	67%	前脛骨筋	50%		
	Babinski 徴候（+）	0%	腓腹筋	17%		

図 2-30　胸腰椎移行部椎間板ヘルニアの症候学的高位診断チャート[3)4)]

	T10/11	T11/12	T12/L1	L1/2	L2/3
筋力低下					
大腿四頭筋	↓	↓	↓	N	↓
前脛骨節	↓	↓	↓↓	N	N
感覚障害	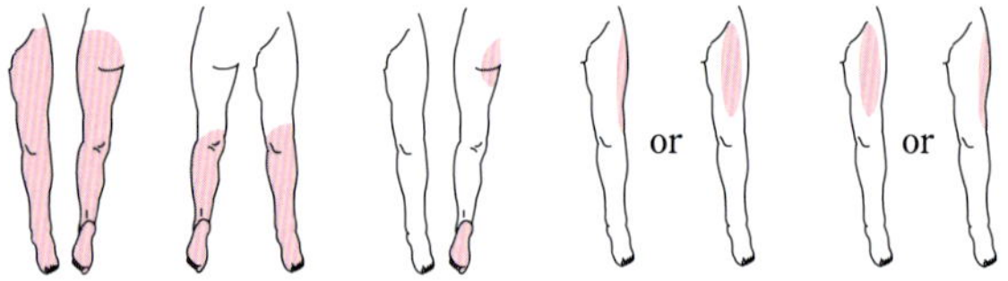			or	or
反射	両側	両側	両側	片側	片側
膝蓋腱反射	↑	↑	－	N	↓ or －
Babinski 徴候	＋	＋	－	－	－
膀胱直腸障害	＋	＋	＋	－	－
下肢痛	－	－	－	++	++
				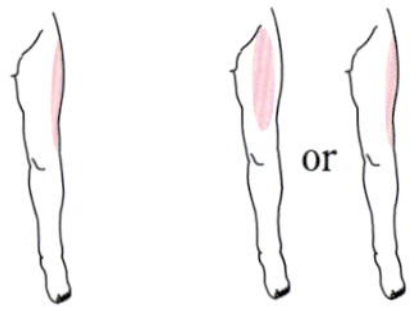	or
SLR test	－	－	－	－	±
FNST	－	－	－	－	＋

FNST：femoral nerve stretch test（大腿神経伸展テスト）

図 2-31　円錐部レベル
神経根の局在[4)5)6)]

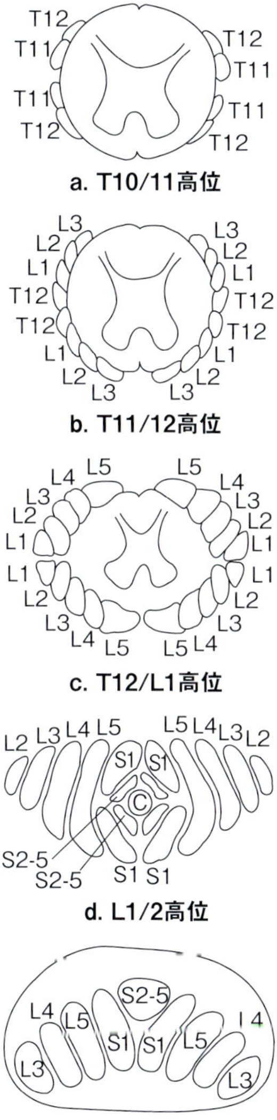

a. T10/11高位

b. T11/12高位

c. T12/L1高位

d. L1/2高位

e. L2/3高位

図 2-32　胸髄症の愁訴の頻度（205 例）[1)]

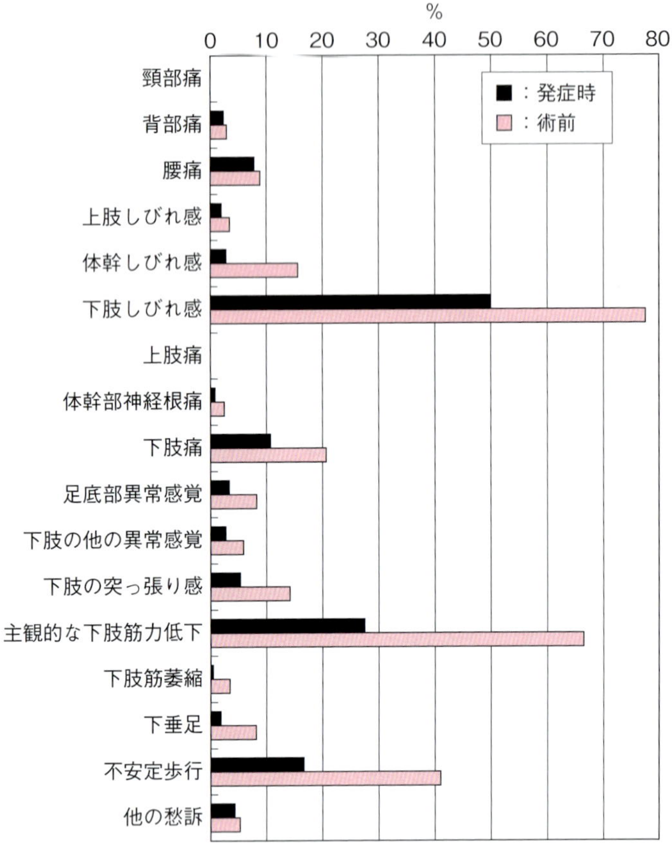

2 胸椎靱帯骨化症
(thoracic ossification of spinal ligaments)

(1) 後縦靱帯骨化症（OPLL）

①疫学

他高位靱帯骨化の合併：頸椎 OPLL 合併約 45%，腰椎 OPLL 合併約 15%，胸椎 OYL 合併約 40%とされている．男：女は 1：4，発生高位は胸椎後弯の頂椎部（中位胸椎部）に多い．

②症状

a．非特異的背部痛や下肢のしびれ感が初発症状のことが多い．

b．痙性対麻痺

図 2-33　胸椎 OPLL 骨化形態の分類[8)9)]

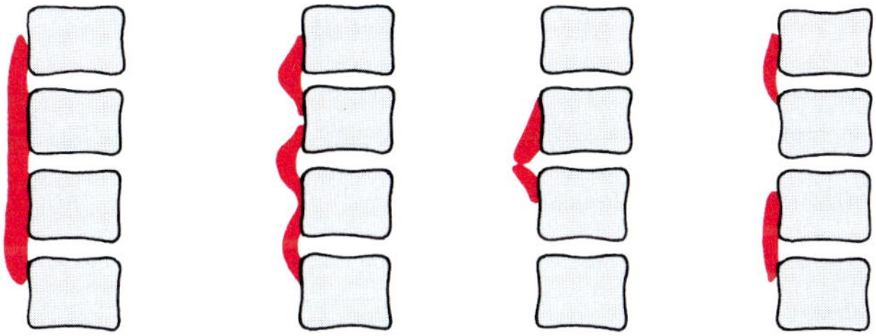

a. **連続棒状型**（continuous cylindrical type）　b. **連続波状型**（continuous waveform type）　c. **嘴状型**（beaked type）　d. **線状型**（linear type）

図 2-34　胸椎靱帯骨化症における有効脊柱管前後径（B－A）

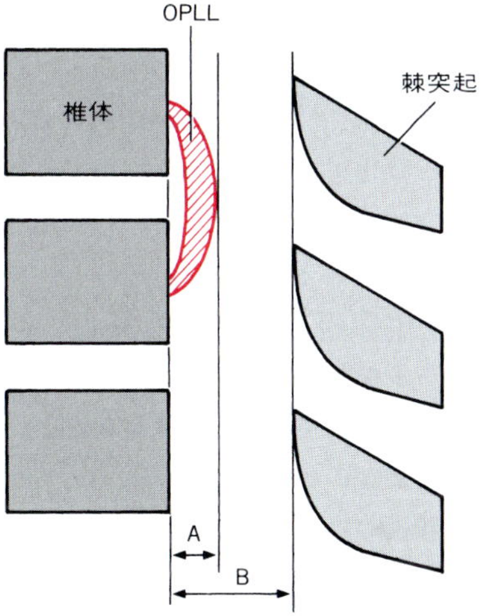

③診断

単純 X 線像ならびに断層 X 線像で骨化の診断は可能だが，脊髄圧迫の程度の判定には MRI が必要．脊柱管内突出度の判定には CT が有用．

④骨化形態の分類（図 2-33）[8)9)]

連続波状型，嘴状型が多い[10)]．このうち，椎間板高位で突出度の強い連続波状型，嘴状型と骨化巣の厚い連続棒状型で脊髄症状をきたしやすい．一般に脊髄症状を発症しうる骨化巣の厚さは 7 mm とされ，有効脊柱管前後径（図 2-34）は 5～6 mm が critical diameter とされている．

(2) 黄色靱帯骨化症 {ossification of ligamentum flavum (OLF) あるいは ossification of yellow ligament (OYL)}

①疫学

胸椎単純 X 線撮影にて 8～25%程度みられるとされ発生頻度は高いが，脊髄症発症例は非常に少ない．男：女は 2：1 で男に多く，発生高位は T 10/11，T 11/12 の下位胸椎に多い．本症も頸椎 OPLL，胸椎 OPLL との合併が多い．

②症状

好発部位の関係から，胸椎椎間板ヘルニア，胸椎症性脊髄症と同様．

③診断

OPLL に比較して X 線学的に診断困難なことが多く，MRI，CT の意義は大きい．

④骨化形態の分類

種々の分類があるが，斉木の分類を図 2-35[11)]に示す．頻度的には I 型，II 型，III型の順であるが，脊髄症状発症例のほとんどはIII型である．脊髄症を発症しうる骨化巣の厚さと有効脊柱管前後径は OPLL とほぼ同様に考えてよい．すなわち，骨化巣の厚さは 7 mm，有効脊柱管前後径は 5～6 mm が critical point とされている．

(3) 胸椎靱帯骨化症の診断上の注意点

❶無症候性の場合も多々ある

❷他部位の靱帯骨化症の合併にて責任病巣を確定しにくい場合がある（時に脊髄誘発電位が有効なこともある）

❸上肢症状のない頸椎 OPLL では本症の可能性について注意する

図 2-35　胸椎 OLF 骨化形態の分類[11)]

I 型（棘状型）			II 型（板状型）	III 型（結節状型）	特殊型（遊離型）
上位型	下位型	上下位型			
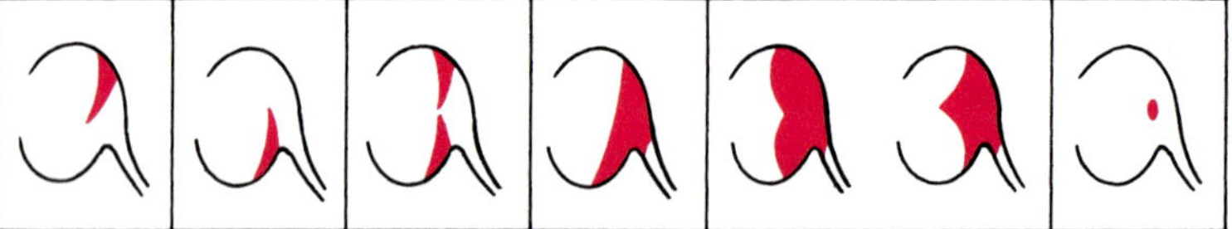					
16%	17%	38%	19%	9%	1%
71%					

3 胸椎・胸髄部外傷

(1) 解剖学的・機能的特殊性

①T 1-10

a．T 1-10 は肋骨と連結し，胸郭を形成するため，可動性が少なく安定性が高い．

b．頸椎，腰椎に比較して相対的脊柱管腔は狭く，脊髄損傷時は完全麻痺になりやすい．

c．胸部外傷を合併しやすい．バイタルサインに注意する．

②T 11-12

a．T 11-12 は T 1-10 に比較して可動性が大．胸腰椎移行部損傷として扱われる．

b．脊髄円錐部と馬尾の両者あり．この両者の損傷程度により症状が異なる．

c．仙髄回避（sacral sparing）：仙髄支配の運動，感覚が完全麻痺でないことを意味し，会陰部の感覚（触覚または痛覚）や肛門括約筋の随意収縮のいずれか1つでも温存されていれば不全損傷である．

(2) 胸椎・胸腰椎移行部脊椎損傷分類と不安定性

①Denis の three column theory（図 2-36）[12)13)]

脊椎損傷分類と不安定性は，治療法を選択するうえで大きな問題であ

図 2-36 Denis の three column theory[12)13)]

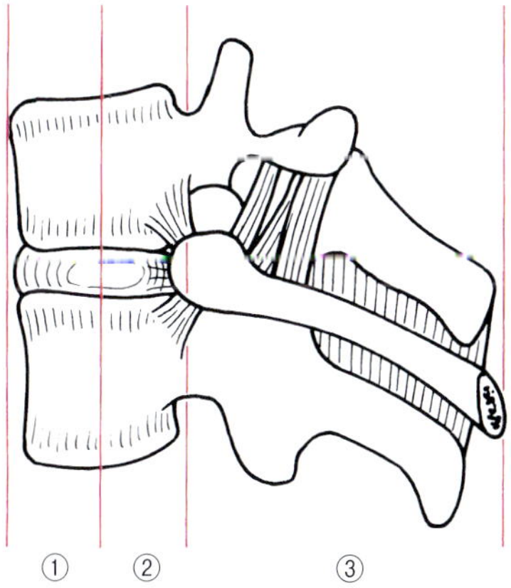

① **脊柱前方部**
(anterior column)
- 前縦靱帯
- 前方線維輪
- 椎体前方部

② **脊柱中央部**
(middle column)
- 後縦靱帯
- 後方線維輪
- 椎体後壁
- 肋骨頭関節
- 肋骨頭放射靱帯

③ **脊柱後方部**
(posterior column)
- 椎間関節
- 肋横突関節
- 肋横突靱帯
- 椎弓
- 棘間靱帯
- 棘上靱帯

表 2-18　Denisの不安定損傷分類[12)～14)]

①第 1 度不安定性（mechanical instability）
　後弯変形をきたす危険性あり—後方要素損傷のある高度の圧迫骨折
　　　　　　　　　　　　　　　　　　シートベルト損傷
②第 2 度不安定性（neurologic instability）
　将来的に神経症状発現の危険性あり—破裂骨折
③第 3 度不安定性（mechanical and neurologic instability）
　①＋②で高度の不安定性あり—脱臼骨折
　　　　　　　　　　　　　　　　　　神経症状を伴う破裂骨折

図 2-37　破裂骨折の亜型分類[12)14)]

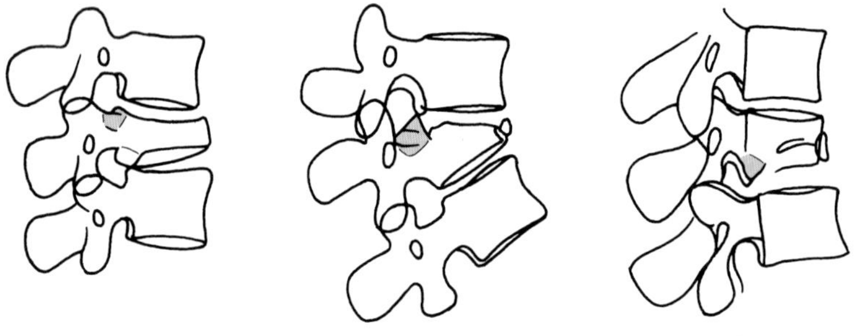

type A：both endplate fracture　type B：superior endplate fracture　type C：inferior endplate fracture

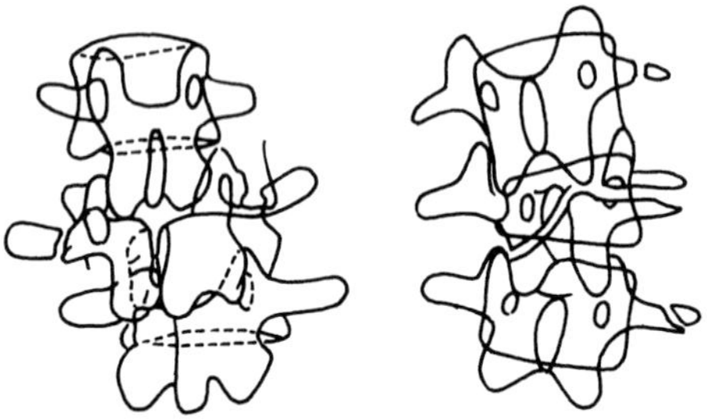

type D：burst-rotation　type E：lateral burst

り，基本的には Denis の three column theory（図 2-36）[12)]に基づいて判定される．脊柱不安定性の程度を損傷された column 数によって決定し，one column 損傷が最も安定で，three column 損傷が最も不安定となる．さらに Denis は middle column 損傷が神経症状の出現や不安定性と密接な関係があると主張した（表 2-18，図 2-37）[12)～14)]．この考えは近年の胸・腰椎損傷の種々の分類に導入されている（表 2-19[15)]，図 2-38[16)]，図 2-39[17)]，表 2-20[18)]）．

表 2-19 AOSpine Thoracolumbar Spine Injury Classification System (2013)[15)]

Type A：Compression injuries of the vertebral body（転位や tension band 損傷を伴わない圧縮力による損傷）
Type B：Tension band injury（転位の伴わない前方または後方の tension band 損傷）
Type C：Displacement/translational injury（脱臼や転位を伴う全要素の損傷）

A0-4
A0：椎体骨折を伴わない棘突起や横突起の骨折
A1：Wedge compression（後壁損傷を伴わない片側終板を含む骨折）
A2：Split or pincer-type（後壁損傷を伴わない両側終板を含む縦割れ骨折）
A3：Incomplete burst（後壁損傷と片側終板を含む骨折）
A4：Complete burst（後壁損傷と両側終板を含む骨折）

B1-3
B1：Monosegmental bony posterior tension band injury ｛後方 tension band 損傷（Chance 骨折)｝
B2：Posterior tension band disruption（後方 tension band 損傷）
B3：Hyperextension injury（前方 tension band 損傷）

C
Translation/displacement（タイプ分けなし）

②Denis の脊椎損傷分類[12)～14)]

a．圧迫骨折（compression injury）
anterior column のみの損傷，椎体後壁骨折を伴わない損傷，楔状損傷である．

b．破裂骨折（burst fracture，図 2-37[12)14)]）
椎体後壁が損傷されて破裂骨折として脊柱管内を占拠する骨傷で，anterior＋middle column は必ず損傷されている．

c．シートベルト損傷｛flexion-distraction injury または Chance 骨折（骨性のみの水平骨折)｝
軟部組織の損傷が合併する．主に middle column と posterior column の損傷である．

d．脱臼骨折（fracture-distraction injury）
three column すべての損傷（flexion-rotation, shearing, flexion-distraction）である．

図 2-38　AOSpine Thoracolumbar Spine Injury Classification System

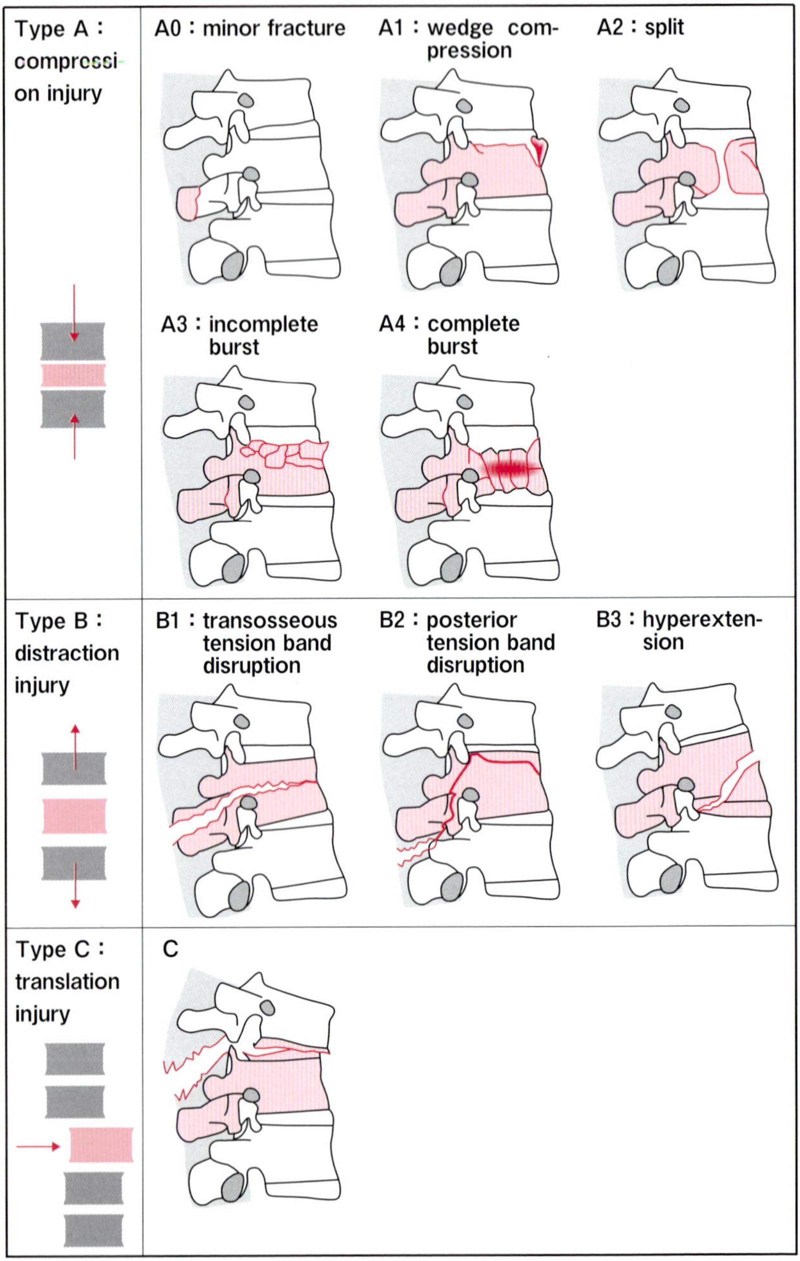

（AO Foundation：Diagnosis. Thoracic and lumbar trauma.〈https://www2.aofoundation.org/wps/portal/surgery?showPage=diagnosis&bone=Spine&segment=TraumaThoracolumbar〉[16] より改変）

図 2-39　荷重分担分類

(load-sharing classification of spine fractures)

a. comminution/involvement

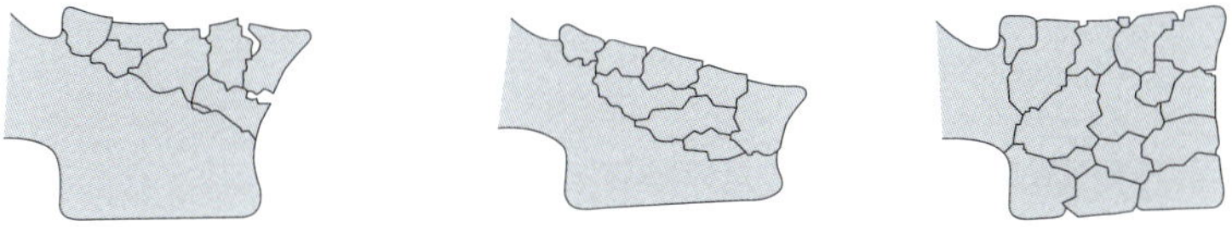

little 1点　　more 2点　　gross 3点

little：矢状面での椎体粉砕＜30%
more：矢状面での椎体粉砕 30～60%
gross：矢状面での椎体粉砕＞60%

b. apposition of fragments

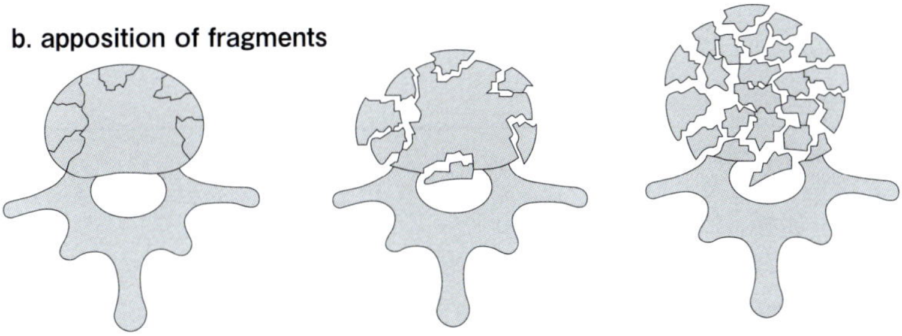

minimal 1点　　spread 2点　　wide 3点

minimal：粉砕骨片の転位－最小限
spread：粉砕骨片の転位－2mm 以上の転位が全体の 50%未満
wide：粉砕骨片の転位－2mm 以上の転位が全体の 50%以上

c. deformity correction

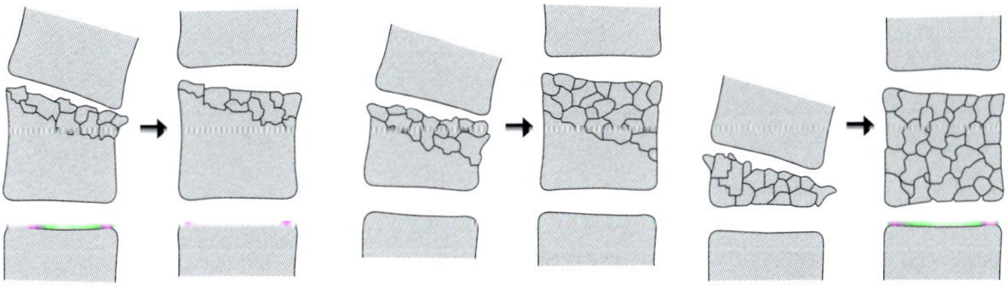

little 1点　　more 2点　　most 3点　　合計 3～9点

little：後弯変形≦3°
more：後弯変形 4～9°
most：後弯変形≧10°

内固定の破綻を予防するには，骨-インプラント間で適正な荷重分担が必要．椎体粉砕（comminution/involvement），骨片転位（apposition of fragments），後弯変形（deformity correction）の 3 項目の合計点数，7 点以上：前方支柱を用いた脊柱再建術の適応，6 点以下：後方法（椎弓根スクリュー固定）の適応．

(McCormack T, et al：The load sharing classification of spine fractures. Spine 19：1741-1744, 1994[17] より引用)

表 2-20　胸・腰椎損傷の分類（種市，1995）[18)]

①楔状圧迫骨折
②破裂骨折
③屈曲伸延損傷
1）Chance 骨折
2）シートベルト損傷
④屈曲伸延損傷と破裂骨折の複合損傷
⑤脱臼骨折
1）屈曲回旋脱臼骨折
2）剪断脱臼骨折
3）屈曲伸延脱臼骨折
⑥後方要素単独損傷

表 2-21　胸椎部脊髄損傷の型[13)]

①横断型：横断性症候群 脊髄全体に及ぶ損傷で，損傷高位以下の感覚，運動の完全麻痺をきたし，重度の脱臼，骨折にみられる
②前方型（Schneider）：前脊髄症候群 後索のみが損傷を免れ，振動感覚，位置感覚は残存するが，他の感覚，運動は完全麻痺をきたす．軽度の前方亜脱臼を伴う圧迫骨折あるいは粉砕骨折にみられる
③半側型：Brown-Séquard 症候群 損傷高位以下の患側の運動麻痺と対側の感覚麻痺をきたす．片側損傷あるいは銃損傷にみられる
④中心型：脊髄中心症候群 大腿などの近位筋は足関節よりも末梢にある筋より弱く，感覚障害の程度はさまざまである．軽度の前方亜脱臼を伴う圧迫骨折あるいは粉砕骨折にみられる

(3) 胸髄損傷の分類と重症度

①胸髄損傷の分類（表 2-21）[13)]

神経損傷を伴う場合は横断型が多い．麻痺の改善も不良のことが多い．

②胸髄損傷の重症度

一般に Frankel 分類が用いられる[13)]（表 2-8）．詳細な評価法である ASIA 分類（図 2-16）で評価されることもあるが，繁雑であり，通常は Frankel 分類で十分である．

C 腰椎部疾患

1 腰椎椎間板ヘルニア（lumbar disc herniation）

加齢に伴って椎間板中央にある髄核の軟骨様細胞が増殖，プロテオグリカンが減少して水分含有量が低下し，周辺部の線維輪が破綻して椎間板変性が生じる．その結果，椎間板が脊柱管内に突出・脱出して馬尾や神経根を圧迫し，腰痛や下肢痛を引き起こすと考えられている．

(1) 分類

①Macnab の分類（図 2-40）[1)]

②横断面での局在分類（図 2-41）

(2) 疫学

男：女は 2：1～3：1．20～40 歳代に好発する．発生高位は L 4/5 が最多で，L 5/S 1 と合わせて 95%を占める．人口の約 1%が罹患している．

(3) 発生要因

環境因子（重労働，喫煙）に加え，遺伝的要因の関与が指摘されている[2)]．

(4) 症状

腰痛と下肢痛，そして神経症状として筋力低下や感覚障害，時に膀胱直腸障害も発症することあり．ヘルニアの局在（高位，横断位）により神経症状は異なる（図 2-42）[3)4)]．しばしば疼痛性側弯（図 2-43）[5)]や腰椎前弯の減少，後屈制限もみられる．誘因のある急性発症型と誘因なく徐々に発症する場合がある．

(5) 診断

症状に加え，神経根刺激症状である緊張性徴候（tension sign，第 1 章の図 1-45～図 1-47）や神経根絞扼症状（後屈制限，Kemp 徴候，図 2-44[5)]），圧痛点を参考に診断する．ただし，高齢者は青壮年と比較して下肢伸展挙上テスト（straight-leg-raising test：SLR test）の陽性率が低い[2)]．

腰椎椎間板ヘルニア診療ガイドライン策定委員会の診断基準を表 2-22[2)]に示す．

図 2-40 椎間板ヘルニアの分類（Macnab ら，1990）[1)]

a. protrusion（突出）

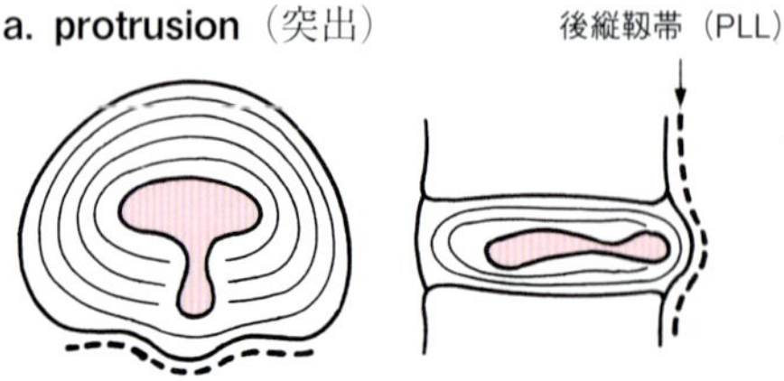

線維輪正常または軽微の病変
椎間板が局所的あるいは後方
に膨隆

b. subligamentous extrusion

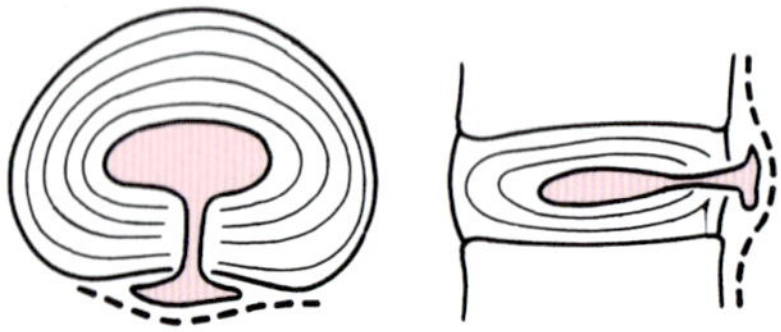

脱出椎間板物質は線維輪を破り
後方に移動も，後縦靱帯下にとどまる

c. transligamentous extrusion

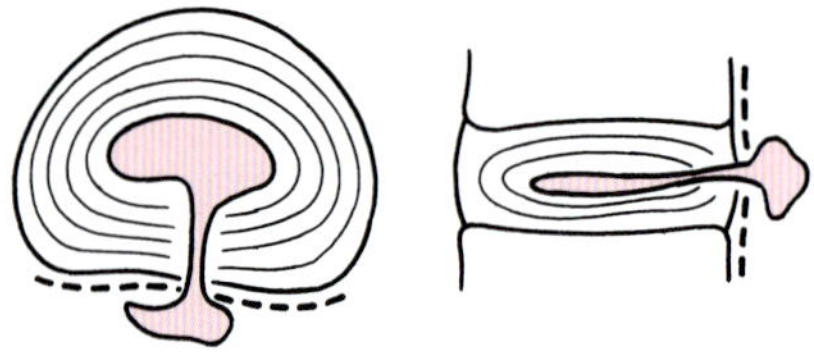

脱出椎間板物質は線維輪，後縦靱
帯を破り，脊椎管内に脱出．中央
椎間板と連続性あり

d. sequestration（遊離）

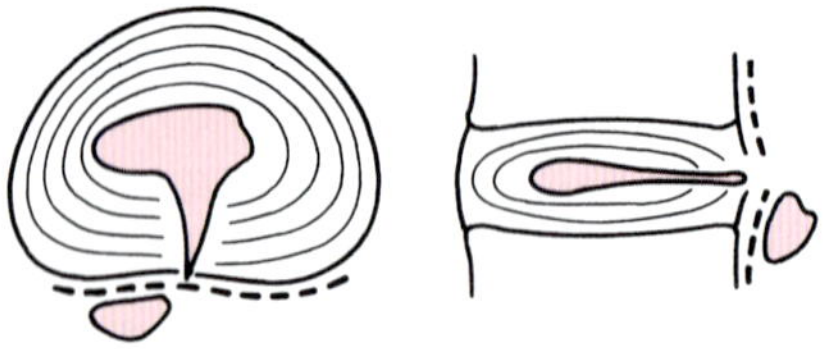

脱出椎間板物質は脊柱管内へ脱出
中央椎間板とは完全に遊離

図 2-41　椎間板ヘルニアの横断面での局在分類

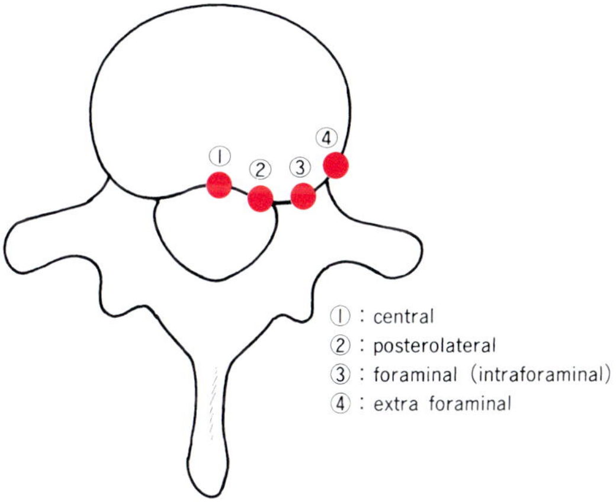

(6) 画像診断

①MRI[6)]

椎間板の形態，変性度や突出程度を直接的に描出でき，病態把握と確定診断に最も有用.

健常成人椎間板は，T 1 強調像にて中等度の信号強度で中心部はやや低信号. T 2 強調像で中心部高信号，辺縁部（線維輪に相当）低信号. 一方，ヘルニア腫瘤は，一般的に T 1 強調像で中等度（健常人と同様な信号強度)，T 2 強調像で低信号もしくは高信号. 特に突出方向と神経組織（神経根，硬膜囊）との相対的位置関係，圧迫程度の読影が重要.

注意点：無症候性の人でも約 30%に前述の異常所見を認める.

②CT

MRI と同様にヘルニア腫瘤の直接的描出が可能であるが，特に脊柱管骨性要素の評価に有用.

③脊髄造影

神経根の描出が可能であること（現在の MRI では通常の撮像では神経根の描出に限界あり）や動的評価（機能撮影）が可能である.

④椎間板造影，選択的神経根造影など

MRI の普及した現在，本症にての診断的意義は低下したが，いずれも症状誘発テストとして有用である. 特に症状の再現性の確認（責任椎間板，責任神経根診断）が必要な場合は，他の画像診断法では得られない機能的診断が可能である. また，造影後のブロックは保存療法の一手段としても利用される.

図 2-42　椎間板ヘルニアの障害高位の臨床的鑑別[3)4)]

ヘルニア高位	障害神経根	放散痛	感覚障害	脱力	筋萎縮	反射	伸展誘発テストなど
T12/L1 椎間板	L1 神経根	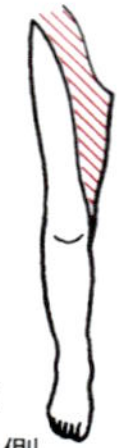 鼡径部 大腿内側	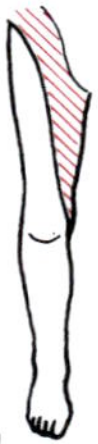 鼡径部 大腿内側				なし
L1/2 椎間板	L2 神経根	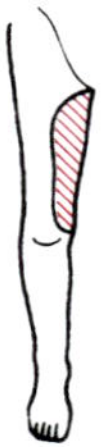 腰背部 側腹部 大腿前内側部	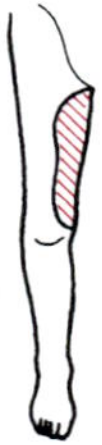 大腿前内側部	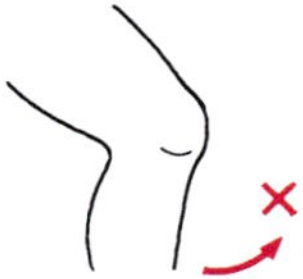 膝伸展↓	大腿四頭筋	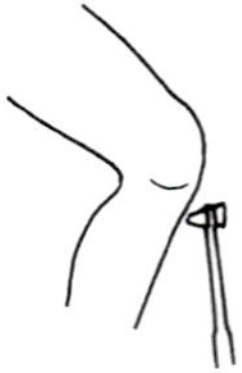 膝蓋腱反射↓	大腿神経伸張テスト

（図 2-42 続き）

L2/3 **椎間板**	L3 **神経根**	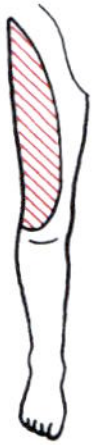 腰背部 股関節部 大腿前外側部	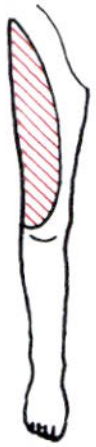 大腿前外側部	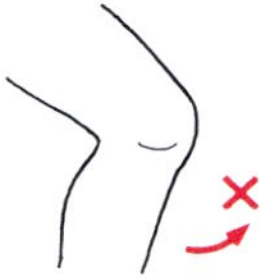 膝伸展↓	大腿四頭筋	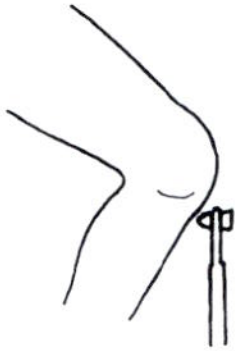 膝蓋腱反射↓	大腿神経伸展テスト
L3/4 **椎間板**	L4 **神経根**	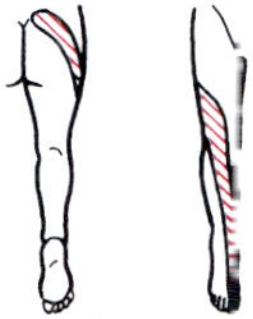 殿部 大腿後外側 下腿前面 足背内側	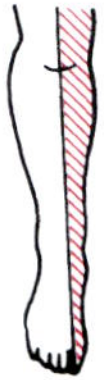 下腿内側， 足趾内縁	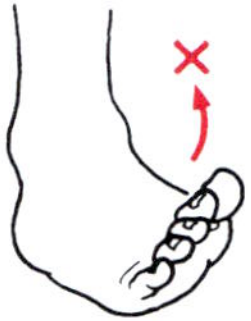 足内反位 背屈↓	大腿四頭筋 前脛骨筋	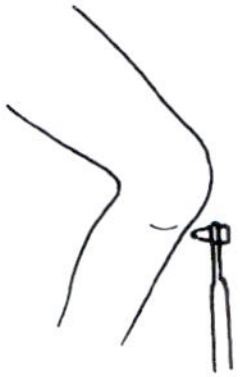 膝蓋腱反射↓	大腿神経伸展テスト

（図 2-42 続き）

L4/5 椎間板	**L5 神経根**	仙腸関節の上から股，下肢外側，足背まで 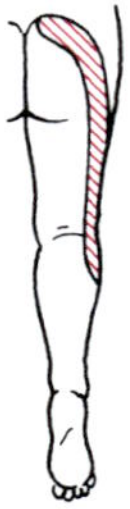	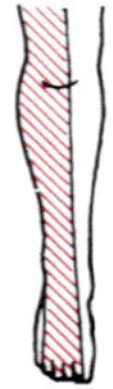 下腿下部外側 1〜2趾間足背	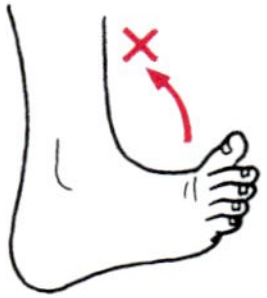 足 母趾 } 背屈↓ 踵立ち困難	中殿筋 膝屈筋 長母趾伸筋 長，短趾伸筋	（後脛骨筋腱反射）	下肢伸展挙上テスト 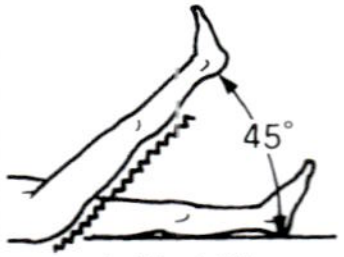 上殿神経圧痛点
L5/S1 椎間板	**S1 神経根**	仙腸関節の上から股，下肢後面，足外縁まで 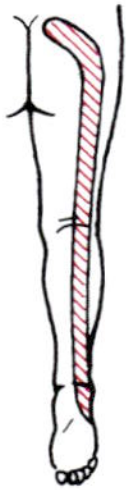	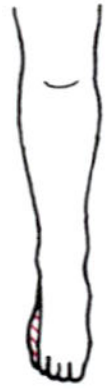 腓腹部背側，足趾外縁	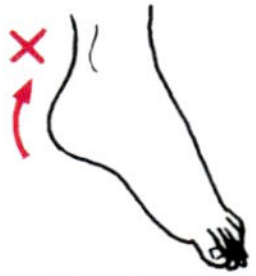 足 母趾 } 底屈↓ つま先立ち困難	大殿筋 長，短腓骨筋 腓腹筋 ヒラメ筋	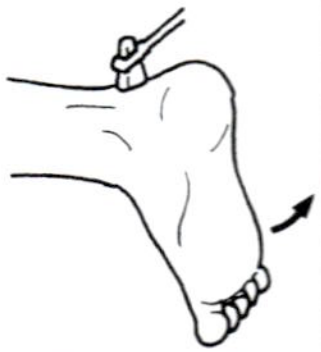 アキレス腱反射↓	同上

図 2-43　典型的根性坐骨神経痛患者の姿勢[5)]

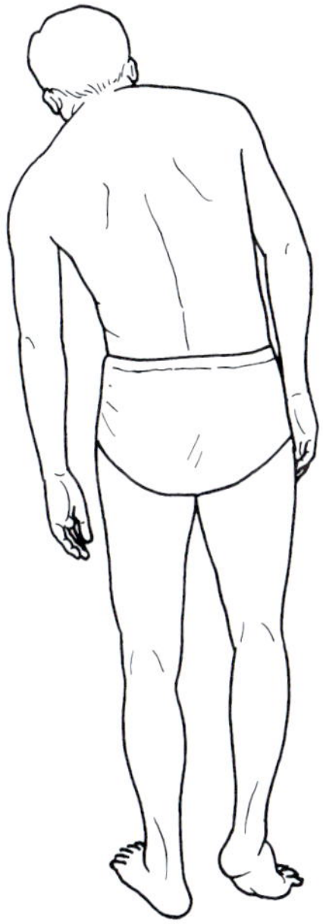

強い根性坐骨神経痛患者では，体を前屈して側弯位をとり，股関節，膝関節を曲げ，坐骨神経をゆるめた姿勢を示す．

図 2-44　Kemp 徴候[5)]

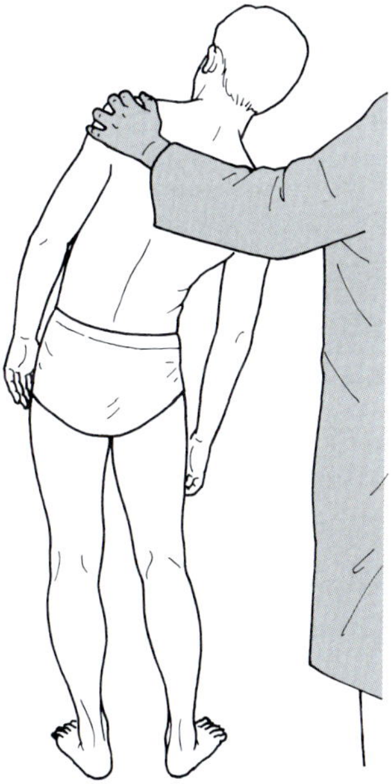

神経根絞扼症状の一つ．患側への後屈により下肢への放散痛が誘発される．椎間板ヘルニアなどによる根性疼痛が推測される．

表 2-22　腰椎椎間板ヘルニア診療ガイドライン策定委員会の診断基準[2)]

①腰・下肢痛を有する（主に片側ないしは片側優位）
②安静時にも症状を有する
③SLR test は 70° 以下陽性（ただし，高齢者では絶対条件ではない）
④MRI などの画像所見で椎間板の突出がみられ，脊柱管狭窄症所見を合併していない
⑤症状と画像所見が一致する

⑤電気生理学的検査

診断のために必須な検査ではないが，障害神経根の同定や術後の神経機能評価に有用である[2)]．

＊外側椎間板ヘルニア（lateral disc herniation）

◆定義

椎弓根内側縁より外側縁の間を椎間孔内，椎弓根外側縁より椎間孔外とし，ヘルニア腫瘤が椎間孔内にあるものを椎間孔ヘルニア（foraminal disc herniation），椎間孔より外側にある場合を椎間孔外ヘルニア（extraforaminal disc herniation）とされている．また，この両者を外側椎間板ヘルニアと呼ぶ（図 2-41）．

◆臨床所見

通常のヘルニアに比較して腰痛は軽度，下肢痛は重度が多いとされ，間欠跛行，後屈時下肢痛（Kemp 徴候）の頻度が高いとされている[7]．

また，緊張性徴候も高頻度である（85%）[7]．

◆診断

軽度な腰痛に比較して下肢の激痛があり，緊張性徴候が陽性の場合には，本症の可能性も考慮すべきである．

画像診断では，5～15%の偽陽性（false positive）が存在するが，MRI が最も優れた画像診断法である[2)8)]．T 1 強調像の水平断像と傍矢状断像が有用である．冠状断像や 3D-MRI[9)] などでの神経根横走化も診断に優れている．また，MR myelography や MRI 拡散強調像などの有用性も報告されている[10)]．しかし，診断の難しさが指摘されており，より確実な障害神経根の同定には選択的神経根造影・ブロックも考慮すべきである．

2 腰部脊柱管狭窄症

(1) 腰部脊柱管狭窄症（lumbar spinal canal stenosis）

脊柱管を構成する骨性要素や椎間板，靱帯性要素などによって脊柱管や椎間孔が狭小となり，馬尾あるいは神経根の絞扼性障害をきたして症状が発現したもの．絞扼部位によって中心性（central）と外側（lateral）に分けられる．症状としては腰痛，下肢のしびれ感，下肢痛や間欠跛行がみられる．しかし，その原因疾患は先天的なもの，後天的なものが含まれ，非常に多彩である（表 2-23[11)]，図 2-45[12)]）．そのため，各原因疾患の名称によって区分されることも多い．

(2) 病態[13)]

腰部脊柱管狭窄症は，脊柱管構成要素がさまざまな程度の関与で神経圧迫と，それによる神経血行障害がその病態と考えられる．

①骨性因子

骨性因子には椎孔の形態，脊柱管前後径，外側陥凹（lateral recess）前後径，および脊柱管面積があり，脊柱管前後径と脊柱管面積の狭小は馬尾障害発生の危険因子であり，外側陥凹の狭小は神経根障害発生の危険

表 2-23　腰部脊柱管狭窄症の国際分類
（Arnoldi ら，1976）[11]

①先天性・発育性狭窄
a）特発性
b）軟骨形成不全性
②後天性狭窄
a）変性性
i）中心性
ii）外側性
iii）変性すべり
b）混合性
先天性，発育性，変性，ヘルニアの各種の組み合わせ
c）分離性，分離すべり性
d）医原性
i）椎弓切除後
ii）固定術後
iii）化学的髄核融解術（chemonucleolysis）後
e）外傷後
f）その他
i）Paget 病
ii）フッ素障害

因子である[14]．形態では，下位腰椎狭窄症で triangular 型と trefoil 型が多い（図 2-46）[15]．外側陥凹の狭窄には先天的な形態の他，椎間関節の退行変性の関与が大きい．

②椎間板因子

突出（退行変性）による前方からの圧迫因子である．また，椎間板高減少による椎間関節の変性や黄色靱帯の隆起（bulging）も惹起し，脊柱管狭窄を助長する．

③黄色靱帯因子

①,②の退行変性の結果として黄色靱帯の短縮と脊柱管内膨隆が生じ，神経組織圧迫因子となる．脊柱の運動に伴い，神経組織に対する圧迫程度は異なる（一般に腰椎伸展時に圧迫大）．したがって，本症では動的圧迫因子の評価が治療上重要となる．

④神経性因子

神経自体の解剖学的差異（特に後根神経節の位置）による症状出現と性状の差異が近年注目されている（図 2-47）[16]．

図 2-45　腰部脊柱管狭窄症の型[12)]

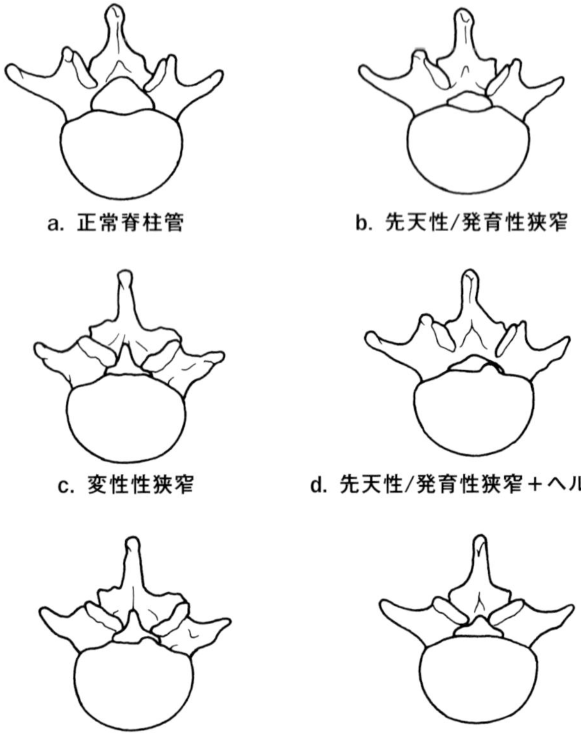

a. 正常脊柱管

b. 先天性/発育性狭窄

c. 変性性狭窄

d. 先天性/発育性狭窄＋ヘルニア

e. 変性性狭窄＋ヘルニア

f. 先天性/発育性狭窄＋変性性狭窄

図 2-46　骨性脊柱管形態の分類（角田，1985）[15]

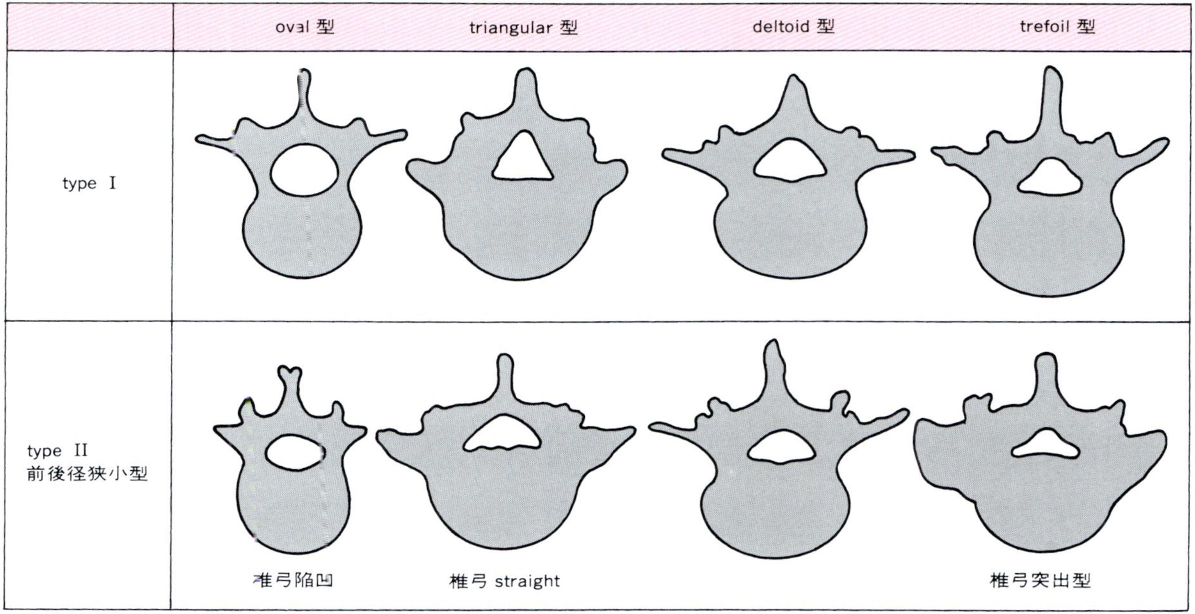

図 2-47　後根神経節の局在と神経圧迫部位[16)]

後根神経節が脊柱管内に存在する型（SC型）では，脊柱管外に位置する型（EF型）に比較して，安静時にも疼痛を有する例や神経根症状を呈することが多いとされている．

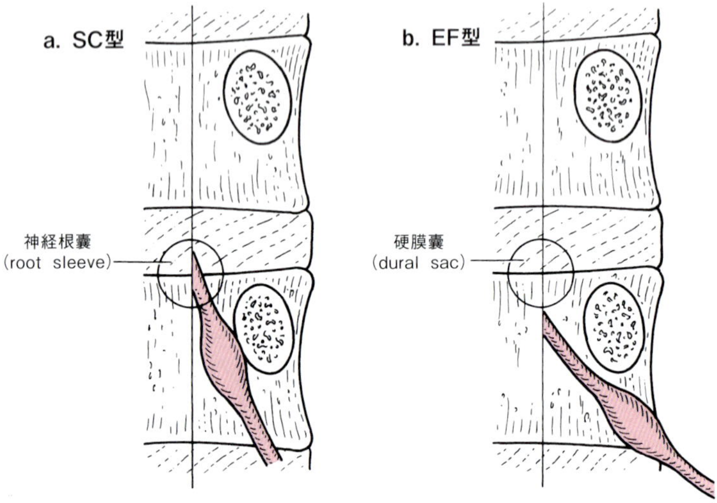

(3) 症状・臨床所見（表 2-24）[17)]

自覚的には，主に腰痛，下肢痛，しびれ感と間欠跛行であり，時に膀胱直腸障害である．他覚所見では間欠跛行を含めて，それぞれの症状が神経根症状か，馬尾症状かについて区別しながら，診断していくことが治療方針決定上重要．また，間欠跛行は血管性との鑑別が必要である（表 1-17）．本症では歩行や長時間立位後に症状が増悪することが多いが，SLR test が著明に制限されていることは少なく，安静臥床時に所見の少ないことも多い．そのため，診察時の神経学的所見と日常生活の不自由さにかなりのギャップがあることも多く，問診の重要性は高い．診断サポートツールの使用もエビデンスをもって有用とされている（表 2-25）[18)19)]．

(4) 画像所見

①単純 X 線像

正・側面方向の alignment，椎間すべり（translation）や狭小化の有無，各靱帯骨化の有無，側面像での脊柱管前後径をチェックする．狭窄症の前後径の大体の目安は 12 mm 以下（図 2-48）[20)]．また，機能撮影による椎間すべりや前屈時後方開大（abnormal tilting movement）などの異常可動性の有無など動的因子について検討する（図 2-49）．

表 2-24 腰部脊柱管狭窄症の症状・臨床所見[17)]

	Verbiest*	蓮江**	片岡***	中野 変性性 104 例	 混合性 83 例
腰　痛	69	91	119	84	80
下肢症状	65	116		33	54
下肢痛			126		
下肢しびれ感			110		
下肢冷感			84		
間欠跛行	70	92	116	43	13
膀胱直腸障害	—	9	27	1	0
脊柱所見	82	100		25	66
前弯増強			86		
側　弯			48		
後屈時痛			93		
緊張性徴候		—			
坐骨神経	55		78	14	44
大腿神経			60	—	—
麻痺	87	73			
運動障害			95	26	52
感覚障害			110	70	76
腱反射異常			95	19	28

*：先天性・発育性のみ，97 例
**：混合性を含まず，125 例
***：混合性を含む，148 例

②MRI

硬膜管の他，椎間板，黄色靱帯などの神経圧迫因子の直接的描出が可能であり，病態把握のうえで必須の画像診断法（表 2-26[21)]，図 2-50[21)22)]）である．また，馬尾腫瘍や脊椎転移癌などの他疾患との鑑別にも有用である．特に本症では高齢者も多く，椎体の信号変化にも十分な注意が必要である（表 2-27）[21)]．Modic change は，Modic らによって報告された MRI 上の腰椎の椎体終板変性の分類で，腰痛や不安定性などとの関係が検討されてきた[23)24)]．T1 強調像，T2 強調像の椎体終板の信号変化により，3 型に分類されている（図 2-51）．最近では脊髄造影に類似した画像を描出し得る MR myelography が導入されている．これにより従来困難であった神経根も描出可能となったが（表 2-28）[25)]，依然として動態撮影，立位での撮影ができない，骨性要素の評価が不十分などの欠点もある．

表 2-25 腰部脊柱管狭窄症診断サポートツール
（日本脊椎脊髄病学会，2006）[18][19]

評価項目		判定（スコア）	
・病歴		□60歳未満	
	年齢	□60〜70歳(1)	
		□71歳以上(2)	
	糖尿病の既往	□あり	□なし(1)
・問診	間欠跛行	□あり(3)	□なし
	立位で下肢症状が悪化	□あり(2)	□なし
	前屈で下肢症状が軽快	□あり(3)	□なし
・身体所見	前屈による症状出現	□あり(−1)	□なし
	後屈による症状出現	□あり(1)	□なし
	ABPI 0.9	□以上(3)	□未満
	ATR 減弱・消失	□あり(1)	□正常
	SLR test	□陽性(−2)	□陰性

対象：下肢（殿部を含む）に愁訴・症状のある患者
該当するものをチェックし，割り当てられたスコアを合計する（マイナスの数値は減算）.
7点以上の場合には，腰部脊柱管狭窄症である可能性が高い.
ABPI：ankle brachial pressure index（足関節上腕血圧比）
ATR：Achilles tendon reflex（アキレス腱反射）

図 2-48 単純X線像による脊柱管前後径の計測[20]

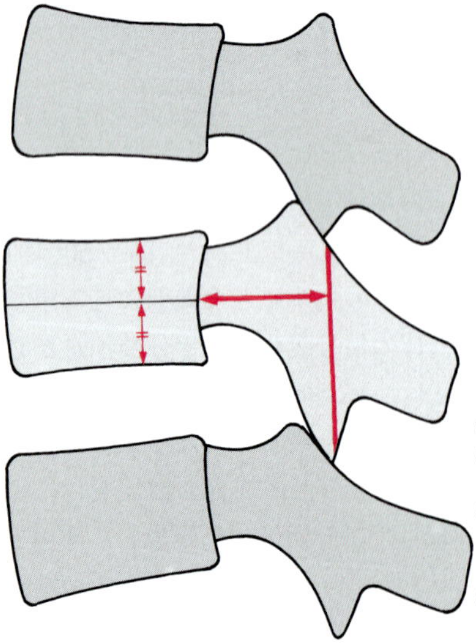

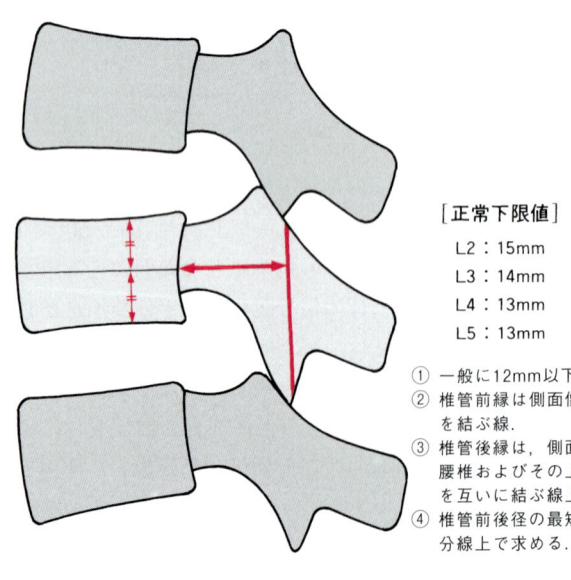

［正常下限値］
L2：15mm
L3：14mm
L4：13mm
L5：13mm

① 一般に12mm以下は狭窄とされる.
② 椎管前縁は側面像で椎体後縁の上下隅角を結ぶ線.
③ 椎管後縁は，側面像で測定しようとする腰椎およびその上位椎の下関節突起先端を互いに結ぶ線上におよそ位置する.
④ 椎管前後径の最短距離は当該椎体の2等分線上で求める.

図 2-49　腰椎機能撮影からの異常可動性の測定

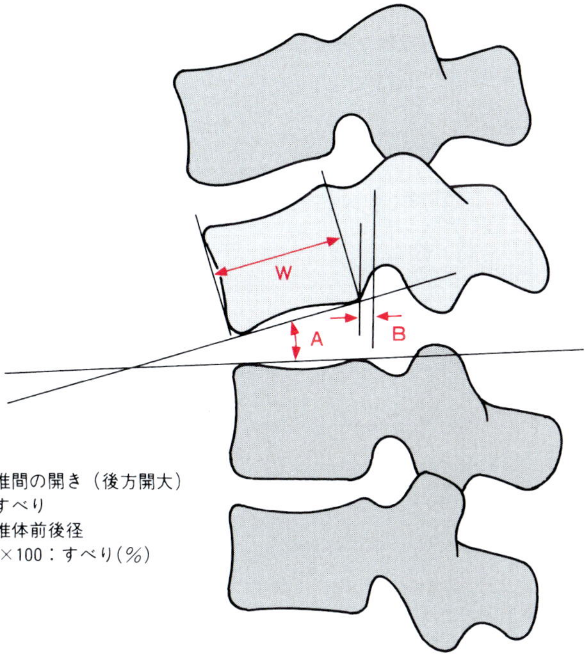

表 2-26　MRI 信号からの組織の推測[21)]

1.非特異的（一般的）病変の信号 T1 低信号，T2 高信号
2.特異的病変の信号 ①T2 低信号病変 a.出血（デオキシヘモグロビン，メトヘモグロビン，ヘモジデリン） b.線維性変化 c.粘液性変化，高蛋白液 d.骨化（後縦靱帯骨化，肥厚），石灰化 e.flow f.常磁性体（造影剤，free radical） ②T1 高信号病変 a.脂肪 b.出血（メトヘモグロビン） c.高蛋白液 d.石灰化（程度すなわちカルシウム結晶による） e.flow（inflow effect） f.常磁性体（造影剤）

図 2-50　椎間板変性による腰仙部神経根圧迫部位と画像診断上のチェック部位[21)]

a. 第 4 腰神経の圧迫される可能性がある部位（①～⑥は b に対応）

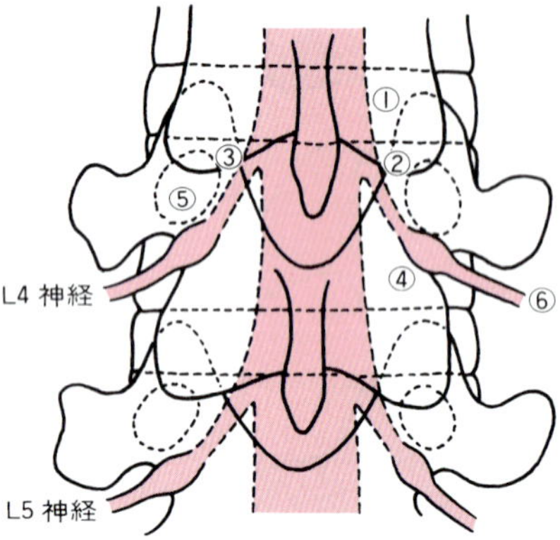

{宮坂和男：脊髄疾患. 脊髄・顔面・頸部疾患. 放射線医学体系第 6 巻（田坂　晧，他責任編集）. 中山書店, 1985, p 67より改変}[22)]

b. 病態と所見

椎間腔（①後外側型ヘルニア），外側陥凹{②関節突起肥厚による上関節突起症候群（superior facet syndrome），③変性脊椎すべり症（degenerative spondylolisthesis）},椎間孔または椎間孔外（④変性脊椎すべり症によるforaminal impingement，⑤変性性側弯症によるpedicular kinking，⑥外側型ヘルニア）

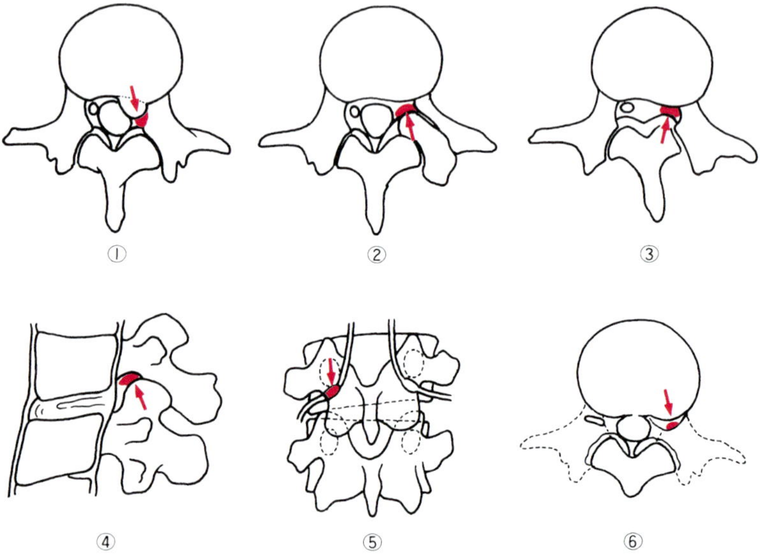

表 2-27　MRI T1 強調像における椎体信号変化[21)]

1．信号低下	2．信号上昇
①局所的 転移性・原発性腫瘍 脊椎炎 外傷（浮腫，壊死） 骨壊死 骨硬化 Schmorl 結節 ②全体的，多椎体の信号低下 悪性リンパ腫，白血病浸潤，多発性骨髄腫，血液疾患（再生不良性貧血，骨髄線維症など*）など	①局所的 椎間板変性* 海綿状血管腫 ②全体的，多椎体の信号上昇 骨粗鬆症 放射線照射後

＊：T2 強調像では低信号となる

図 2-51　Modic change[23)]

Modic change	T1 強調像　T2 強調像	臨床的意義
Type 1	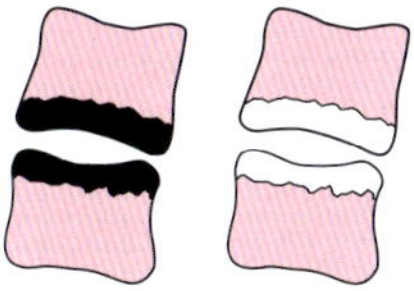	・Type 2 に次いで多い ・微小炎症の存在 ・腰痛と不安定性の頻度が高い ・感染との鑑別診断が必要
Type 2	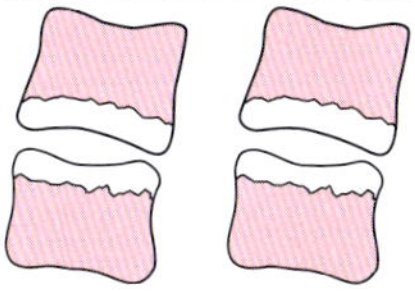	・最多 ・脂肪髄化 ・Type 1 からの自然経過
Type 3	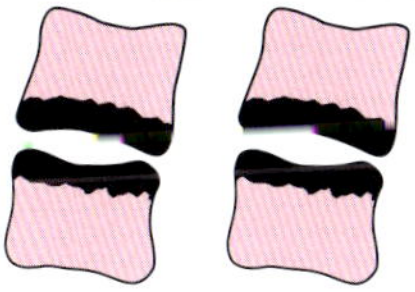	・最少 ・骨硬化像

③造影 MRI

障害神経根を描出したり，failed back syndrome における術後瘢痕組織と椎間板ヘルニアの再発を鑑別することも可能である（表 2-29）[21)]．

表 2-28　MR myelography の特徴[25)]

利　点	欠　点
・X 線被曝・穿刺が不要 ・造影剤が不要 ・脊髄造影での完全ブロックの反対側の評価も可能 ・造影剤を充填しにくい部位（上位腰椎，嚢腫性病変など）の評価が容易	・動態撮影・立位での撮影が不可 ・骨性要素の評価が不十分 ・周囲の静脈叢が読影を障害する ・骨陰影が失われるためレベル確認に注意を要する

表 2-29　椎間板病変に伴う造影 MRI の異常増強像[21)]

1．硬膜外*
①変性椎間板に隣接する椎体上下縁
②線維輪亀裂
③椎間板髄核ヘルニア
④椎間関節包
⑤うっ滞拡張した硬膜外静脈
⑥術後瘢痕組織
2．硬膜内
①障害神経根
②二次的髄内変性変化

*：多くの増強像は線維組織あるいは線維軟骨組織による

④脊髄造影

脊髄，馬尾，神経根の圧迫状態を鋭敏に描出し，動態撮影，任意の姿勢での撮影が可能であり，脊椎脊髄疾患の診断に欠くことのできない画像診断法であるが（図 2-52）[26)]，造影剤の使用，X 線被曝や穿刺などの侵襲性がある．

⑤CT，CTM

脊柱管横断面での骨性因子の評価において，CT は MRI に優り，特に本症では外側陥凹の評価に有用である．3 D-CT は椎間孔狭窄の補助診断としても使用されている．CTM では，硬膜管断面積の測定や外側陥凹における神経根の状態の描出などが明瞭にできる．

⑥選択的神経根造影・選択的神経根ブロック

前述の画像診断法の限界である末梢部分の神経根の状態を知りうる手

図 2-52　脊髄造影所見[26)]

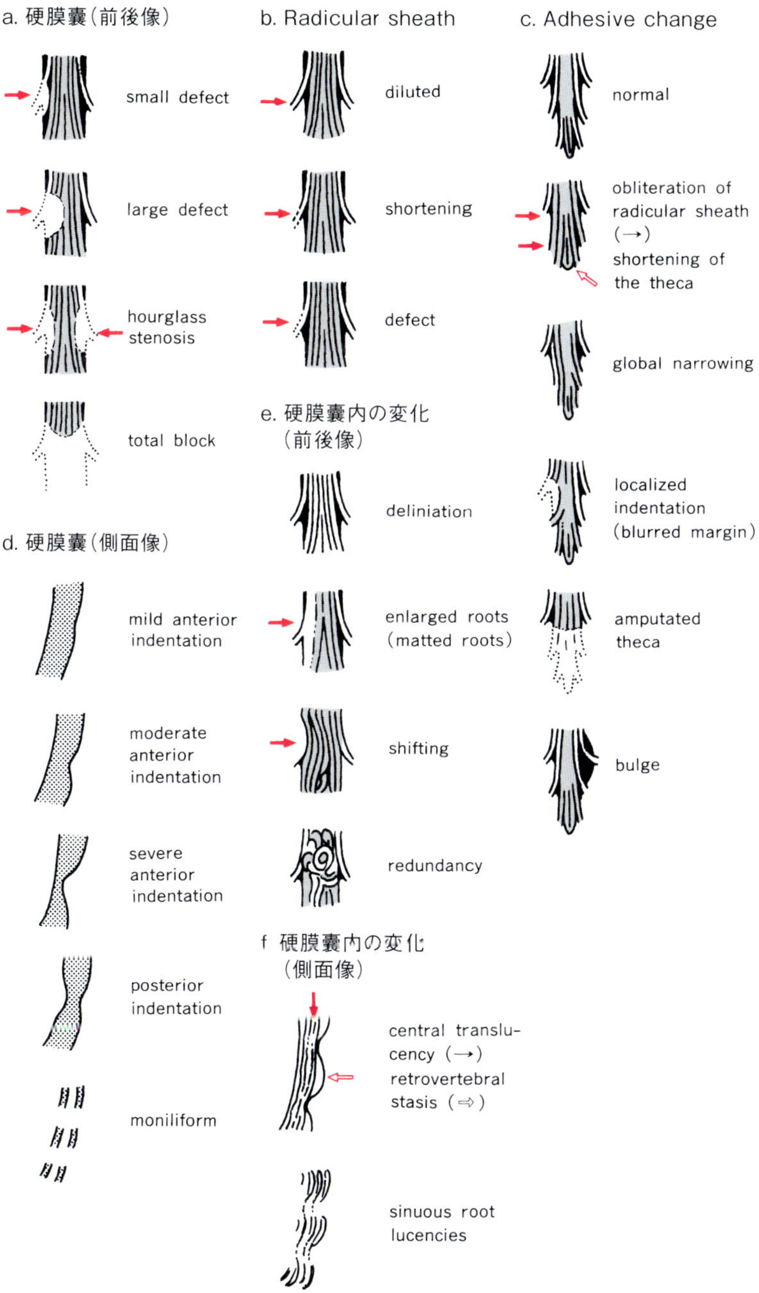
a. 硬膜嚢(前後像)
small defect
large defect
hourglass stenosis
total block
b. Radicular sheath
diluted
shortening
defect
c. Adhesive change
normal
obliteration of radicular sheath (→)
shortening of the theca
global narrowing
localized indentation (blurred margin)
amputated theca
bulge
d. 硬膜嚢(側面像)
mild anterior indentation
moderate anterior indentation
severe anterior indentation
posterior indentation
moniliform
e. 硬膜嚢内の変化 (前後像)
deliniation
enlarged roots (matted roots)
shifting
redundancy
f 硬膜嚢内の変化 (側面像)
central translucency (→)
retrovertebral stasis (⇨)
sinuous root lucencies

図 2-53 選択的神経根造影所見[27]

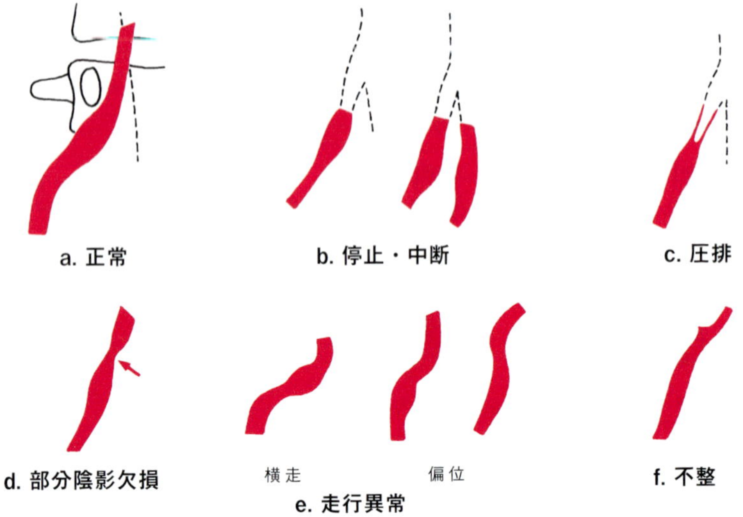

段で，椎間孔内外の神経根の走行を描出できる（図 2-53）[27]．また，引き続いて局所麻酔薬を注入するブロックと併用することにより，責任神経根診断という機能的診断としての意義も大きい（治療効果もある）．

＊外側型狭窄症

◆外側陥凹狭窄（lateral recess syndrome）

外側型狭窄症のうち，最も多いのは外側陥凹（lateral recess，subarticular zone，図 2-54[8]）における上関節突起による神経絞扼である．上関節突起症候群（superior facet syndrome），subarticular entrapment とも呼ばれている．強い下肢痛を訴え，SLR test 強陽性がみられるが，麻痺症状に乏しく，脊髄造影の異常も乏しい．椎間関節の退行性変化によるものが多く，小椎間板ヘルニアの合併も少なくない．壮年・高齢者に多いが，若年者例もある．慎重な他病因の除外が必要なことが多い．

◆椎間孔狭窄（foraminal stenosis）

椎弓根内側縁より外側縁の間を椎間孔内（foraminal），椎弓根外側縁より外側を椎間孔外（extraforaminal）とし，両者を椎間孔部という（図 2-54[8]）．同部における圧迫性神経根障害のうち，外側型椎間板ヘルニア，腰椎分離すべり症によらない，変形性腰椎症を基盤とした原発性の椎間孔骨性神経根絞扼障害を椎間孔狭窄という[28]．

症状は外側陥凹狭窄と同様に頑固な下肢痛（腰椎後屈時に強い），神経

図 2-54　腰部脊柱管の zone 分類[8)]

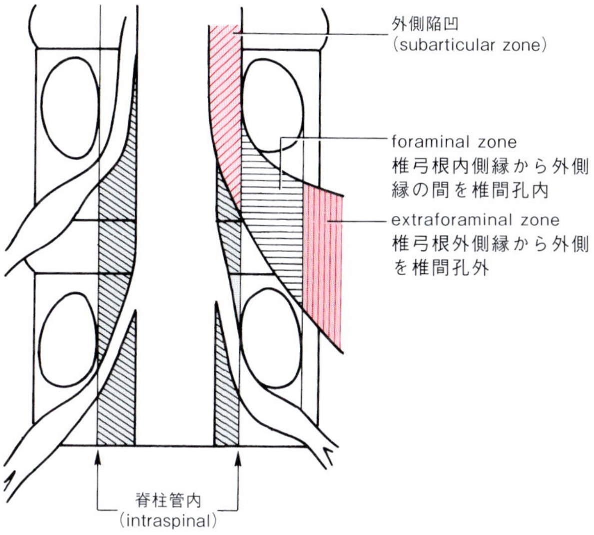

根性間欠跛行，Kemp 徴候陽性などの神経根絞扼徴候である．

また，外側陥凹狭窄に比較して，座位でも下肢痛が増強することが多いとされている[28)]．発症形式が比較的慢性で，L 5 神経根障害が多く，片側性であることが多い（表 2-30）．脊髄造影による診断が不可能で，本症に決定的な画像診断法はないが，MRI 傍矢状断像，冠状断像などで本症を疑うことは可能である（表 2-31，図 2-55[29)]）．偽陽性も多く，他病態（脊柱管内病変など）の除外は必要で，3 D-CT による評価[30)]や選択的神経根造影・ブロックによる責任神経根の同定は非常に有用である[31)]．

3　腰椎変性すべり症

(1)　腰椎変性すべり症

（変性脊椎すべり症：degenerative spondylolisthesis）

椎間関節突起間部に分離を認めないすべりを有する脊柱管狭窄症を呈する疾患の一つである（以前は無分離すべり症または偽性すべり症と呼ばれていた）．発生機序は，椎間板変性が椎間狭小化と椎間可動性の増大をきたし，2 次的に椎間関節の変性を引き起こし，すべりが生じるとする説と，椎間関節を中心とした後方要素を主因とする説に大別されている[32)]．

表 2-30 椎間孔狭窄の理学所見と障害神経根

下肢痛	24 例（100%）
腰痛の合併	8 例（33%）
安静時下肢痛	18 例（75%）
神経根間欠跛行	18 例（75%）
Kemp 徴候	17 例（71%）
神経脱落症状	9 例（38%）
障害神経根　L 3	3 例（13%）
L 4	6 例（25%）
L 5	15 例（62%）

表 2-31 椎間孔狭窄を疑う画像診断所見

単純 X 線	椎間腔の狭小化，側方楔状化，変性側弯
MRI（矢状断像，冠状断像）	椎間孔内脂肪像の非対称化，椎間孔狭窄像，閉塞像，健側に比し障害神経根の横走化
CT	椎間孔内の骨棘，椎間板膨隆
3 D-CT	椎間孔横断面積の減少
神経根造影	神経途絶，横走，偏位

(2) 病態

病態の本質は脊柱管狭窄症である[33]．すべりに伴う椎間関節の前内側への肥厚性変形により神経組織圧迫をきたす．特に椎間関節内側部とそこに付着する黄色靱帯にて神経根は障害される（側方狭窄）．さらに，すべりに伴い，黄色靱帯の内方膨隆と椎弓の前方移動により，硬膜管全体が圧迫されるようになる（中心性狭窄）．

(3) 疫学

40 歳以上の女性の第 4 腰椎に好発する．第 3 腰椎に比べて第 4 腰椎での発生は 6 倍以上多く，男性に比べて女性での発生は 6 倍以上多い[34]．

(4) 症状，臨床所見

腰部脊柱管狭窄症と同様である．

(5) 画像診断

腰部脊柱管狭窄症と同様．

図 2-55　椎間孔部神経根絞扼因子と原因疾患[29]

a. 神経根絞扼因子

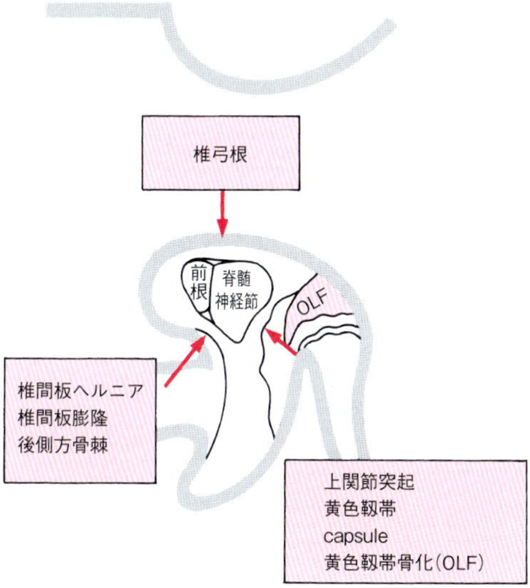

b. 神経根絞扼型と原因疾患

① 前後型絞扼

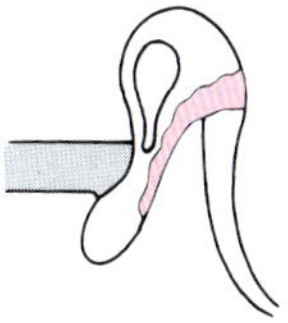

後方すべり症
椎間孔部黄色靱帯骨化
椎間孔部靱帯
横突起間靱帯
椎間関節包・黄色靱帯肥厚

② 上下型絞扼

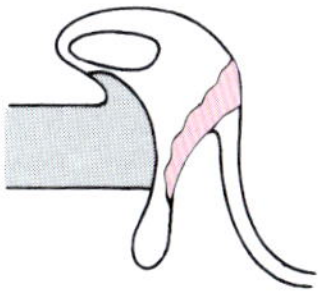

変性すべり症(前方すべり)
分離すべり症
椎体後側方骨棘
椎間板ヘルニア
脊椎圧迫骨折

③ 全周型絞扼

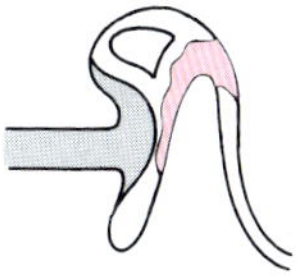

脊椎症
(椎間変性高度)
椎間板ヘルニア
変性すべり症

④ 神経根圧排

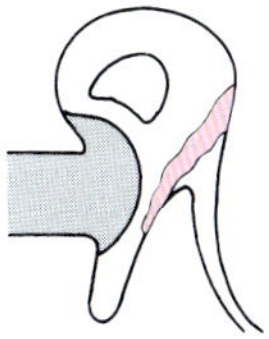

椎間板ヘルニア

⑤ 神経根癒着

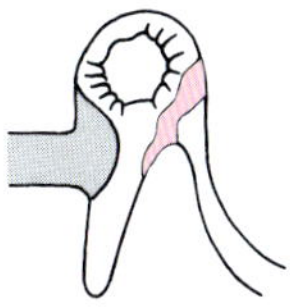

椎間孔狭小
椎間不安定性

図 2-56　すべり度，すべり角の測定

a. すべり度（percent of slip）[35]

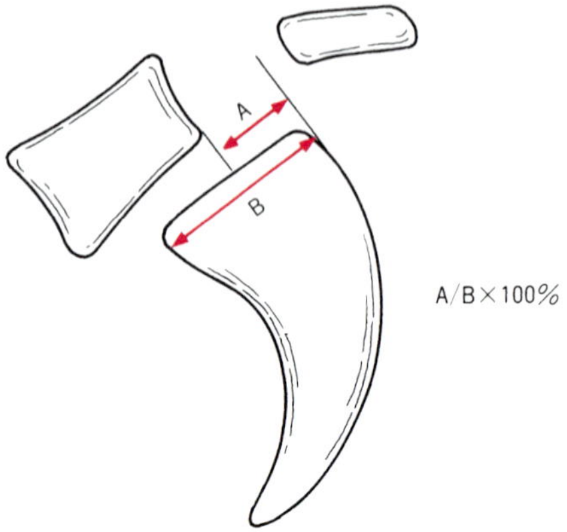

b. すべり角（slip angle）[36]

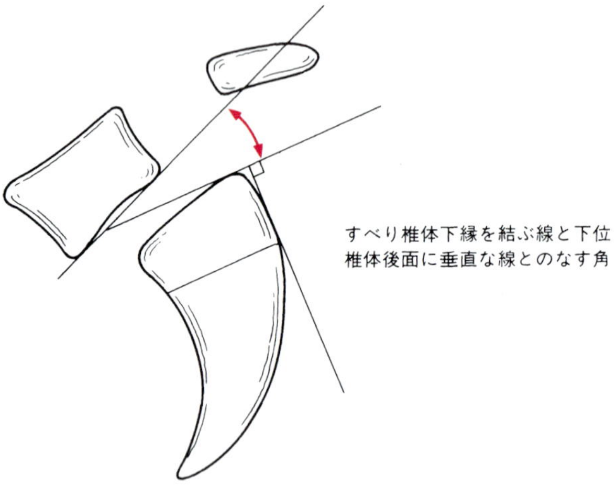

(6) すべりの評価

❶**X 線学的評価法**（図 2-49，図 2-56[35)36)]，図 2-57[37)]，図 2-58[38)]）

❷**必ずしもすべりの程度と症状，臨床所見は相関しない**

❸**すべりの程度と異常可動性は相関しない．すべりの程度が大でも，機能撮影での動きは少ないことも多い**

図 2-57 腰椎すべりの程度分類 (Meyerding, 1932)[37)]

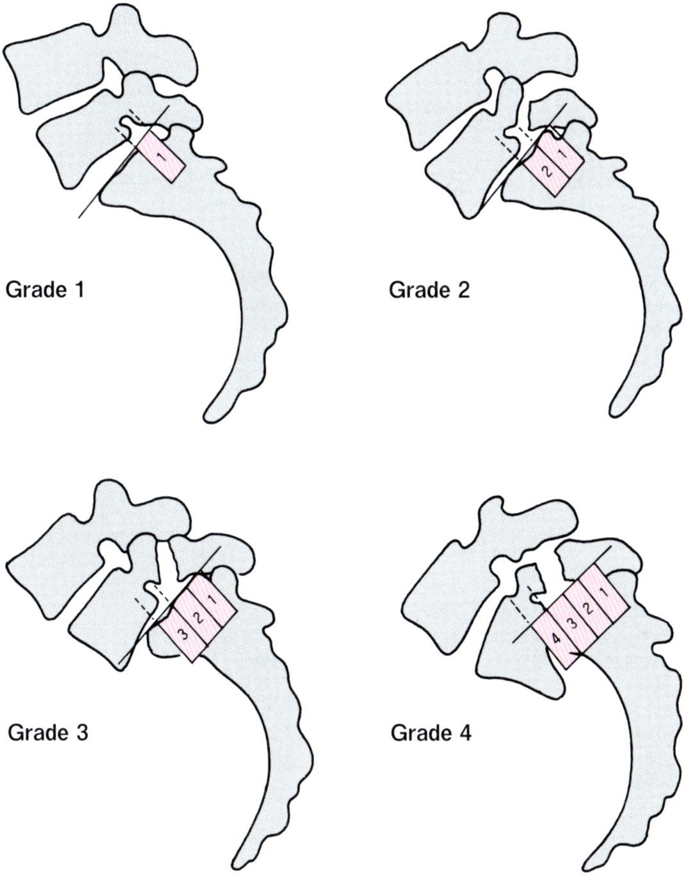

X線側面像でS1椎体上縁を4等分し，L5椎体の後下縁の位置ですべりの程度を示す

❹日本人の本症でのすべり度（% slip）は低く，そのほとんどは30%以下である

❺機能撮影による異常可動性分類：手術例のほとんどは後方開大すべり型や平行すべり型で，可動性小型は少ない（図 2-59）[39)]

❻椎間関節の矢状化はすべり発生の危険因子

①椎間関節のM型，W型（図 2-60）[40)41)]

② L4/5 45°以上の矢状化ではすべり発症は25倍[42)]

図 2-58　ミエログラム，CTM からみた症状発生機序と治療法の選択[38)]

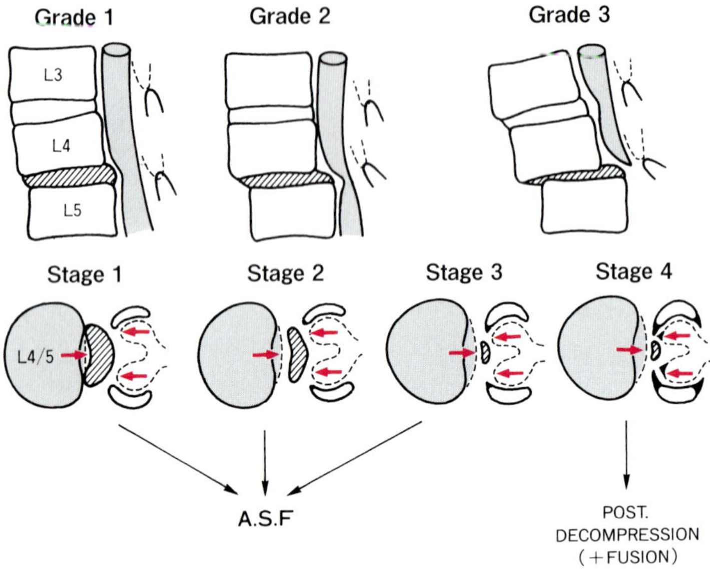

(◌はL4の下関節突起，◯はL5の上関節突起を表す)．
DS例では，上関節突起の垂直化に伴い下関節突起の前方偏位が進行し，後方膨隆した椎間板とで硬膜管を絞扼する（Stage 1〜3，矢印）．Stage 4 になると上関節突起の前内縁に骨棘（黒ぬり部）が形成されるばかりでなく，時に後内縁や下関節突起の先端にも骨棘（黒ぬり部）が形成される．ミエログラム Grade 3 の症例では CTM 像をよく観察し，治療法として前方アプローチをとるか，後方アプローチをとるかを選択する．

図 2-59　機能撮影による異常可動性分類[39)]

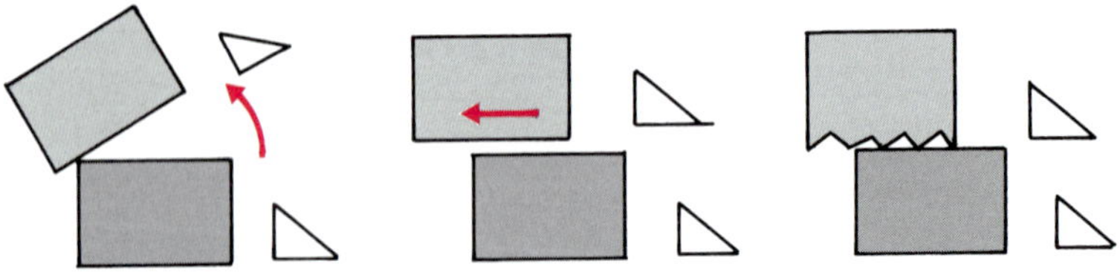

a. 後方開大すべり型
前屈時にすべり（translation）とともに後方開大（abnormal tilting movement）がみられる．

b. 平行すべり型
前屈時にすべりはあるが，後方開大はみられない．

c. 可動性小型
機能撮影上動きがなく，すべりも後方開大もみられない．

図 2-60　椎間関節の形態分類[40)41)]

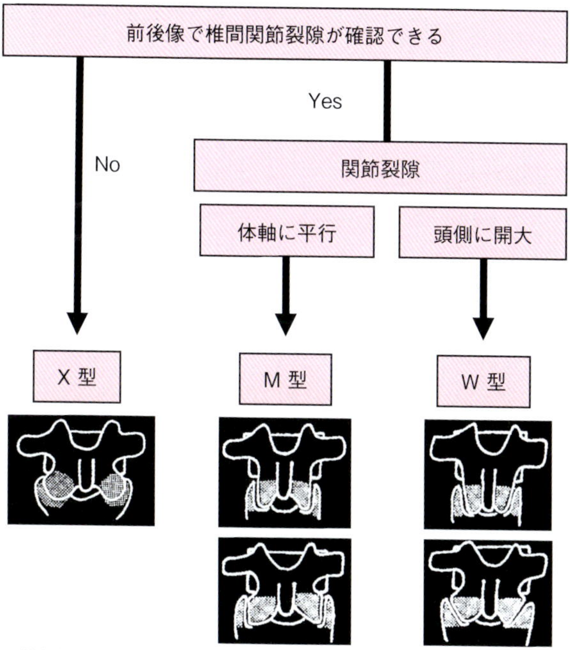

腰椎単純 X 線像で椎間関節が確認できないものは X 型，椎間関節裂隙が体軸に平行なものは M 型，頭側に開大しているものは W 型と定義される．

4 腰椎分離症・分離すべり症 (spondylolysis, isthmic spondylolisthesis)

(1) 病態

脊椎分離とは，上下関節突起間部（pars interarticularis）で骨の連続性が断たれた状態である．この脊椎分離が両側性に生じ，椎間板変性や椎間板と椎体の間の終板障害が加わると，椎体が前方にすべることがあり，この状態を脊椎分離すべり（症）と呼ぶ（図 2-61）[43)]．

(2) 病因

原因は関節突起間に繰り返し外力が働くことによる，いわゆる疲労骨折説が有力．特に学童期（小学校高学年，中学生）の過激なスポーツ活動との関連が注目されている．先天性疾患説，発育異常説もある．

(3) 病型分類

脊椎分離症は脊椎すべり症の国際分類（図 2-62）[44)]のIIA に相当する．

図 2-61 腰椎骨性分離部[43)]

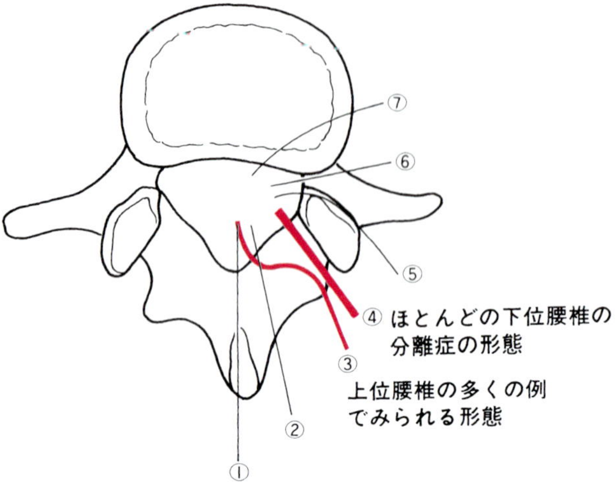

① 脊椎披裂（spina bifida）
② 後峡部断裂（retroisthmic cleft）
③ 上位腰椎分離症(spondylolysis)
④ 腰椎分離症
⑤ 上関節突起縦裂（vertical cleft through the articular process）
⑥ 椎弓根裂（cleft pedicle）
⑦ 椎体と椎弓間の裂（cartilagenous synchondrosis between vertebral body and arch）

(4) 疫学

家族内発生例の報告[45)]が最近あり，常染色体優性遺伝を提唱する報告[46)47)]も以前からある．腰椎分離症の男：女は2：1[48)]であるが，腰椎分離すべり症の頻度は女性のほうが高い[49)]．また，スポーツ選手に多い．発生高位はＬ5が70～80％とされ，次いでＬ4が多い．

(5) 症状

分離があっても無症候性のことも多く，症状がある場合でも，腰痛が唯一の症状であることがほとんどである．激しい運動後や長時間の同一姿勢後に訴えることが多い．すべりを伴うときは，下肢症状（疼痛，しびれ感など），時に間欠跛行を訴えることがある[50)]．

(6) 診断

①単純 X 線撮影（図 2-63）[51)]

側面像，斜位像にて関節突起間部に分離像（犬の首輪像[51)]）を認める．さらに側面像ではすべりの有無，すべり率，椎体の矩形化，仙骨上面の円形化を確認し，また前後屈側面像にて椎体間の不安定性の有無も確認

図 2-62　腰椎分離症・すべり症の分類[44]

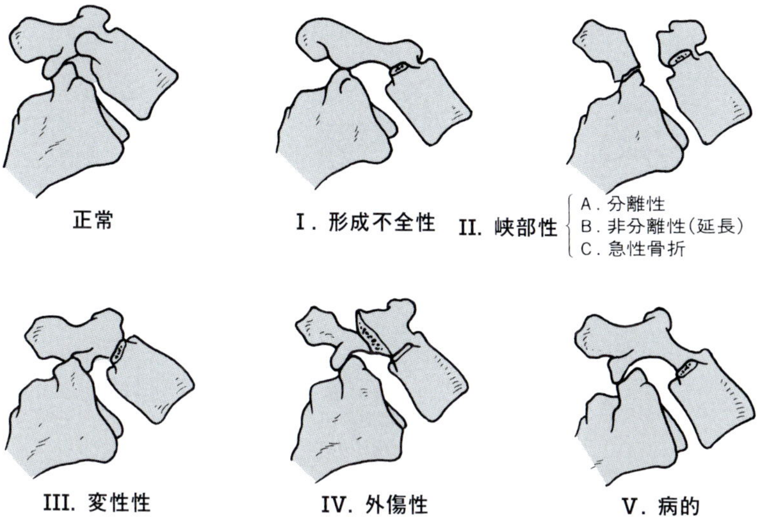

する．

②MRI

単純 X 線像にて判定不明の場合や保存療法後の骨癒合判定などに有用である．関節突起間部は T1 強調像にて低信号，T2 強調像にて高信号を呈することが多い．STIR（short tau inversion recovery）MRI では椎弓根の骨髄浮腫は早期診断に有用である．また，分離症以外の症状発現因子となりうる椎間板，馬尾などのチェックにも有用である．

③CT

単純 X 線像にて判定不明の場合や保存療法後の骨癒合判定などに有用である．CT 分類では，初期（部分的骨吸収），進行期（完全骨折），終末期（偽関節）に分けられる[52]．また，手術を予定している場合は，CTM を行って硬膜管や神経根などの圧迫がないかを確認する．

④骨シンチグラフィー

疲労骨折による分離初発時期に判定可能．ただし，放射線被曝量は少なくない．

⑤分離部造影・ブロック

腰痛や下肢痛の症状再現性と症状緩解の有無を診断する．

図 2-63 腰椎分離部のX線学的分類[51)]

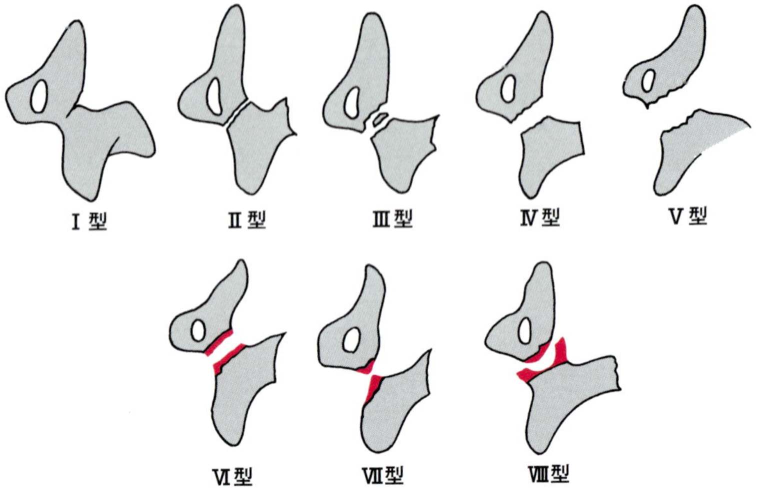

＊下垂足を生じる疾患とその鑑別

◆下垂足

下垂足とは，前脛骨筋の筋力が単独または複数の筋とともに，通常MMT 3以下に低下した状態である．この症候は日常診療上，しばしば遭遇する．下肢遠位筋の著明な筋力低下の象徴的な症候であるが，大脳運動皮質から脊髄前角細胞以下の下位運動ニューロンまでの経路のどの部分の障害でも出現する可能性がある．したがって，下肢運動麻痺を生じるさまざまな疾患で発症しうる．診断のうえでは，この経路を常に念頭に置き，障害高位（部位）を見極めることが必要である[53)54)]．

◆下垂足の原因疾患

腓骨神経麻痺に次いで腰椎疾患が多く，中枢性下垂足は少ない．鑑別には一側性か両側性か，また急性か慢性かなどの発症経過が大切である．

①脳病変

片側性が多く，急性または亜急性で発症する（表 2-32）[55)]．

②脊髄病変

通常，下肢のみの筋力低下（対痺）であれば，胸髄病変あるいは腰髄病変を示唆する．頸髄病変でも初期には下肢症状のみの場合もある．障害レベルに応じた筋力低下を示し，腱反射の異常も特有パターンを呈する（表 2-32）[55)]．感覚障害，膀胱直腸障害の合併は脊髄病変を疑う．

③神経根病変・馬尾病変

神経根ではＬ４あるいはＬ５神経根病変で生じる．Ｌ４〜Ｓ１を含む馬尾病変でも生じ，腰椎椎間板ヘルニアをはじめ，各種の腰椎・馬尾疾患で起こりうる（表 2-33）．

④神経叢病変

仙椎前方の病変に注意する．腫瘍性病変による場合もあり，特に中高年では癌転移に注意する．

⑤末梢神経病変

さまざまな原因で障害される（表 2-34）[54]．

⑥神経筋接合部病変

Lambert-Eaton 症候群：筋電図（反復刺激検査）．

⑦筋病変

遠位型ミオパチー：血中 CK，筋電図（筋原性変化）．

◆責任病巣決定のポイント

❶末梢から中枢へさかのぼって検索

❷上位運動ニューロンの障害か，下位運動ニューロンの障害か？

下肢腱反射の亢進か，低下か？

❸感覚障害の有無は？

❹両側性か，片側性か？

以上のことについて，チェックしながら責任病巣を絞り込む（図 2-64）[53]．

表 2-32　主な中枢性下垂足の原因疾患と特徴（福武，2014[55]より改変）

	一側/両側	発症経過	その他の特徴（必ずあるとは限らない）
①脳病変			
内包後脚梗塞	一側	急性	同側他部位の軽微な錐体路徴候，同側運動失調
前大脳動脈領域梗塞	一側	急性	同側下肢遠位優位麻痺，同側下肢腱反射亢進，（尿閉）
前頭葉皮質下出血	一側	急性/亜急性	同側下肢遠位優位麻痺
大脳鎌髄膜腫	一側/両側	亜急性	頭痛，同側下肢遠位感覚障害，同側下肢腱反射亢進
②頸髄病変			
頸椎症性脊髄症	一側(時に両側)	亜慢性	上肢腱反射異常，上肢感覚障害

表 2-33　馬尾由来の下垂足の原因疾患

①腰椎椎間板ヘルニア	L 1/2～L 4/5 の各レベルで起こり得る．特に L 3/4，L 4/5 に多い ＊外側型ヘルニアでは L 4/5，L 5/S 1
②腰部脊柱管狭窄症	L 1/2～L 4/5 の各レベル
③腰椎変性すべり症	特に L 4，L 5 のすべり症
④脊椎腫瘍	L 1～L 5 腫瘍による圧迫
⑤馬尾腫瘍	L 4，L 5 馬尾由来のもの

表 2-34　主に下肢の運動麻痺をきたす末梢神経障害の分類[54)]

A. 非遺伝性
  1. 感染：ウイルス（風疹後，ヘルペス，ポリオ），ライム病，Hansen 病
  2. 炎症性（免疫性）：Guillain-Barré 症候群，慢性炎症性脱髄性多発根ニューロパチー
  3. 内分泌・代謝：糖尿病
  4. 栄養障害性：脚気，アルコール，ペラグラ
  5. 中毒：
    ①薬剤：エタンブトール，ニトロフラントイン，キノホルム
    ②重金属：ヒ素，鉛，水銀，タリウム
    ③有機物質：n-ヘキサン，トリオルトクレジルフォスフェイト
    ④細菌外毒素：ジフテリア
  6. 膠原病：結節性多発動脈炎，進行性全身性硬化症，関節リウマチ
  7. 腫瘍
    ①直接作用：浸潤，転移，圧迫，神経組織の腫瘍
    ②遠隔効果：癌性ニューロパチー，多発性骨髄腫，マクログロブリン血症
  8. 外傷
  9. 圧迫：坐骨神経痛，腓骨神経麻痺
B. 遺伝性
  1. 遺伝性運動感覚性ニューロパチーⅠ型・Ⅱ型（Charcot-Marie-Tooth 病）
  2. 遺伝性運動感覚性ニューロパチーⅢ型（Dejerine-Sottas 病）
  3. 家族性アミロイドニューロパチー
  4. 急性間欠性ポルフィリン症
  5. adrenomyeloneuropathy
  6. 異染性白質ジストロフィー

図 2-64　下肢筋力低下の鑑別診断[53)]

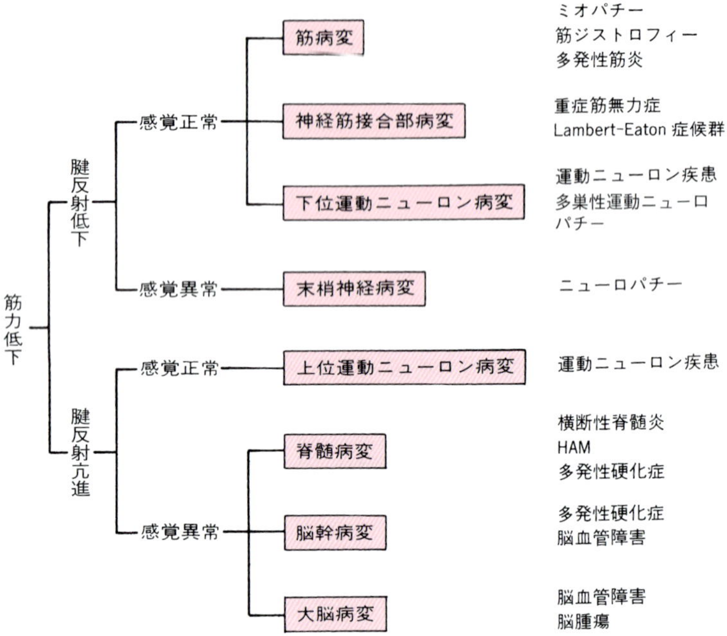

D 先天性疾患

1 頭蓋頸椎移行部

頭蓋頸椎移行部とは内後頭隆起と蝶後頭軟骨結合とを結ぶ線から C 2-3 間までの範囲.

この部位は発生学的に多種類の先天異常が生じる（表 2-35，表 2-36）[1]．その結果，二次的な延髄・脊髄圧迫や中枢神経や脊髄自体の先天奇形の合併による神経症状を呈することがある.

(1) 放射線学的診断

頭蓋頸椎移行部奇形診断用に単純 X 線像上の基準線が数多く提唱されている（図 2-65[2)~5)]，図 2-66[6)]）．また，断層撮影，3 次元 CT が骨性奇形の形態把握[7)]，MRI が脳・脊髄組織と周辺骨組織との関係把握に有用.

(2) 症状

解剖学的事情から多彩な神経症状を呈する．第 1 章表 1-12，表 1-13，図 1-39 を参照.

その他に頸部痛，頸部可動域制限，脊柱側弯などがみられる.

表 2-35　頭蓋脊柱移行部先天性奇形の分類[1)]

Manifestations of occipital vertebra Basilar impression Condylar hypoplasia Assimilation of atlas	←Primary malformations of occipital bone	Occipital dysplasia
Assimilation of atlas Aplasia of arch of atlas Clefts in arch of atlas Atlanto-axial fusion Irregular segmentation of atlas and axis Persistent os terminale	←Malformations of atlas	sub-occipital dysplasia
Atlanto-axial fusion Irregular segmentation of atlas and axis Persistent os terminale Os odontoideum Dysplasia, hypoplasia and aplasia of dens Spina bifida of axis Fusion C2/C3	←Malformations of axis	

表 2-36　環軸椎先天奇形の分類[1)]

① Failure of intrasclerotomal separation
Block vertebra
Ponticulus atlantis
② Intrasegmental splitting
Os odontoideum
Occipital vertebra
③ Failure of intersclerotomal fusion
Ossiculum terminale
Ponticulus atlantis
④ Intersegmental fusion
Atlanto-axial fusion
Occipitalization of the atlas
⑤ Hypoplastic centrum
Condylar hypoplasia
Dehiscence of the anterior arch of the atlas
Spina bifida of the atlas
Dens hypoplasia
⑥ Other anomaly
Atlanto-axial diastasis

①頭蓋底陥入症（basilar impression）

後頭骨大孔周辺（骨縁）の全部または一部が頭蓋底に向かって陥入している状態[8)]である．環椎や軸椎歯突起が上昇し，これを指標とした単純 X 線像による診断法が多数ある（図 2-65，図 2-66）．

②歯突起形成異常（dens dysplasia）

軸椎歯突起の発生異常による．歯突起は発生上原環椎および環椎に由来するため，そのどの部分が無形成，形成不全になるかで 5 型に分けられる（図 2-67）[9)]．

本症の発生はまれであるが，type Ⅰ，type Ⅲ，type Ⅴでは，環軸関節の不安定性をきたし，脊髄症状を発現することがある．

③Klippel-Feil 症候群[10)]

頸椎の先天性癒合を特徴とする症候群．上位頸椎だけでなく，中下位頸椎にも発生する．四肢や他臓器にさまざまな奇形を合併することがある．典型的特徴には，1）短頸，2）毛髪線低位，3）癒合椎（block vertebra）がある（表 2-37）[10)]．

④Chiari 奇形（Chiari malformation）[11)]

中枢神経自体に形態異常を伴う疾患であり，小脳扁桃の下垂とこれに

図 2-65　頭蓋頸椎単純 X 線撮影側面像基準線

① Chamberlain line[2)]
頭蓋底陥入症では，歯突起先端がこの線の5 mm以上，上方にあり
② McGregor line[3)]
頭蓋底陥入症では，歯突起先端がこの線の4.5 mm以上，上方にあり
③ McRae line[4)]
歯突起先端がこの線より上方にある場合には，頭蓋底陥入症
④ height index（Klaus）[5)]
長さ④が30 mm以下の場合には，頭蓋底陥入症

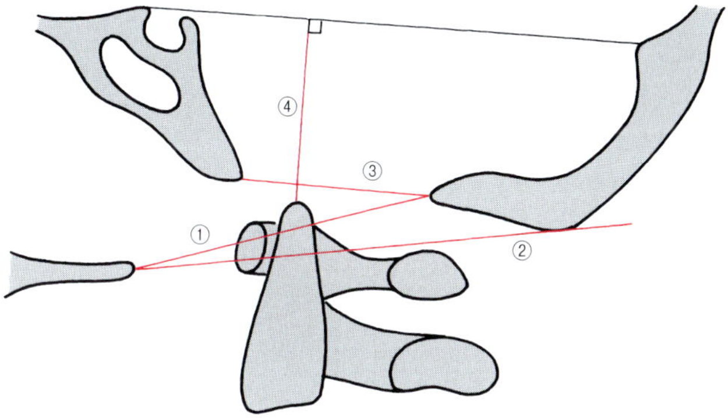

図 2-66　頭蓋頸椎単純 X 線撮影正面像基準線

① digastric line[6)]
頭蓋底陥入症では，歯突起先端がこの線より上方にあり，また，この線と環椎後頭関節の中点を結ぶ線との距離が10 mm以下の場合は頭蓋底陥入症
② bimastoid line[6)]
頭蓋底陥入症では，歯突起先端がこの線の10 mm以上，上方にあり

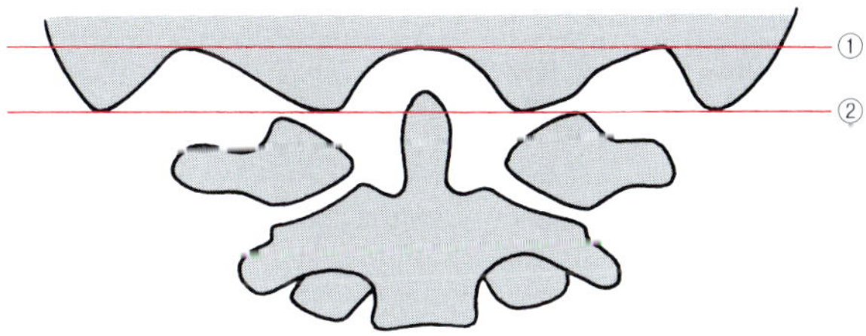

よる脳幹，脊髄圧迫症状を呈する．しばしば脊髄空洞症や他の頭蓋頸椎移行部奇形を合併する（表 2-38）．

⑤環椎後弓欠損

後弓の一部または全部が欠損．通常，無症状．他の骨性奇形に合併することが多い．

図 2-67 歯突起形成異常の分類 (Greenberg, 1968)[9)]

type Ⅰ：歯突起骨 (os odontoideum)
type Ⅱ：終末小骨 (ossiculum terminale)，最多
type Ⅲ：歯突起基部無形成 (agenesis of odontoid base)
type Ⅳ：頂上部の無形成 (agenesis of apical segment)
type Ⅴ：歯突起無形成 (agenesis of odontoid process)

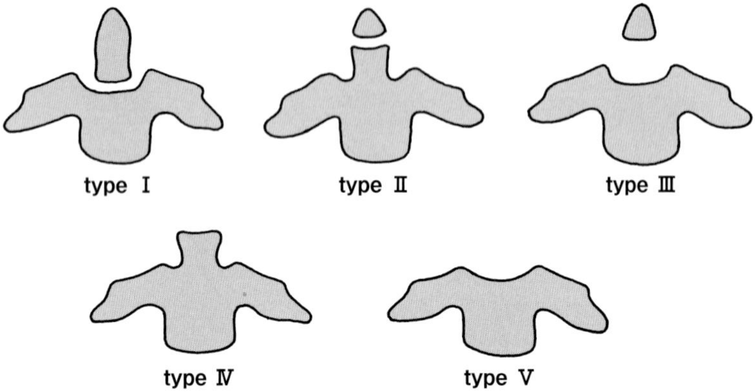

表 2-37 Klippel-Feil 症候群の椎体癒合による分類 (Feil, 1912)[10)]

Ⅰ型	頸椎や上位胸椎の 3 個以上の癒合
Ⅱ型	1〜2 個の頸椎癒合（最多）
Ⅲ型	頸椎癒合の他に下部胸椎あるいは腰椎も癒合

表 2-38 Chiari 奇形の分類

Ⅰ型	小脳扁桃が下垂し，延髄を覆い脊柱管内に入り込む．延髄は軽度下垂することがある（成人に多い）
Ⅱ型	小脳下部が脳幹，延髄とともに下垂し，脊柱管内に入り込む．水頭症と二分脊椎を伴う．狭義の Arnold-Chiari 奇形（乳児にみられる）
Ⅲ型	頸椎の二分脊椎を伴い，そこから小脳が脱出しているもの．延髄の下垂，水頭を伴う（まれ）
Ⅳ型	水頭症に小脳の形成不全を伴ったもの

2 腰仙部奇形

腰仙部は頭蓋頸椎移行部と同様に先天奇形の多くみられる部位である．

(1) 脊柱管癒合不全症（spinal dysraphysm）

脊椎と脊髄の発達は密接な関係がある．脊髄の奇形には脊椎の奇形を伴うことが多い[12]．

①二分脊椎（spina bifida：脊椎披裂）

脊柱管後部を構成する椎弓が正中線上で癒合しなかったもの．骨性奇形だけから，皮膚，脊髄，馬尾，髄膜の異常を合併するものまでさまざまである．

a．顕在性二分脊椎（spina bifida aperta）あるいは嚢胞性二分脊椎（spina bifida cystica）

椎弓欠損部から髄膜，神経組織（脊髄，馬尾，神経根）が嚢状に脊柱

図 2-68　二分脊椎の分類（越智）

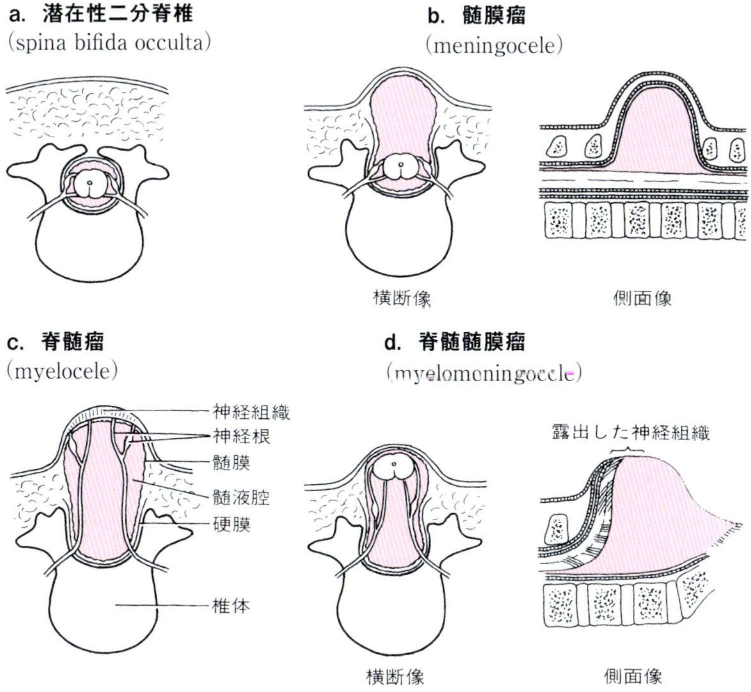

管外に脱出している状態である．しばしば水頭症を合併する．

髄膜瘤（meningocele）：嚢胞内に神経組織なし

脊髄瘤（myelocele），脊髄髄膜瘤（myelomeningocele）：脊柱管外に脱出した嚢胞内に神経組織あり（図 2-68）

診断は腫瘤の存在により容易．症状には，① 水頭症，② 運動麻痺（図 2-69[13)～15)]，表 2-39[14)]），③ 感覚障害，④ 膀胱直腸障害がある（①～④ を二分脊椎の 4 大トラブルという）．

b．潜在性二分脊椎（spina bifida occulta）

椎弓のみの欠損はあるが，神経組織に異常のないもの（狭義の潜在性二分脊椎）と脊髄，髄膜，筋などの奇形はあるが，髄膜や神経組織が脊柱管内にとどまっているものを含む．

神経組織に異常のある場合は，しばしば脊髄係留症候群などを伴う（表 2-40）[16)]．

椎弓のみの欠損では通常無症状．合併疾患（表 2-40）[16)]によっては神経症状が出現する．外観上皮膚の点状陥凹，色素沈着，異常毛髪，皮下脂肪腫などの存在で，これらの合併疾患を疑う必要がある[17)]．MRI がスクリーニングとして非常に有用である．

(2) 腰部神経根奇形（図 2-70）[18)]

神経根の奇形は比較的まれであるが，奇形そのものが根障害の原因にもなりうる．また，神経根障害の高位診断を誤る原因にもなる．術前の画像検査では不明のことも多い[19)]．

(3) 腰仙移行椎

一般には無症候性．腰椎化か仙椎化かについては厳密には全脊椎の椎体数の確認が必要[20)]．

移行椎の型によっては椎間板ヘルニアの発生頻度が高いとの報告もあるが，差はないとの報告も多い．

図 2-69　麻痺レベルの分類と関節別主要筋神経支配[14)15)]

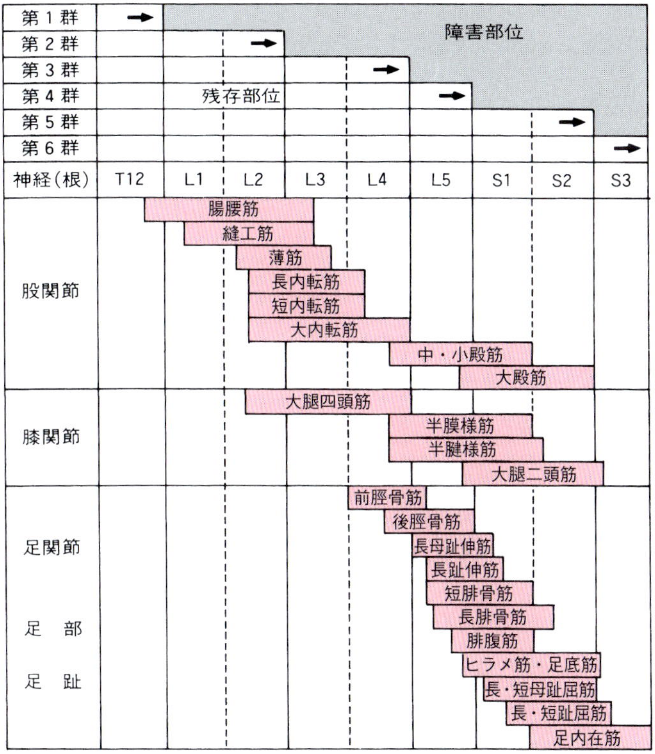

➡：残存部位の下限．神経(根)と支配筋の関係は Sharrard(1964)[13)]による．

表 2-39　麻痺レベルの分類[14)]

第 1 群	胸髄レベル以上での麻痺．下肢の自動運動は認められない
第 2 群	第 2 腰神経を残存下限とするもの．股関節屈筋はかなり強く，内転筋がそれにつぎ，大腿四頭筋は弱いながら作用していることもある
第 3 群	第 4 腰神経を残存下限とするもの．この群のうち，第 3 腰神経まで残存する高位例では，股関節屈筋は正常と同じ筋力を有し，内転筋，大腿四頭筋は第 2 群と比し，さらに強くなる．第 4 腰神経まで残存する低位例では，大腿四頭筋も筋力正常となり足部では前脛骨筋が唯一の残存筋として作用してくる
第 4 群	第 5 腰神経を残存下限とするもの．股関節外転筋，後脛骨筋，腓骨筋の作用が加わる
第 5 群	第 2 仙骨神経を残存下限とするもの．股関節伸筋，足関節底屈筋も作用してくる
第 6 群	第 3 仙骨神経以下も残存しているもの．運動麻痺は足内在筋にとどまる

表 2-40　潜在性二分脊椎の合併疾患[16)]

①終糸症候群（filum terminale syndrome）
　終糸は径が 1.5 mm 以上肥厚すれば脊髄円錐の上昇を妨げる場合がある
②先天性皮膚洞（congenital dermal sinus）
　皮膚の陥凹から皮膚洞が脊髄組織に連続する場合がある
③腰仙部脂肪腫（lipomyelomeningocele）
　髄膜，骨，筋膜の欠損部から脊髄に伴う脂肪腫が皮下の脂肪腫に連続している
④脊髄正中離開割髄症（diastematomyelia）
　脊髄が正中で離開し，離開部には骨，軟骨性の中隔が存在する
⑤その他

図 2-70　腰部神経根奇形（Neidre-MacNab の分類）[18)]

a. Type 1の神経根異常

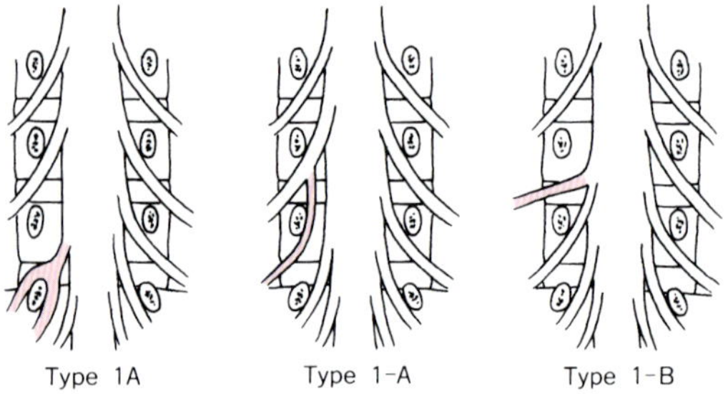

b. Type 2の神経根異常

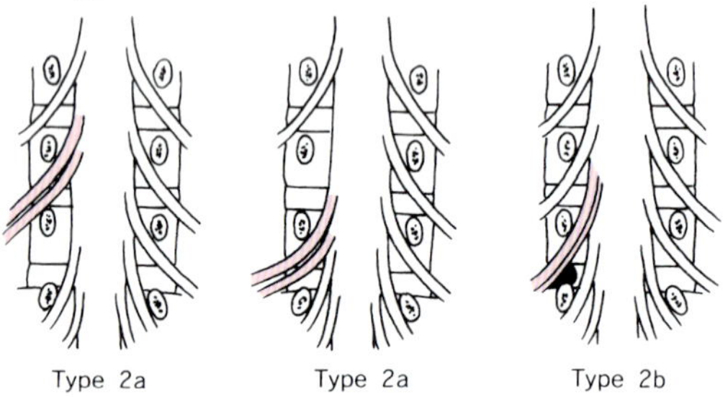

c. Type 3の神経根異常（Type 2とType 3の合併）

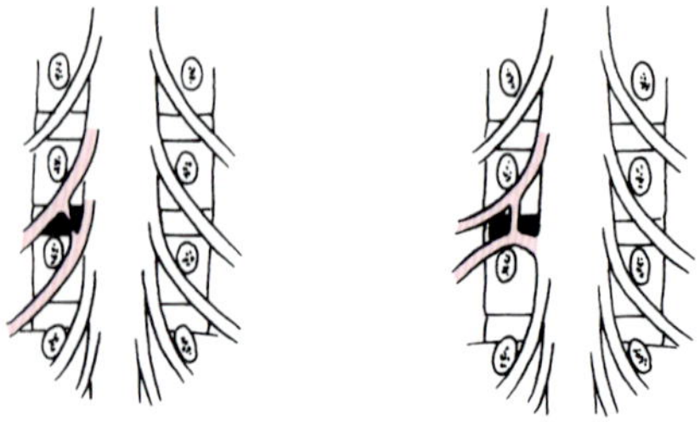

E 腫瘍性疾患

1 脊椎腫瘍

(1) 脊椎腫瘍を疑うべき症状

脊椎腫瘍の多くは原発性，転移性いずれも疼痛を初発症状とする．疼痛の特徴は持続性で安静にしても軽快しないことや夜間痛が多いことである．また，一部の腫瘍（類骨骨腫など）を除いて鎮痛消炎剤にて軽快しないことも多い．さらに進行すると脊髄麻痺にて受診することも少なくない．

(2) 脊椎腫瘍診断の進め方（図 2-71）[1)]

(3) 脊椎腫瘍診断のポイント

①年齢・罹患高位・横断位（表 2-41[1)~3)]，図 2-72）

年齢・罹患高位・横断位によって好発する腫瘍が異なり，予想可能な場合も多い．中高年の場合には，癌転移が最多である．

②腫瘍治療歴

特に癌（血液疾患を含む）治療歴の有無を確認する．

③単純 X 線所見（断層撮影を含む）（表 2-42[1)4)5)]，図 2-73）

画像診断の第一歩であり，その所見により，腫瘍の種類の絞り込みが

図 2-71　脊椎腫瘍に対する画像診断の進め方[1)]

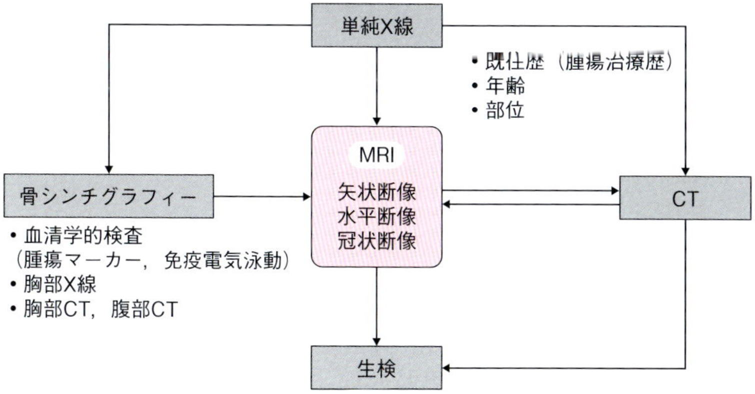

表 2-41　原発性脊椎腫瘍の頻度，好発年齢，好発局在部位[1)〜3)]

腫瘍	頻度*（%）	好発年齢（歳）	罹患高位				横断位	
		0 10 20 40 60 80	頸椎	胸椎	腰椎	仙椎	前方	後方
骨軟骨腫	6.7	10〜40	◎	○	○	○		○
類骨骨腫	5.0	10〜40	○		○			○
良性骨芽細胞腫	4.7	10〜20	○	○	○			○
巨細胞腫	13.9	10〜40	○	○	◎	◎	◎	○
血管腫	7.0	40〜60		○	○		○	
骨髄腫	9.1	20〜80	○	○	○	○	○	
悪性リンパ腫	4.0	40〜80		○	○		○	
Ewing 肉腫	3.1	10〜50	○	○	○	◎	○	○
骨肉腫	4.6	10〜80	○	○	○	◎	◎	○
軟骨肉腫	6.0	20〜60	○		○	◎	◎	○
脊索腫	22.6	20〜60	○			◎	○	

＊：全国骨腫瘍患者登録 1972〜1996 年による各原発性脊椎腫瘍の頻度
◎：最頻部位，○：好発部位

図 2-72　脊椎腫瘍の占拠部位

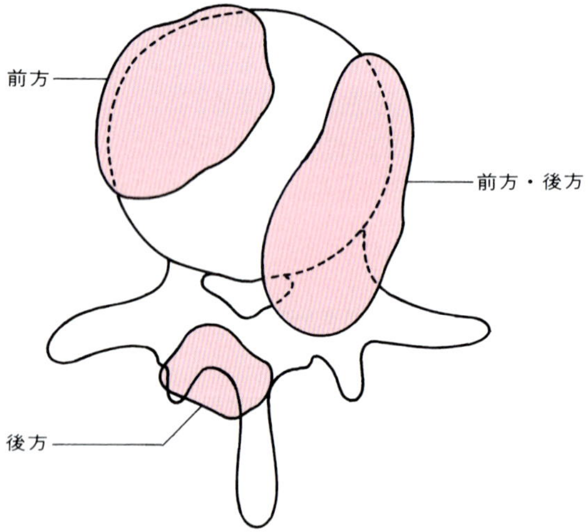

可能である．

④MRI

MRI 信号から主に 5 型に分類できる（図 2-74）[6)7)]．epidural spinal cord compression scale（ESCC scale，図 2-75[8)]）が有用である．

表 2-42　脊椎腫瘍の単純 X 線像[1)4)5)]

単純X線像	腫　瘍
骨硬化・骨形成像 (osteoblastic, osteosclerotic)	類骨骨腫，良性骨芽細胞腫，骨形成型の骨肉腫，一部の転移性腫瘍など
骨溶解像 (osteolytic)	大多数の転移性腫瘍，骨髄腫，骨巨細胞腫，Ewing 肉腫など
前 2 者の混合型 (mixed change)	前 2 者と同様
骨梁の菲薄化 (diffuse rarefaction)	骨髄腫，血管腫，白血病，悪性リンパ腫など
椎体の膨隆 (expansion)	骨巨細胞腫，動脈瘤様骨嚢腫など
椎体の圧潰 (collapse)	転移性腫瘍，骨髄腫，好酸球性肉芽腫など
傍脊柱部の腫瘤 (paravertebral soft tissue mass)	軟骨肉腫，骨巨細胞腫など

図 2-73　脊椎腫瘍の特徴的単純 X 線像（一部の断層撮影像を含む）

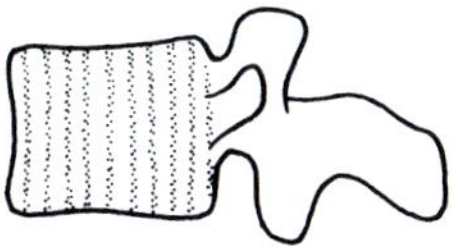

a. すだれ状の骨梁
(vertical striation)
：血管腫

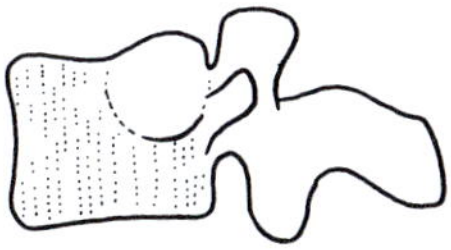

b. 風船状膨隆
(blow-out)
：動脈瘤様骨嚢腫

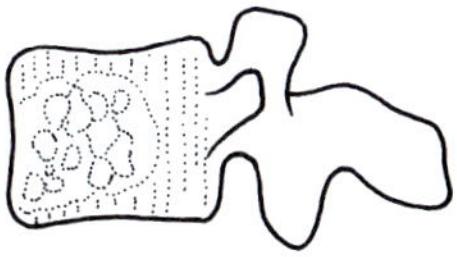

c. 透明巣中の泡沫様骨梁
(soap-bubbled appearance)：骨巨細胞腫

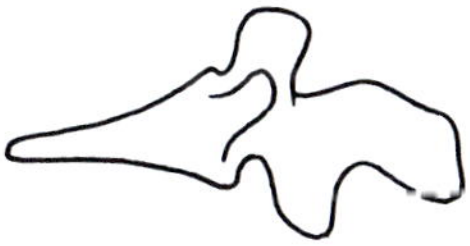

d. 扁平椎
(vertebra plana)
：好酸球性肉芽腫

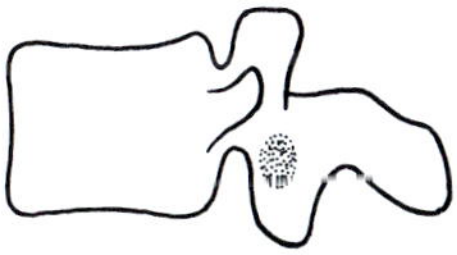

e. 椎弓側の円形硬化
(nidus)
：類骨骨腫

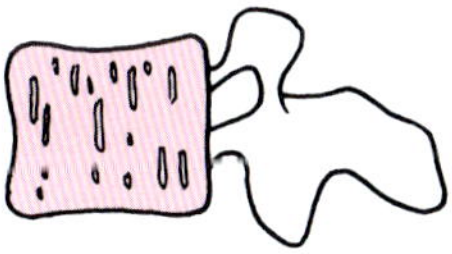

f 椎体全体の硬化像
(ivory vertebra)
：前立腺癌転移

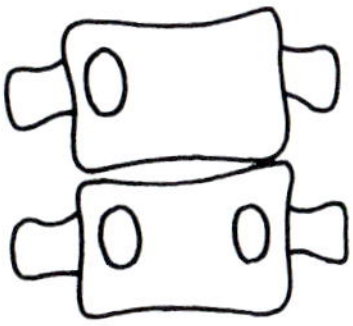

g. 椎弓根の融解
(one eyed vertebra, owl winked sign)：転移性腫瘍

（富田勝郎，他：脊椎腫瘍の画像診断の進め方．脊椎・脊髄画像診断．整形外科 MOOK No 65．1993, pp 192-201[4)] より引用）

図 2-74　転移性脊椎腫瘍椎骨の MRI 信号分類[6)7)]

主に 5 型に分類できるが，T1強調像で底信号，T2強調像で高信号が多い．
T1強調像で高信号は血管腫や脂肪髄のことが多い．

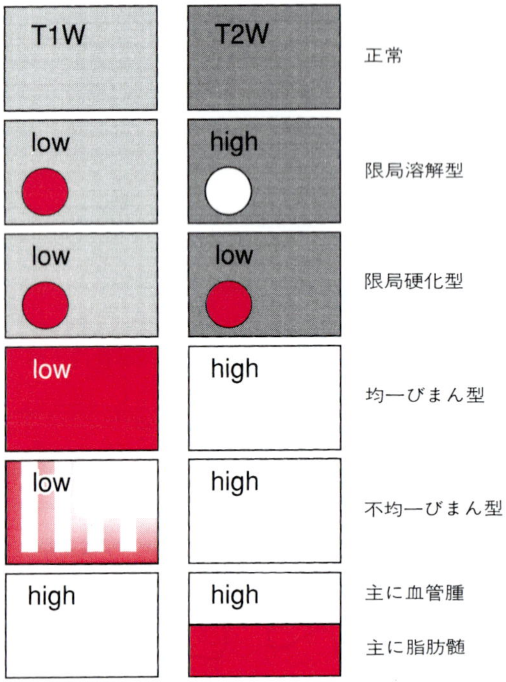

図 2-75　転移性脊椎腫瘍の MRI T2 強調水平断像による評価
{epidural spinal cord compression scale（ESCC scale)}

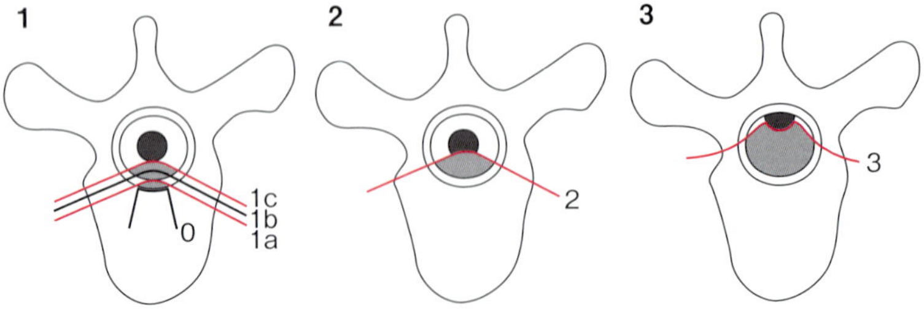

0：骨内のみである
1a：硬膜外に impingement するが，硬膜嚢の変形がない
1b：硬膜嚢の変形があるが，脊髄に接していない
1c：硬膜嚢の変形があり，脊髄にも接しているが，脊髄圧迫がない
2：脊髄圧迫があり，髄液がみられる
3：脊髄圧迫があり，髄液がみられない

（Bilsky MH, et al: Reliability analysis of the epidural spinal cord compression scale. J Neurosurg Spine　13：324-328，2010[6)]より引用）

⑤単発 VS 多発

中高年における多発性腫瘍は，癌転移ないし多発性骨髄腫の可能性が高い．単発性，多発性の判断には骨シンチグラフィー，MRI が有用である[1)4)]．

⑥鑑別診断

化膿性脊椎炎や結核性脊椎炎などの炎症性疾患．骨粗鬆症による椎体圧潰など（表 2-43[9)10)]，図 2-76[9)11)]）．

(4) 転移性脊椎腫瘍の原発巣検索のポイント

①腫瘍治療歴

癌治療歴があれば，90%以上は同一癌の転移である．そのため，その部位の検討が原発巣検索の第一歩となる．また，乳癌などでは，原発病巣の治療後 10 年以上経過してから，脊椎・脊髄転移を起こすこともある．

②血液検査

一般血液検査，各種腫瘍マーカーで，異常があれば，その関連部位を調べる．

例：肝機能異常（特に C 型肝炎ウイルス陽性）→肝癌
　　血尿→尿路系癌

中高年の場合は，多発性骨髄腫も考慮して免疫電気泳動，尿中 Bence Jones 蛋白（BJP）を調べる．特に血沈，CRP が高値を示す場合は要注意である．

③胸部単純 X 線，腹部エコー，胸部・腹部 CT（造影 CT を含む）

どこまで調べるかは必要性によるが，前記 4 画像診断は比較的簡単に行え，得られる情報も多い．

表 2-43 感染性疾患と転移性脊椎腫瘍の MRI 所見の鑑別[9)10)]

	化膿性脊椎炎	結核性脊椎炎	転移性脊椎腫瘍
椎体 信号変化	あり T1：低 T2：高	あり T1：低 T2：高	あり T1：低 T2：低～高
造影効果	不均一増強	辺縁増強効果	不均一増強
椎間板変化	早期より破壊	進行すると破壊	まれ
傍脊椎腫瘤	膿瘍小	大きな膿瘍	椎体外進展
椎弓根変化	なし	なし	時にあり
脊椎後方浸潤	非常にまれ	あり	あり
頭尾側広がり	連続的	長い分節に及ぶ傾向	非連続的

図 2-76　転移性脊椎腫瘍と骨粗鬆症による椎体圧潰の MRI 所見の鑑別[9][11]

	転移性脊椎腫瘍による椎体圧潰	骨粗鬆症による椎体圧潰
矢状断像 ・信号変化の範囲	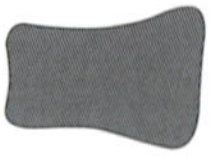 全体	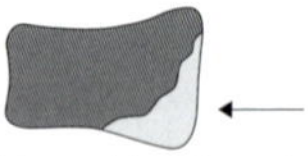 健常部分（矢印）が残存
・信号変化の均一性	均一	不均一
・圧潰椎体後壁形態	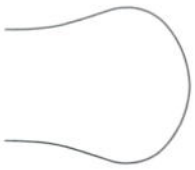 半円膨隆型	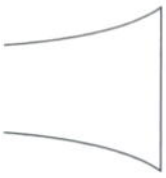 角状型
・後方要素（椎弓，棘突起）の信号変化	時にあり	なし
・圧潰椎体以外の椎体の信号変化 (skip lesion)	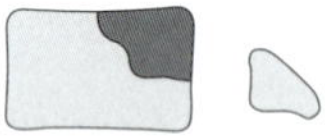 後方地図状	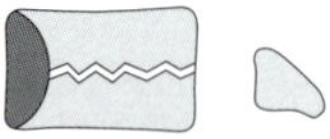 前方限局 あるいは前後帯状
・信号変化の自然回復	なし	あり
水平断像 ・椎弓根の信号変化 ・傍椎体腫瘤 ・硬膜外腫瘤	時にあり 時にあり（連続性） 時にあり	なし なし なし

(5) 転移性脊椎腫瘍に対する予後予測

表 2-44 転移性脊椎腫瘍に対する術前予後判定点数[12)13)]

a. 判定項目

		点数
1．全身状態（performance status）*	不良（PS 3, 4）	0
	中等度（PS 2）	1
	良好（PS 0, 1）	2
2．脊椎以外の他の骨転移数	3≧	0
	1～2	1
	0	2
3．脊椎転移の数	3≧	0
	2	1
	1	2
4．原発巣の種類：	肺，食道，胃，膀胱，膵，骨肉腫	0
	肝，胆嚢，不明	1
	その他	2
	腎，子宮	3
	直腸	4
	乳，前立腺，甲状腺	5
5．主要臓器転移の有無：	切除不能	0
	切除可能	1
	転移なし	2
6．麻痺の状態	Frankel A, B	0
	Frankel C, D	1
	Frankel E	2
		計 15 点

b. クライテリア

総計点数		予想予後
0～8 点	→	6 カ月＞
9～11 点	→	6 カ月≦
12～15 点	→	1 年≦

＊：performance status（固形がん化学療法直接効果判定基準から）[14)]

Grade	Performance status
0	無症状で社会活動ができ，制限を受けることはない．
1	軽度の症状があり，肉体労働は制限を受けるが，歩行・軽労働や座業はできる．たとえば軽い家事・事務など．
2	歩行や身の回りのことはできるが，時に少し介助がいることもある．軽労働はできないが，日中の 50%以上は起居している．
3	身の回りのある程度のことはできるが，しばしば介助がいり，日中の 50%以上は就床している．
4	身の回りのこともできず，常に介助がいり，終日就床を必要としている．

この基準は全身状態の指標であり，局所症状で活動性が制限されている場合は臨床的に判断する．

(6) 転移性脊椎腫瘍に対する surgical strategy

表 2-45 転移性脊椎腫瘍の脊柱不安定性の評価
{Spine Instability Neoplastic Score (SINS)}[15]

a. 評価項目

項目	スコア
①部位	
Junctional (後頭蓋-C2, C7-T2, T11-L1, L5-S1)	3
Mobile spine (C3-6, L2-4)	2
Semi-rigid (T3-10)	1
Rigid (S2-5)	0
②疼痛 (臥位で軽減 and/or 体動や脊椎への負荷で増強)	
Yes	3
No (occasional pain but not mechanical)	1
疼痛なし	0
③骨病変の性状	
溶骨性	2
混合性 (溶骨性/造骨性)	1
造骨性	0
④画像による脊椎 alignment の評価	
亜脱臼/転位あり	4
新たな変形 (円背/側弯)	2
正常 alignment	0
⑤椎体圧潰	
>50%	3
<50%	2
圧潰なし (>50%椎体浸潤)	1
上記以外	0
⑥後側方浸潤 (椎間関節, 椎弓根, 肋椎関節の骨折 or 腫瘍による置換)	
両側	3
片側	1
上記以外	0

b. クライテリア

合計スコア	評価
0〜6	安定
7〜12	不安定性の可能性あり
13〜18	不安定

図 2-77 転移性脊椎腫瘍に対する surgical strategy[16)17)]

Minimum requirement : ECOG Performance Status : 0 — 3 - - - 5
or
Karnofsky Performance Scale : 100 — 30 - - - 0%

Prognostic Scoring System

Factor / Point	Primary tumor*	Mets.to vital organ	Bone mets.
1	slow growth	no met : 0	isolated
2	moderate growth	controllable	multiple
4	rapid growth	un-controllable	

Total P.Score	Life Expectancy	Treatment Aim	Surgery
2	2y<	Long-term local control	En bloc exc.
3			
4			Aggressive piecemeal exc.
5	1-2y	Middle-term local control	
6			
7	6-12m	Short-term palliation	Palliative surgery
8			
9	< 3m	Terminal care	No surgical treatment
10			

*各 primary tumor のポイント

1 point = Slow growth
ex. Breast ca.*
Prostatic ca., Testicular ca.
…etc.

2 points = Moderate growth
ex. Renal cell ca.*
Uterus ca., Ovarian ca.
Colorectal ca.
…etc.

4 points = Rapid growth
ex. Lung ca.
Gastric ca., Esophageal ca.
Nasopharyngeal ca.
Hepatocellular ca.
Pancreas ca.
Bladder ca.
Melanoma
Sarcoma (osteosarcoma, Ewing sarcoma, leiomyosarcoma, etc)
other rare ca.
Primary unknown metastasis
…etc.

*Rare type of the following ca. should be given "4 points" as a rapidly growing cancer : ①Breast ca. : inflammatory type, ②Thyroid ca. : undifferentiated type, ③Renal cell ca. : inflammatory type

2 脊髄腫瘍

(1) 分類

①組織学的分類（表 2-46）

②局在による分類と頻度

a. 高位別　胸椎部＞腰椎部＞頸椎部

b. 横位別[18]　硬膜内髄外＞硬膜外＞髄内

注：硬膜外は脊椎腫瘍合併を除く

硬膜内髄外腫瘍（intradural extramedullary tumor）

硬膜内腫瘍の 71%

神経鞘腫（36.5%）＞髄膜腫（32.4%）＞肉腫（14.1%）＞その他

硬膜外腫瘍（extradural tumor）

転移性腫瘍≫神経線維腫，神経鞘腫など

髄内腫瘍（intramedullary tumor）

硬膜内腫瘍の 29%

表 2-46　脊髄腫瘍の組織学的分類

A. 一次性腫瘍
①神経上皮組織由来 星状細胞腫（astrocytoma），乏突起細胞腫（oligodendroglioma），上衣細胞腫（ependymoma），神経芽細胞腫（neuroblastoma）など
②神経鞘細胞由来 神経鞘腫（neurinoma），神経線維腫（neurofibroma）
③髄膜および関連組織由来 髄膜腫（meningioma），悪性黒色腫（malignant melanoma）
④リンパ細網組織由来 悪性リンパ腫（malignant lymphoma）
⑤血管由来および血管奇形 血管芽細胞腫（hemangioblastoma），海綿状血管腫（cavernous angioma），動静脈奇形（arteriovenous malformation, AVM）
⑥その他の奇形性腫瘍および腫瘍性疾患 類皮嚢腫（dermoid cyst），類上皮嚢腫（epidermoid cyst），脂肪腫（lipoma），その他の嚢腫
B. 二次性腫瘍
①局所腫瘍の拡大によるもの 脊索腫（chordoma），軟骨腫（chondroma）
②転移性腫瘍（metastatic tumor）

星細胞腫（31％）＞上衣腫（27.6％）＞その他

＊**砂時計腫**（dumbbell tumor）

腫瘍の種類にかかわらず，脊柱管内と椎間孔および脊柱外にまたがって砂時計のように発育したものである．

頸椎＞胸椎＞腰椎

神経鞘腫＞髄膜腫＞神経線維腫症

分類：Eden 分類（図 2-78）[19]

図 2-78　砂時計腫の分類（Eden, 1941[19] より改変）

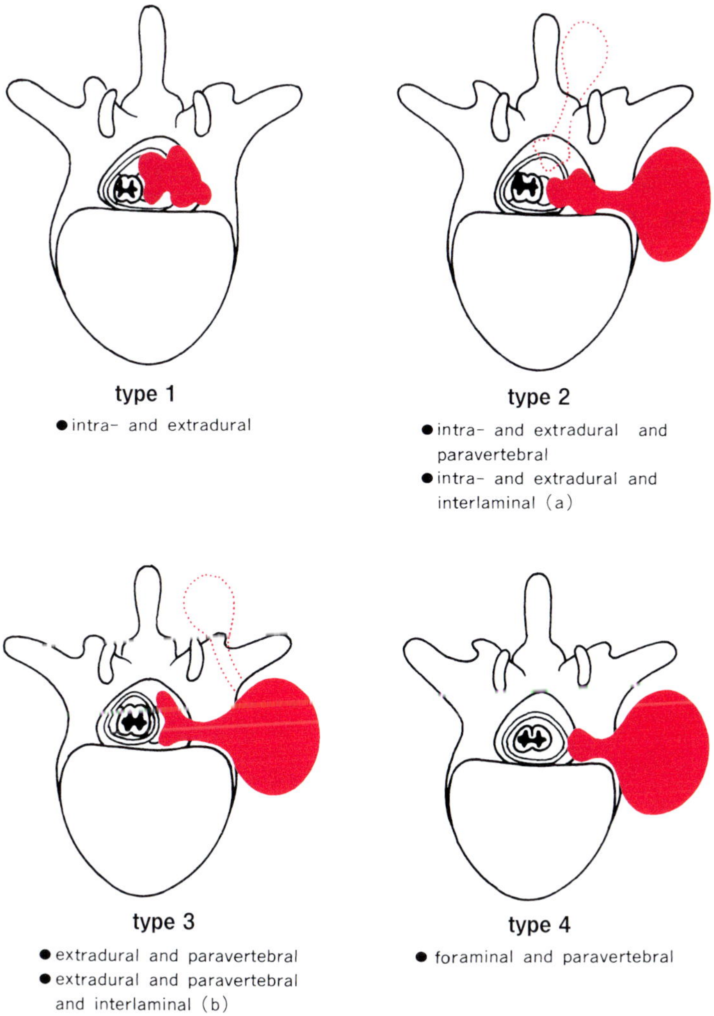

(2) 症状

初発症状は疼痛，四肢のしびれ感が多く，進行すると感覚障害，運動障害，膀胱直腸障害を発現し，横断性麻痺に至る．

(3) 脳脊髄液所見

❶キサントクロミー（xanthochromia）

❷Queckenstedt テスト陽性

❸蛋白細胞解離（蛋白↑，細胞→）

❹Nonne-Froin 徴候

(4) 診断[20]

❶単純 X 線撮影による診断（図 2-79）[21][22]

❷MRI による診断（表 2-47[22)〜30)]，表 2-48[31]，表 2-49[32]）

❸脊髄造影による診断（図 2-80）[33]

図 2-79　単純 X 線撮影による脊髄腫瘍の診断[21][22]

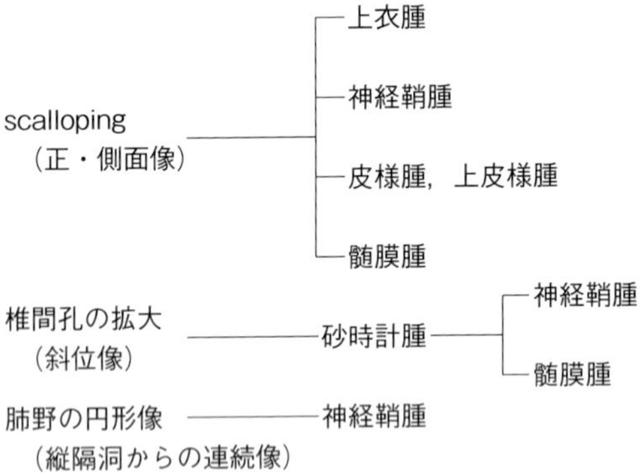

表 2-47　MRI による脊髄腫瘍の診断[22)〜30)]

	T 1 強調像	T 2 強調像	Gd-DTPA 造影像	その他の特徴
上衣腫＊	低〜等信号	高信号	効果あり	約 70％に嚢腫や空洞を伴い，頭側または尾側に反応性嚢腫（reactive cyst）を認める．脊髄の腫大
星細胞腫	やや低〜等信号	高信号	効果あり（ない場合も）	T 2 のほうが造影よりも境界明瞭
血管芽細胞腫	等信号	高信号	効果あり	flow void sign 高頻度に空洞を伴う．signal void
血管腫	軽度低〜低信号	等〜高信号		flow void sign
海綿状血管腫	高信号（網目状）	低信号		時期の異なる血腫をみていることが多い
転移性腫瘍	等信号	高信号	効果あり	flow void sign
神経鞘腫	低信号，一部等信号	高信号，一部等信号	効果あり	造影では壊死部，嚢腫は低信号 腫瘍の可動性（mobile tumor）
髄膜腫	等信号	等〜軽度低信号	軽度効果あり	石灰化，骨化を伴う場合には，T2 強調像で無信号
皮様腫	高信号？	高信号	効果はほとんどなし	
脂肪腫	高信号	高信号		皮下脂肪と同輝度
神経線維腫	等信号	等〜高信号		

＊：粘液乳頭状上衣腫は，終糸付近に発生し，存在様式が髄外腫瘍であるため，馬尾腫瘍，特に神経鞘腫との鑑別が重要

表 2-48　上衣腫と星細胞腫の鑑別ポイント
（中村ら，2008[31]より改変）

鑑別点	上衣腫	星細胞腫
局在	中心部	中心部・偏在
髄外進展	−	−〜＋
腫瘍の境界	明瞭	不明瞭 （T2 のほうが造影よりも明瞭）
腫瘍の不均一性	−〜＋	＋
造影効果	2＋	−〜＋
腫瘍内嚢腫の合併	2＋	−〜＋

表 2-49　神経鞘腫と髄膜腫の MRI による鑑別ポイント
（石井ら，2008[32]より改変）

鑑別点	神経鞘腫	髄膜腫
局在	後方	前方〜側方
硬膜からの立ち上がり （dural tail sign）	鋭	鋭
造影の不均一性	3＋	−
造影効果	3＋	＋〜2＋
腫瘍内嚢腫の合併	3＋	−〜＋
腫瘍内石灰化・骨化	−	−〜＋
腫瘍の可動性 （mobile tumor）	−〜＋	−

図 2-80　髄外腫瘍と髄内腫瘍の鑑別[33)]

	髄外腫瘍 硬膜外	髄外腫瘍 硬膜内髄外	髄内腫瘍
組織病型	悪性腫瘍転移 神経鞘腫	神経鞘腫，髄膜腫	上衣細胞腫， 星状神経膠腫
症　状			
脊椎痛	++	+	−
神経根痛	++　悪性腫瘍では数髄節に及ぶこともある	+　神経鞘腫は一側性 髄膜腫は両側性	+　腰仙髄ではまれでない
索性疼痛	−	+	++　頸胸髄で多い
感覚障害（脊髄視床路）	上行性	上行性	下行性
脊髄空洞症型の解離性感覚障害	−	−	+　頸胸髄腫瘍に多い
仙髄回避	−	−	+
筋萎縮	+	+	++
fasciculation	+	+	++
錐体路症状	++	++	+　頸胸髄では四肢近位部から遠位部へと進行
Brown-Séquard 症候群	+	+	+
検査所見			
髄液蛋白増量 Queckenstedt テスト陽性	++	++	初期は(−)，末期は(+)
脊椎 X 線変化	++　限局しかし高度	+	++　2〜3 椎体以上
脊髄造影			

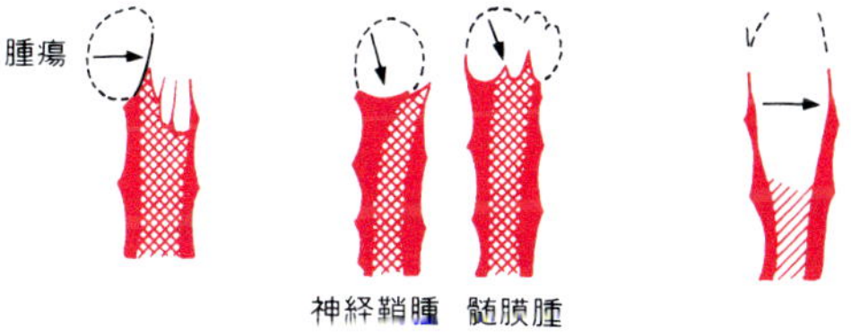

3 囊腫様病変（cystic lesion）

脊柱管内には髄膜および神経根から発生するさまざまな囊腫様病変がみられる（図 2-81[34]，表 2-50[35)36)]）．MRI により無症候性の病変が偶然発見されることも少なくない．

図 2-81　脊柱管内に髄膜および神経根から発生する cyst および diverticulum の分類（Tarlov, 1970[34] より改変）

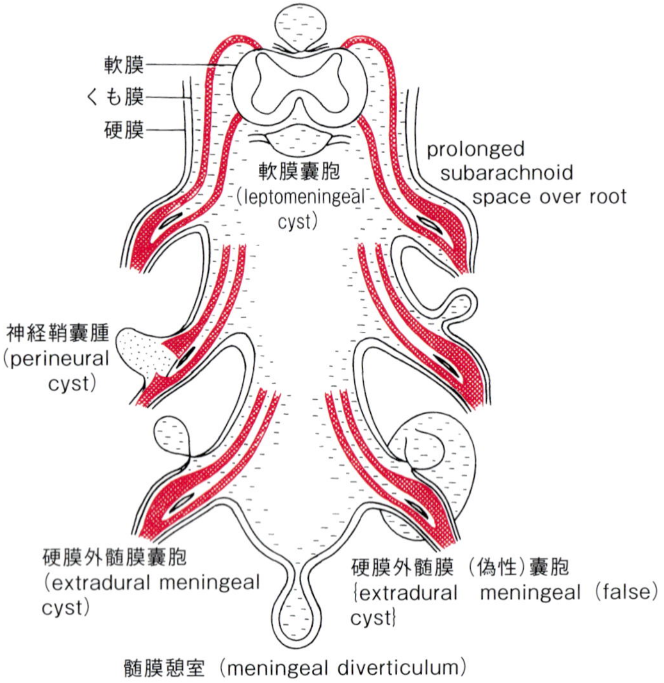

表 2-50　脊髄嚢腫の分類（Goyal ら，1987[35] より改変）

病名と同義語	定義	一般的特徴
神経鞘嚢腫 Perineural cyst Perineurial cyst Tarlov cyst Rexed cyst nerve root diverticulum sacral cyst	神経根嚢内の後根神経節において病的嚢腫形成したもの	後根神経節部またはこれより遠位にある．通常仙骨神経根にみられるが，頸，胸，腰部神経根にもある．しばしば多発性で，外傷，出血，くも膜増殖の結果として発生する．組織学的には内層に神経線維や神経節組織を含む
髄膜憩室 Root sleeve dilatation meningeal diverticulum cystic nerve sheath dilatation sacral meningocele	神経根近位部周辺から後根神経節にいたってくも膜下腔の拡大したもの	一般に S1-2 神経根にみられる．しばしば多発性である．主な病理は髄膜管（meningeal sleeve）の強度が弱いことで，脊髄液圧によって 2 次的に根嚢が拡張する．組織学的にはくも膜と硬膜からなる
くも膜嚢胞（硬膜内） Arachnoid cyst（intradural） 軟膜嚢胞 leptomeningeal cyst 脊髄くも膜炎 spinal arachnoiditis arachnoiditis adhaesa circumscripta	くも膜下のポケットで thecal sac 内に含まれている	脊髄内に thecal sac の中央に存在する．胸髄に最も多いが頸髄，腰髄部にもみられる．通常単発性，くも膜下中隔先天性くも膜内嚢状空洞（congenital intraarachnoidal pockets）くも膜炎から発生する．組織学的にはくも膜組織からなる．バルブ機能，浸透圧，活動的分泌で進行する
くも膜嚢胞（硬膜外） Arachnoid cyst（extradural） arachnoid pouches くも膜憩室 arachnoid diverticulum 髄膜嚢胞 meningeal cyst	硬膜欠損を通してくも膜が外方に嚢腫形成（outpouching）したもの	後根神経節の近位か脊髄内 thecal sac の上に存在する．胸髄に最も好発するが頸，腰髄部にもみられる．通常単発性．先天性や家族性だったり，脊椎症，若年性後弯症，後側弯に合併してみられる．組織学的にはくも膜組織である
くも膜憩室 Traumatic root cyst meningeal pseudocyst root sleeve meningocele arachnoid diverticulum	外傷性根引き抜き，軟膜（leptomeninges）損傷，医原性損傷によって髄液が貯留したもの	しばしば骨盤骨折を合併する閉鎖性脊椎外傷にみられる．一般的に L5 以下である．医原性には脊椎脊髄手術時の軟膜損傷により発生する

（表 2-50 続き）

臨床的特徴	X 線学的特徴	治　療
背部痛と坐骨神経痛，運動感覚障害，反射異常．全症例の 25％に症状があった．症状の持続は 8 カ月～20 年間	椎弓（dorsal plate）の侵食や菲薄化と仙骨管の scalloping（ホタテ貝様陥凹）．油性造影剤での脊髄造影では，最初は陰影欠損を認めないが，delayed study で嚢腫の輪郭が現れる．CT，MRI での所見も報告されている	骨切除による除圧のみ，嚢腫を指で圧迫してくも膜下腔に注ぎ込ませる，焼灼で凝固収縮させる，dome を切除，後根神経節とともに完全切除
背部痛，通常は無症状．神経脱落症候を認める症例は報告されていない	椎弓根の侵食，椎体の scalloping，椎弓根間距離の増大，椎間孔の拡大，仙骨管の拡大，仙骨弓の菲薄化．油性造影剤の脊髄造影で小管状，小嚢状の拡大．CT で椎間孔内の同濃度塊と硬膜外脂肪組織の非対称	除圧椎弓切除術，嚢腫壁の切開，交通を gel-foam wrapping で塞いで神経根周囲の余分な壁を縫縮する，神経根と剝離してから完全摘出
脊髄腫瘍，脊髄圧迫症状として現れ，ときおり寛解する．平均年齢は 35 歳だが，15 歳未満の症例も報告されている	単純 X 線は通常は正常．油性造影剤での脊髄造影で背臥位かまたは頭低位の位置でのみ造影されうる	完全摘出
脊髄圧迫のことがある．ときおり疼痛，不明瞭な感覚レベル，増悪と寛解の繰り返しをみる．平均年齢は 22.6 歳．15 歳未満の症例もある．男：女は 2：1	椎弓根管距離の増大，椎体の scalloping，椎弓根の侵食，傍脊柱軟部組織陰影，若年性後弯症の徴候．油性造影剤による脊髄造影での発見は困難であろう	小さい嚢腫は頸部で結紮の後に完全摘出．大きい嚢腫は摘出か，嚢腫を開いた後に縫合して交通を遮断する
初期は無症状．後に大きくなると感覚，運動，反射に異常変化が現れる	骨の侵食，椎間孔の scalloping か拡大．油性造影剤による脊髄造影で急性期には容易に認められるが慢性期では認めにくくなる	急性期は保存的療法．慢性期には排泄と硬膜損傷または軟膜損傷の修復が推奨される．文献的には手術でよくなった報告はない

4 腰仙椎脊柱管内嚢腫

(1) 椎間関節嚢腫

①疫学

男女比はほぼ同率（図 2-82）[37]，好発年齢は 50 歳である．L 4-5 高位が約半数を占める（表 2-51）[37]．

②症状

腰痛，下肢痛，間欠跛行などがみられる（図 2-83）[37]．神経根症状で急激に発症することがある．

図 2-82　嚢腫別男女比[37]

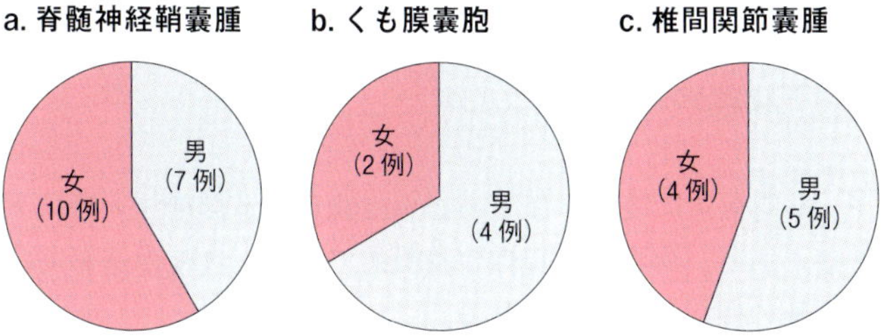

表 2-51　嚢腫別高位[37]

高　位	L 1	L 2	L 3	L 4	L 5	S 1	S 2	S 3
脊髄神経鞘嚢腫（例）						5	9	3
くも膜嚢胞（例）	2	2	1				1	
椎間関節嚢腫（例）				6	3			

図 2-83　症状[37]

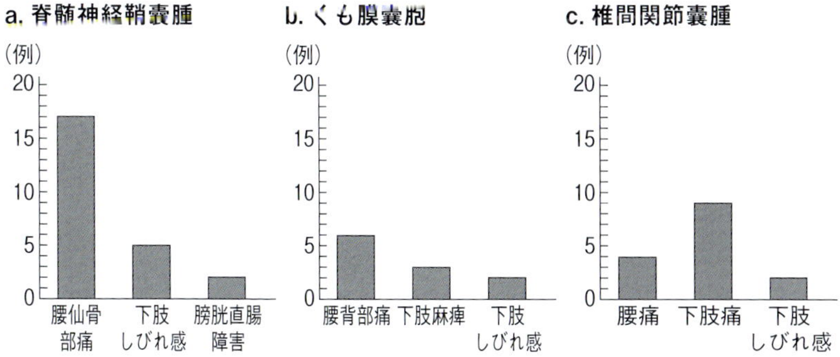

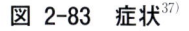

③診断

単純X線撮影：関節症性変化が高度で，関節の亜脱臼，関節裂隙の不整，椎間板腔の狭小化，変性すべりがみられる．

CT：変性性変化に伴う椎間関節内のガス像，嚢腫壁の石灰化など．

椎間関節造影・椎間関節造影後CT：椎間関節と嚢腫の間に交通がみられる．

MRI：内部はT1強調像で等信号かやや高信号，T2強調像で均一な高信号．嚢腫壁は石灰化あるいは出血があればT1，T2強調像ともに低信号の帯状構造．時に椎間関節内に液体貯留．

(2) 椎間板嚢腫

①疫学

30歳代の青年男性に好発する．L4-5高位に多い．

②症状

主に片側性の下肢痛がみられる．

③診断

椎間板造影・椎間板造影後CT（CT discography）：造影剤注入時に下肢に強い放散痛があり，疼痛の再現性が特徴的である．嚢腫の造影剤貯留，椎間板と嚢腫の間に交通がみられる．

MRI：T1強調像では低〜等信号，T2強調像では高信号．Gd造影では通常は増強しない．

(3) 仙骨嚢腫

①疫学

40〜60歳代の女性に好発する．S2あるいはS3の神経根に多く，片側発生が多い（図2-84）[38]．単発・多発は同程度である．

②症状

しびれ感，異常感覚，下肢痛，腰仙骨部痛などがみられる．時に膀胱直腸障害，肛門周囲から会陰部の疼痛や感覚障害，排尿障害を伴う．

③診断

単純X線撮影：椎体後縁の圧痕，椎弓根の萎縮・菲薄化，椎弓の菲薄化，椎間孔の拡大など．

CT：脊柱管およびその周囲組織の低輝度領域，椎体のscalloping（ホタテ貝様陥凹），神経孔の拡大など．

脊髄造影・CT myelography：単発性，多発性，両側性など，さまざまな腫瘤像．硬膜外嚢腫では，くも膜下腔との間に交通があるので，造影直後から造影剤の貯留がみられる．神経鞘嚢腫（perineural cyst）では，

図 2-84　脊柱管内嚢腫性病変の模式図[38)]

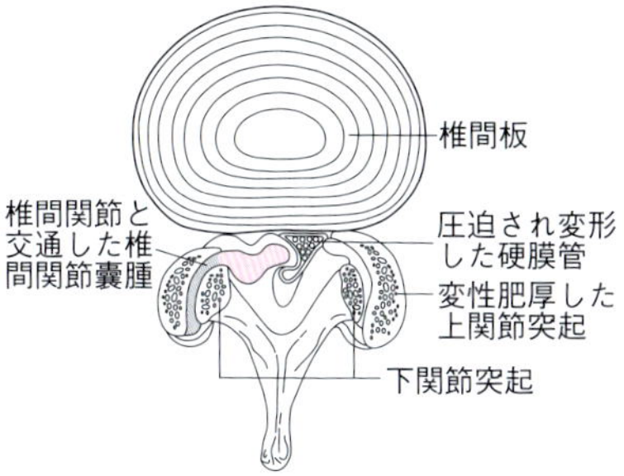

a. 椎間関節嚢腫

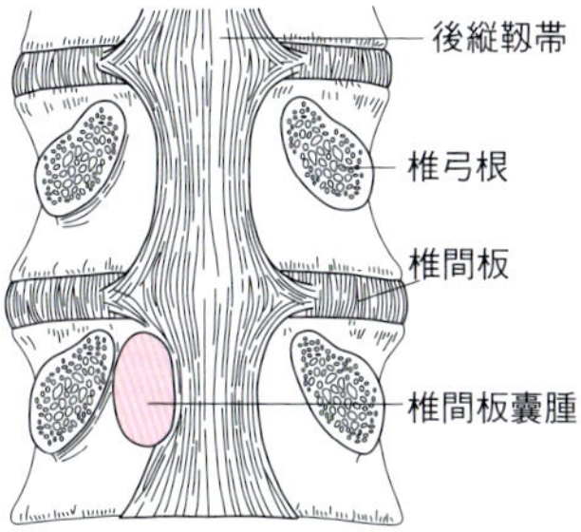

b. 腰椎椎体後面からみた椎間板嚢腫

椎間板嚢腫は後縦靱帯浅層の外側と椎弓根内側の間にある.

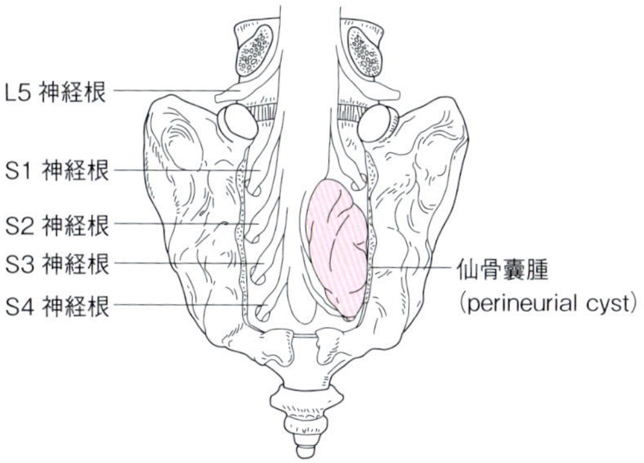

c. 仙骨嚢腫

嚢腫はＳ３神経根の分岐高位に一致したところから発生し，Ｓ２神経根を頭側に圧排してＳ４神経根と強く癒着していた.

造影剤の貯留が造影直後から認められるもの，造影後にゆっくり認められるもの，まったく認められないものがある（図2-85[38)39)]，表2-52[40)41)]）.

MRI：Ｔ１強調像で均一な低信号，Ｔ２強調像で均一な高信号.

図 2-85　硬膜外嚢胞と神経鞘嚢腫の模式図

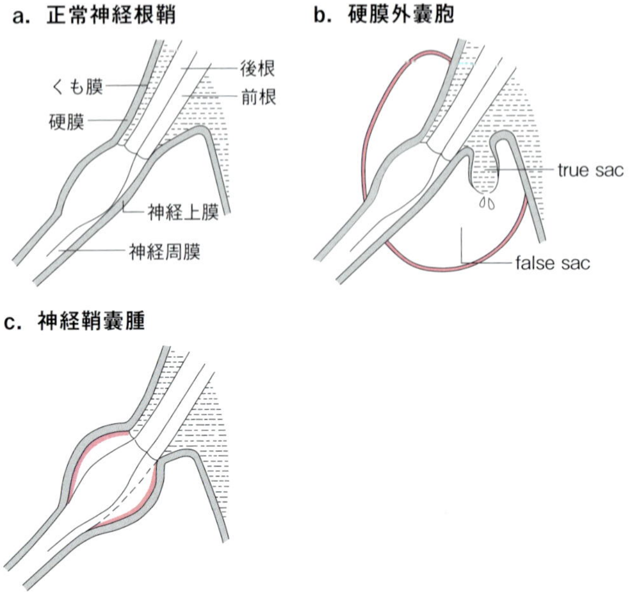

(Schurr PH：Sacral extradural cyst：an uncommon cause of low back pain. J Bone Joint Surg Br　37：604, 1955[39]より改変)

表 2-52　硬膜内・外嚢胞の分類

1．硬膜内嚢胞
①硬膜外くも膜嚢胞（先天性脊髄硬膜外嚢胞） ②脊髄神経鞘嚢腫（Tarlov 嚢胞） ③spontaneous meningeal diverticula along spinal nerve roots ④occult intrasacral meningocele ⑤脊髄滑膜嚢胞 ⑥脊髄神経節嚢胞
2．硬膜外嚢胞
①神経腸管嚢胞（enterogeneous cyst） ②類表皮嚢胞 ③硬膜外くも膜嚢胞（交通性 or 非交通性）

(Wilkins RH：Neurosurgery. McGraw-Hill, New York, 1996, pp 3509-3519[40]より改変)

F その他の脊柱疾患

1 骨粗鬆症

(1) 定義

骨粗鬆症は，低骨量と骨組織の微細構造の異常を特徴とし，骨の脆弱性が増大し，骨折の危険性が増加する疾患である．

(2) 症状

①急性腰背痛

軽微な外傷に続発する激痛，脊椎骨折による．

②慢性腰背痛

脊椎変形に伴う傍脊柱筋の疲労や棘上・棘間靱帯など後方支持軟部組織の異常緊張によるとされている[1]．

③遅発性脊髄麻痺

骨粗鬆症による椎体圧迫骨折後数カ月でさらなる椎体圧潰が生じ，脊髄圧迫の原因となり麻痺が生じる．椎体圧潰における病態の本質は，椎体骨折部の壊死とされている．しばしば転移性腫瘍による椎体圧潰との鑑別が問題となる（図 2-76）．

(3) 椎体骨折の判定（表 2-53，図 2-86，図 2-87）[2)〜5)]

(4) 骨塩定量法[6]

骨粗鬆症の診断には，二重エネルギー X 線吸収法（dual-energy X-ray absorptiometry：DXA）を用い，腰椎と大腿骨近位部を測定する[7]．腰椎 DXA では，前後方向 L1-4 または L2-4 を計測し，側方向を使用しない[7]．大腿骨近位部 DXA では，頸部，転子，全大腿骨近位部（頸部，転子，骨幹部の 3 領域）の左右どちらかを測定する．男女ともに腰椎と大腿骨近位部の骨密度を用いる．

高齢者において脊柱変形[8]などのために腰椎骨密度の測定が適当でないと判断される場合には，大腿骨近位部骨密度を用いる．これらの測定が困難である場合には，橈骨骨幹部（1/3 遠位部）の骨密度を用いる．

表 2-53　椎体骨折評価基準（2012 年度版）

椎体骨折の判定は以下のいずれかの方法で行う．

椎体骨折により生じる椎体変形を胸椎・腰椎 X 線側面像で判定する方法

Ⅰ　定量的評価法（quantitative measurement：QM 法）[3]

図 2-86 に示す測定を行い，C/A，C/P のいずれかが 0.8 未満，または A/P が 0.75 未満の場合を椎体骨折と判定する．

椎体の高さが全体的に減少する場合（扁平椎）には，判定椎体の上位または下位の A，C，P よりおのおのが 20％以上減少している場合を椎体骨折とする．

Ⅱ　半定量的評価法（semiquantitative method：SQ 法）[4]

図 2-87 と対照してグレード 0 から 3 までに分類し，グレード 1 以上にあてはまる場合を椎体骨折と判定する．

【付記】

1）X 線像の読影では椎体の傾斜や椎体の立体的構造を考慮することが重要である．

2）骨折治療の観点からは上記の椎体変形を認めなくても以下のいずれかにあてはまれば椎体骨折と判定できる．

①X 線写真上（正面像も含む），明らかに骨皮質の連続性が断たれている場合

②MR T1 強調矢状断像で，椎体に限局してその一部が帯状あるいはほぼ全部が低信号の場合（STIR 像では同領域にほぼ一致して高信号を認める場合）

STIR：short tau inversion recovery

（椎体骨折評価委員会：椎体骨折評価基準（2012 年度改訂版）．Osteoporosis Japan　21：28，2013[2] より引用）

図 2-86　QM 法による評価（模式図）[2)3)]

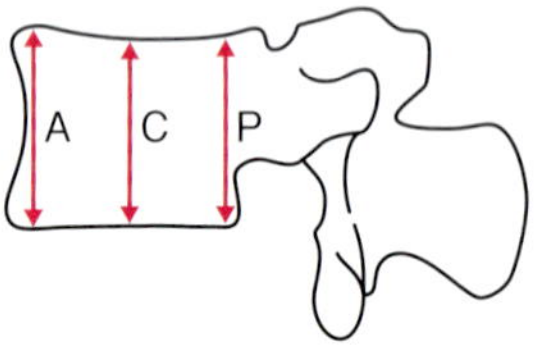

図 2-87　SQ 法による評価[2)4)5)]

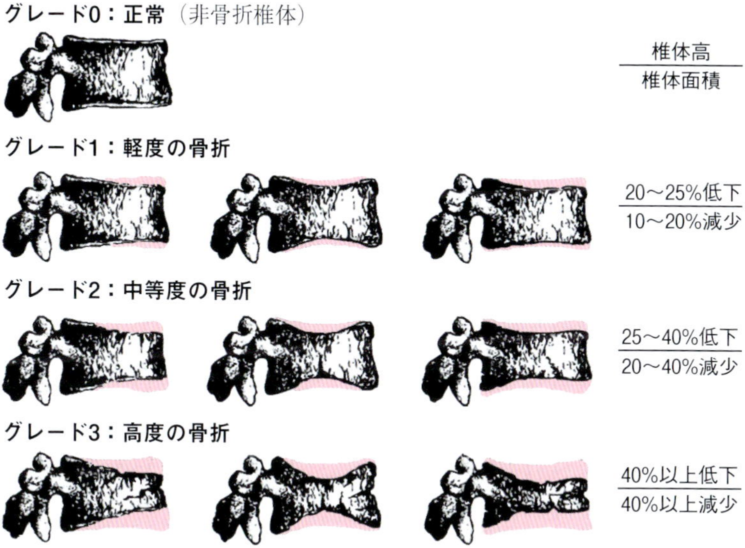

(5) 原発性骨粗鬆症

低骨量をきたす骨粗鬆症以外の疾患または続発性骨粗鬆症を認めず，骨評価の結果が表 2-54[9)]の条件を満たす場合には，原発性骨粗鬆症と診断する（表 2-55，図 2-88，図 2-89[6)]，表 2-56[6)10)]）.

表 2-54 原発性骨粗鬆症の診断基準（2012 年度改訂版）[9)]

Ⅰ．脆弱性骨折(注1)あり
1．椎体骨折(注2)または大腿骨近位部骨折あり 2．その他の脆弱性骨折(注3)があり，骨密度(注4)が YAM の 80%未満
Ⅱ．脆弱性骨折なし
骨密度(注4)が YAM の 70%以下または−2.5 SD 以下

YAM：若年成人平均値（腰椎では 20～44 歳，大腿骨近位部では 20～29 歳）

注 1　軽微な外力によって発生した非外傷性骨折．軽微な外力とは，立った姿勢からの転倒か，それ以下の外力をさす．

注 2　形態椎体骨折のうち，3 分の 2 は無症候性であることに留意するとともに，鑑別診断の観点からも脊椎 X 線像を確認することが望ましい．

注 3　その他の脆弱性骨折：軽微な外力によって発生した非外傷性骨折で，骨折部位は肋骨，骨盤（恥骨，坐骨，仙骨を含む），上腕骨近位部，橈骨遠位端，下腿骨．

注 4　骨密度は原則として腰椎または大腿骨近位部骨密度とする．また，複数部位で測定した場合にはより低い%値または SD 値を採用することとする．腰椎においては L1～L4 または L2～L4 を基準値とする．ただし，高齢者において，脊椎変形などのために腰椎骨密度の測定が困難な場合には大腿骨近位部骨密度とする．大腿骨近位部骨密度には頸部または total hip（total proximal femur）を用いる．これらの測定が困難な場合は橈骨，第二中手骨の骨密度とするが，この場合は%のみ使用する．日本人女性における骨密度のカットオフ値は文献 9 を参照．

付　記

骨量減少（骨減少）[low bone mass（osteopenia）]：骨密度が−2.5 SD より大きく−1.0 SD 未満の場合を骨量減少とする．

表 2-55 脊椎 X 線像での骨粗鬆化の評価

脊椎 X 線像での骨粗鬆化	従来の骨萎縮度判定基準
なし	骨萎縮なし
疑いあり	骨萎縮度Ⅰ度
あり	骨萎縮度Ⅱ度以上

図 2-88　脊椎 X 線像による骨萎縮度判定基準

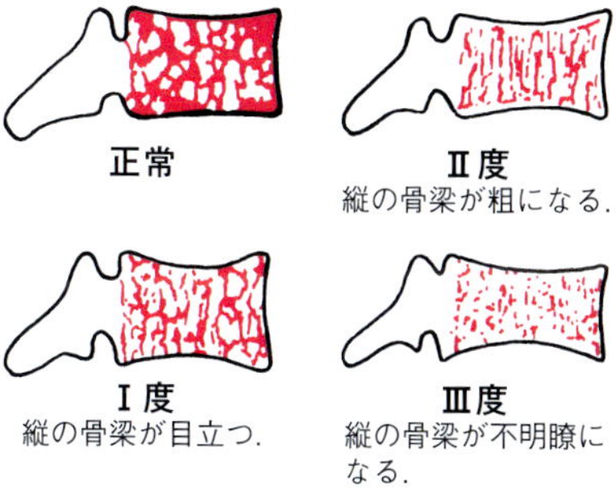

図 2-89　原発性骨粗鬆症の診断手順

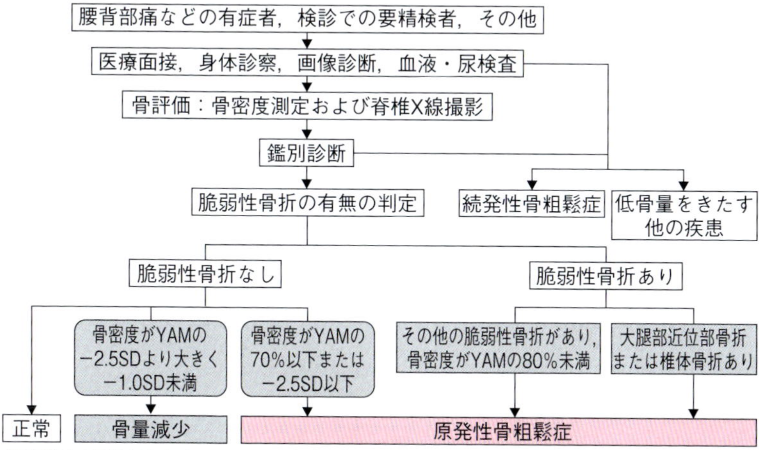

（骨粗鬆症の予防と治療ガイドライン作成委員会編：骨粗鬆症の予防と治療ガイドライン 2015 年版．日本骨粗鬆症学会，日本骨代謝学会，骨粗鬆症財団，2015，p 18[6] より改変）

表 2-56　骨粗鬆症骨折の危険因子[6)10)]

年齢 Body mass index（BMI）の低値 脆弱性骨折の既往 両親の大腿骨近位部骨折歴 現在の喫煙 ステロイド投与 関節リウマチ アルコールの過剰摂取	続発性骨粗鬆症 ・糖尿病 ・成人での骨形成不全症 ・長期にわたる未治療の甲状腺機能亢進症 ・性腺機能低下症 ・早期閉経（45 歳未満） ・慢性的な栄養失調あるいは吸収不良 ・慢性肝疾患

(6) 骨代謝マーカー

表 2-57 骨代謝マーカーの基準値，カットオフ値，異常高値[11)]

項目	基準値	測定法	カットオフ値		異常高値			最小有意変化(%)
			骨量減少	骨折	閉経前	閉経後	男性	
尿 DPD	2.8~7.6[#1] nmol/mmol・Cr	EIA	5.9	7.6	7.6<	13.1<	5.6<	23.5
尿 NTX	9.3~54.3[#1] nmolBCE/mmol・Cr	EIA	35.3	54.3	54.3<	89.0<	66.2<	27.3
尿 CTX	40.3~301.4[#1] μg/mmol・Cr	EIA	184.1	301.4	301.4<	508.5<	299.0<	23.5
血清 BAP	2.9~14.5[#2] μg/L	CLEIA	—	—	14.5<	22.6<	20.9<	9
	7.9~29.0[#2] U/L	EIA	21.1	29.0	29.0<	75.7<	44.0<	—
血清 P1NP	14.9~68.8[#1] μg/L	RIA	—	—	64.7<	79.1<	66.8<	12.1
	16.8~70.1[#2] μg/L	ECLIA	—	—	—	—	—	27.1
血清 NTX	7.5~16.5[#3] nmolBCE/L	EIA	13.6	16.5	16.5<	24.0<	17.7<	16.3
血清 CTX	0.100~0.653[#1] ng/mL	EIA	—	0.653	0.653<	1.030<	0.845<	23.2
血清 TRACP-5b	120~420[#2] mU/dL	EIA	309	420	420<	760<	590<	12.4
血清 ucOC	3.94[#2,4] ng/mL	ECLIA	—	4.5	—	—	—	32.2

#1：30~44 歳の閉経前女性　#2：添付文書資料より　#3：40~44 歳の閉経前女性　#4：基準値としては設定されておらず，カットオフ値 4.5 ng/mL が用いられている．
骨量減少カットオフ値：閉経前女性平均+1.0 SD に相当
骨折カットオフ値：閉経前女性+1.96 SD に相当
異常高値：原発性骨粗鬆症以外の骨疾患も考慮する．
最小有意変化：有意な変化があったと判断するのに必要な最小の変化
DPD：デオキシピリジノリン，NTX：I 型コラーゲン架橋 N-テロペプチド，CTX：I 型コラーゲン架橋 C-テロペプチド，BAP：骨型アルカリホスファターゼ，P1NP：I 型プロコラーゲン-N-プロペプチド，TRACP-5b：酒石酸抵抗性酸ホスファターゼ-5b，ucOC：低カルボキシル化オステオカルシン，EIA：enzyme immunoassay（酵素免疫測定法），CLEIA：chemiluminescent enzyme immunoassay（化学発光酵素免疫測定法），RIA：radioimmunoassay（放射性免疫測定法），ECLIA：electrochemiluminesent immunoassay（電気化学発光免疫測定法）
DPD，NTX，CTX，ucOC は慢性腎臓病ステージ 3 以上の腎機能障害の影響を受ける．

表 2-58　健康保険が適用される骨代謝マーカー

	マーカー名	検体	腎機能低下の影響
骨吸収（破骨細胞活性）	TRACP-5b	血清	（－）
	DPD	尿	（＋）
	NTX	血清，尿	（＋）
	CTX	血清，尿	（＋）
骨形成（骨芽細胞活性）	BAP	血清	（－）
	P1NP	血清	（－）
骨マトリクス関連（骨質）	ucOC	血清	（＋）

(7) 低骨量

図 2-90　低骨量を呈する疾患[6)]

低骨量を呈する疾患

原発性骨粗鬆症

閉経後骨粗鬆症
男性骨粗鬆症
特発性骨粗鬆症（妊娠後骨粗鬆症など）

続発性骨粗鬆症

内分泌性
- 副甲状腺機能亢進症
- 甲状腺機能亢進症
- 性腺機能不全
- Cushing症候群

栄養性
- 吸収不良症候群，胃切除後
- 神経性食欲不振症
- ビタミンAまたはD過剰
- ビタミンC欠乏症

薬物
- ステロイド薬
- 性ホルモン低下療法治療薬
- SSRI（選択的セロトニン再取り込み阻害薬）
- その他の薬物（ワルファリン，メトトレキサート，ヘパリンなど）

不動性
- 全身性（臥床安静，対麻痺，廃用症候群，宇宙旅行）
- 局所性（骨折後など）

先天性
- 骨形成不全症
- Marfan症候群

その他
- 関節リウマチ
- 糖尿病
- 慢性腎臓病（CKD）
- 肝疾患
- アルコール依存症

その他の疾患

Ⅰ）各種の骨軟化症
Ⅱ）悪性腫瘍の骨転移
Ⅲ）多発性骨髄腫
Ⅳ）脊椎血管腫
Ⅴ）脊椎カリエス
Ⅵ）化膿性脊椎炎
Ⅶ）その他

(8) 骨粗鬆症治療薬

表 2-59 骨粗鬆症治療薬の有効性の評価一覧 (骨粗鬆症の予防と治療ガイドライン作成委員会編：骨粗鬆症の予防と治療ガイドライン 2015 年版. 日本骨粗鬆症学会, 日本骨代謝学会, 骨粗鬆症財団, 2015[6] より引用)

分類	薬物名	骨密度	椎体骨折	非椎体骨折	大腿骨近位部骨折
カルシウム薬	L-アスパラギン酸カルシウム	B	B	B	C
	リン酸水素カルシウム				
女性ホルモン薬	エストリオール	C	C	C	C
	結合型エストロゲン[#1]	A	A	A	A
	エストラジオール	A	B	B	C
活性型ビタミン D_3 薬	アルファカルシドール	B	B	B	C
	カルシトリオール	B	B	B	C
	エルデカルシトール	A	A	B	C
ビタミン K_2 薬	メナテトレノン	B	B	B	C
ビスホスホネート薬	エチドロン酸	A	B	C	C
	アレンドロン酸	A	A	A	A
	リセドロン酸	A	A	A	A
	ミノドロン酸	A	A	C	C
	イバンドロン酸	A	A	B	C
選択的エストロゲン受容体モジュレーター（SERM）	ラロキシフェン	A	A	B	C
	バゼドキシフェン	A	A	B	C
カルシトニン薬[#2]	エルカトニン	B	B	C	C
	サケカルシトニン	B	B	C	C
副甲状腺ホルモン薬	テリパラチド（遺伝子組換え）	A	A	A	C
	テリパラチド酢酸塩	A	A	C	C
抗 RANKL（NF-κB 活性化受容体リガンド）抗体薬	デノスマブ	A	A	A	A
その他	イプリフラボン	C	C	C	C
	ナンドロロン	C	C	C	C

#1：骨粗鬆症は保険適用外　#2：疼痛に関して鎮痛作用を有し，疼痛を改善する（A）

薬物に関する「有効性の評価（A，B，C）」

骨密度上昇効果
- A：上昇効果がある
- B：上昇するとの報告がある
- C：上昇するとの報告はない

骨折発生抑制効果
（椎体，非椎体，大腿骨近位部それぞれについて）
- A：抑制する
- B：抑制するとの報告がある
- C：抑制するとの報告はない

(9) 骨粗鬆症性椎体骨折に対する手術療法

①椎体形成術

②前方固定術

③後方固定術

④前方後方固定術

⑤短縮術

表 2-60 椎体形成術で使用する充填材料の比較

	HA	PMMA	CPC
骨親和性	○	×	○
重合熱	◎	×	◎
塞栓症 (椎体外への漏出による)	◎	×	×
力学的強度	△	◎	△
圧縮強度 (血液混入による)	◎	△	△
隣接椎体骨折	◎	△	○

HA：hydroxyapatite, PMMA：polymethylmethacrylate,
CPC：calciumphosphate cement.
◎：すぐれている, ○：可, △：やや劣る, ×：劣る

2 ステロイド性骨粗鬆症

図 2-91 ステロイド性骨粗鬆症の管理と治療のアルゴリズム[12)]

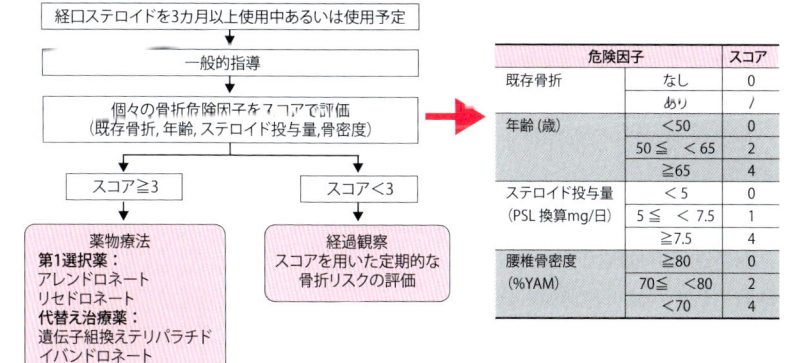

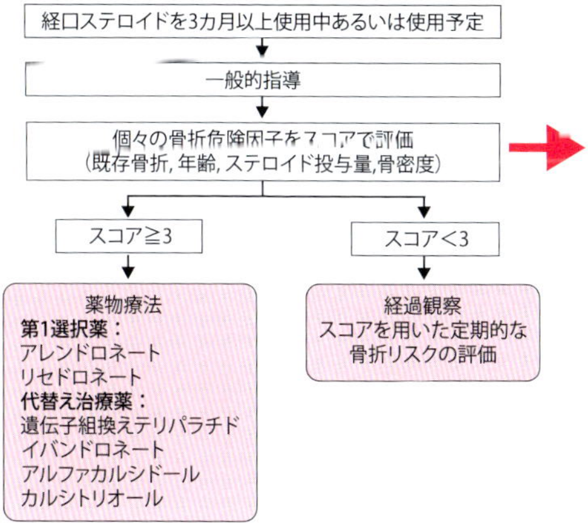

危険因子		スコア
既存骨折	なし	0
	あり	1
年齢 (歳)	<50	0
	50≦ <65	2
	≧65	4
ステロイド投与量 (PSL換算mg/日)	<5	0
	5≦ <7.5	1
	≧7.5	4
腰椎骨密度 (%YAM)	≧80	0
	70≦ <80	2
	<70	4

3 脊柱変形

(1) 小児側弯症 (scoliosis)

①定義

脊柱が左右に弯曲し，さらに椎体が垂直な体軸に対して傾き，弯曲の凸側後方に回旋した状態（側方回旋的屈曲）である.

②分類（表 2-61）[13]

◆機能的側弯症（functional scoliosis）

側弯の原因を除去すれば側弯が消失するものである.

●姿勢性側弯症（postural scoliosis）

不良姿勢による一過性側弯で，臥床により消失する．学童期にみられる.

●静力学的側弯症（static scoliosis）

脚長差あるいは股関節，膝関節の疾患により骨盤傾斜をきたした場合の代償的側弯である．補高靴などで脚長差を矯正することで消失する.

●疼痛性側弯症（scoliosis by pain）

腰痛が比較的強いときなどに，疼痛を有する側の筋緊張により反対側凸の側弯を生じる．疼痛が消失すると側弯も消失する.

●ヒステリー性側弯症（hysteric scoliosis）

心因反応の一部分症である.

◆構築性側弯症（structural scoliosis）

●特発性側弯症（idiopathic scoliosis）

全側弯症の70%を占め，その90%が思春期による．原因は不明で諸説ある.

年齢による特発性側弯症の分類（表 2-62）[14]

1）乳幼児期特発性側弯（infantile idiopathic scoliosis）：0～3歳
2）学童期特発性側弯（juvenile idiopathic scoliosis）：4～9歳
3）思春期特発性側弯（adolescent idiopathic scoliosis）：10～20歳

側弯の進行が学童期に他の時期よりも少ないことから，早期発症側弯症（early onset scoliosis：10歳未満），晩期発症側弯症（early onset scoliosis）と分類することが脚光を浴びている[15].

＊側弯進行の危険因子

❶若くして（特に初潮前）発症（表 2-63）[16]

❷弯曲大（50°＜）（表 2-63）[16]

❸Risser 徴候（図 2-92）[17][18]**が低値**（表 2-64）[16]

❹二重カーブ（double curve）＞**単一カーブ**（single curve）

表 2-61　側弯症の分類（SRS 分類）[13]

- i. idiopathic（genetic）（特発性）
  - A. infantile（乳幼児期）
    - 1. resolving
    - 2. progressive
  - B. juvenile（学童期）
  - C. adolescent（思春期）
- ii. neuromuscular（神経筋性）
  - A. neuropathic（神経原性）
    - 1. upper motor neuron lesion
      - a. cerebral palsy
      - b. spinocerebellar degeneration
        - 1. Friedreich
        - 2. Charcot-Marie-Tooth
        - 3. Levy-Rousse
      - c. syringomyelia
      - d. spinal cord tumor
      - e. spinal cord trauma
      - f. other
    - 2. lower motor neuron lesion
      - a. poliomyelitis
      - b. other viral myelitis
      - c. traumatic
      - d. spinal muscular atrophy
        - 1. Werdnig-Hoffman
        - 2. Kugelberg-Welander
      - e. myelomeningocele
    - 3. dysautonomia（Riley-Day）
    - 4. other
  - B. myopathic（筋原性）
    - 1. arthrogryposis
    - 2. muscular dystrophy
      - a. Duchenne（pseudohypertrophic）
      - b. limb-girdle
      - c. facial-scapulo-humeral
    - 3. fiber type disproportion
    - 4. congenital hypotonia
    - 5. myotonia dystrophica
    - 6. other
- iii. congenital（先天性）
  - A. congenital scoliosis
    - 1. failure of formation（形成異常）
      - a. wedge（楔状）
      - b. hemivertebra（半椎）
    - 2. failure of segmentation（分節異常）
      - a. unilateral bar
      - b. bilateral（"fusion"）
    - 3. mixed
  - B. congenital kyphosis
    - 1. failure of formation
    - 2. failure of segmentation
    - 3. mixed
  - C. congenital lordosis
  - D. associated with neural tissue defect
    - 1. myelomeningocele
    - 2. meningocele
    - 3. spinal dysraphism
      - a. diastematomyelia
      - b. other
- iv. neurofibromatosis（神経線維腫）
- v. mesenchymal（間葉性）
  - A. Marfan
  - B. homocystinuria
  - C. Ehlers-Danlos
  - D. other
- vi. traumatic（外傷性）
  - A. fracture or dislocation（nonparalytic）
  - B. post-irradiation
  - C. post-laminectomy
  - D. other
- vii. soft tissue contractures（軟部拘縮）
  - A. port-empyema
  - B. burn
  - C. other
- viii. osteochondrodystrophies（骨軟骨異形成症）
  - A. achondroplasia
  - B. spondyloepiphyseal dysplasia

（表 2-61 続き）

C. diastrophic dwarfism
D. mucopolysaccharidosis
ix. Scheuermann disease（少年期円背）
x. infection（感染）
A. tuberculosis
B. bacterial
C. fungal
D. parasitic
E. other
xi. tumor（腫瘍）
A. benign
B. malignant
xii. rheumatoid disease
A. juvenile rheumatoid
B. adult rheumatoid
C. Marie-Strumpel
xiii. metabolic（代謝性）
A. rickets
B. juvenile osteoporosis
C. osteogenesis imperfecta
xiv. related to lumbosacral area
A. spondylolisthesis
B. spondylolysis
C. other congenital anomaly
D. other
xv. thoracogenic（胸郭原性）
A. post-empyema
B. post-thoracoplasty
C. post-thoracotomy
D. other
xvi. hysterical（ヒステリー性）
xvii. functional（機能性）
A. postural（姿勢性）
B. secondary to short leg（脚長差）
C. other
D. other pain（疼痛性）

●先天性側弯症（congenital scoliosis）（図 2-93）[19]
脊椎の先天奇形により発生するもの.
・形成異常
・分節異常

●症候性側弯症（symptomatic scoliosis）
側弯の進行が著明で，成長が終了しても弯曲が増悪する.

●神経原性側弯症（neuropathic scoliosis）
上位ニューロン障害
・脳性麻痺
・脊髄小脳変性症
・脊髄空洞症
・脊髄腫瘍
下位ニューロン障害
・ポリオ
・脊髄性筋萎縮症

●筋原性側弯症（myopathic scoliosis）
・進行性筋ジストロフィー（特に Duchenne 型）

表 2-62　年齢による特発性側弯症の分類[14)]

	乳幼児	若年性	思春期
初診時の年齢	0～3 歳	4～9 歳	10～20 歳
男：女	1：1～2：1	<6 歳；1：3 >6 歳；1：6	1：6
発生率	米国：2～3% 英国：30%	米国：12～15% 英国：12～15%	米国：85% 英国：55%
カーブのタイプ	左胸椎（L：R＝2：1） 左胸椎および右腰椎	右胸椎（R：L＝6：1）	右胸椎（R：L＝8：1）
随伴所見	精神遅滞，先天性股関節脱臼，斜頭，先天性心疾患	なし	なし
心肺障害のリスク	高	中等	低
カーブ進行のリスク	<6 カ月：低 >1 歳：高 緩徐な進行：2～3°/年 悪性の進行：10°/年	67% 前思春期の進行：6°/年 悪性の進行：10°/年	23% 思春期における進行：1～2°/月
カーブの改善	<1 歳：90% >1 歳：20%	20%	まれ
カーブの大きさと成熟度	緩徐な進行：70～90° 悪性の進行：>90°	前思春期の進行：50～90° 悪性の進行：>90°	90°を超えるカーブはまれ
装具療法	進行の遅延と進行速度の低下に有効 最終的な進行 100%	思春期まで進行速度が低下 （不成功率 30～80%）	40°未満のカーブのコントロールに有効（成功率 75～80%）
手術	8 歳未満：固定を行わない instrumentation 8 歳以降：前方固定術/後方固定術 11 歳以降：後方固定術	8 歳未満：固定を行わない instrumentation 8 歳以降：前方固定術/後方固定術 11 歳以降：後方固定術	後方固定術と instrumentation 11 歳未満で Y 軟骨が開存している場合は前方固定術
クランクシャフト現象のリスク	高	高	低

表 2-63　初診時のカーブの大きさと年齢による進行率[16)]

初診時年齢	進行したカーブの割合	
	5〜19°のカーブ	10〜29°のカーブ
10歳以下	45%（ 38人）	100%（ 10人）
11〜12歳	23%（147人）	61%（ 61人）
13〜14歳	8%（201人）	37%（119人）
15歳以上	4%（ 67人）	16%（ 84人）

括弧内の数字：各群の患者数

図 2-92　Risser 徴候（Risser sign）[17)]

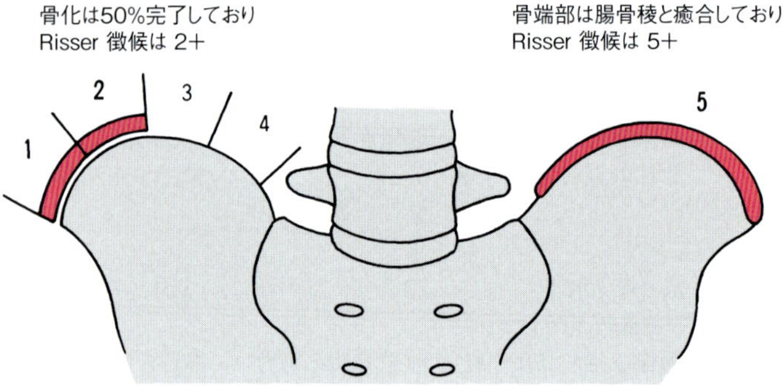

表 2-64　Risser 徴候とカーブの大きさによる進行率[16)]

Risser 徴候	進行したカーブの割合	
	5〜19°のカーブ	10〜29°のカーブ
0 or 1	22%	68%
2, 3 or 4	1.60%	23%

- 神経線維腫症（neurofibromatosis, von Recklinghausen 病）
- 間葉性側弯症（mesenchymal scoliosis）
  - ・Marfan 症候群
  - ・Ehlers-Danlos 症候群など
- その他

  外傷，代謝異常，内分泌異常など

図 2-93　先天性側弯症（congenital scoliosis）の分類[19]

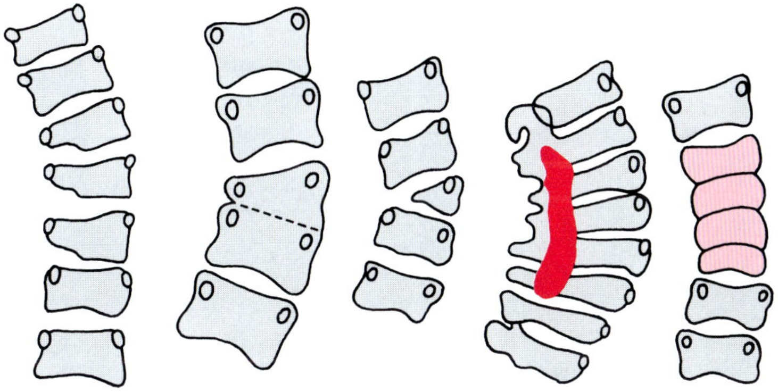

図 2-94　側弯症のチェックポイント[20]

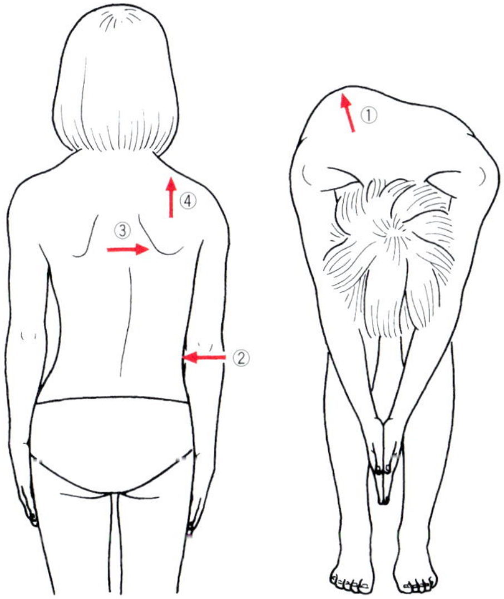

① 前屈時の背面の左右差（特に肋骨部：rib hump）
② 脇線の左右差
③ 両肩甲骨の高さの差，位置
④ 両肩の高さの差

③診断

◆側弯症のチェックポイント（図 2-94）[20]

また，脊柱以外の所見（café-au-lait spots，血管腫，異常発毛など）や

図 2-95　モアレ法
a：正常症例．
b：側弯症例．投影された縞模様が左右非対称である．

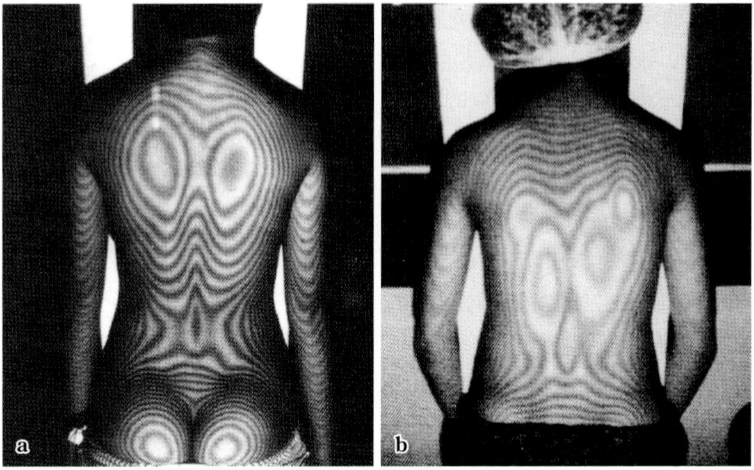

（日本側彎症学会編：改訂版知っておきたい脊柱側弯症．インテルナ出版，2003[22]より引用）

神経学的異常にも十分に注意する．

◆モアレ法

体表に縞模様を投影し，その非対称性から客観的に評価する[21]（図 2-95）[22]．

◆X 線所見

●Cobb 法

立位正面像で，弯曲の頭側，尾側にある最大に傾斜する椎体の上（頭側）・下縁（尾側）の線のなす角度をいう（図 2-96）[23]．

●椎体回旋度

立位正面像で椎弓根の中心線からの偏位で表す（図 2-97）[24]．

●stable vertebra

立位正面像で，左右腸骨稜を結ぶ線に対し，仙骨中央を通る垂線（center sacral vertical line：CSVL）を引き，その垂線により二分される椎体をいう[25]（図 2-98）．

●Lenke 分類

特発性側弯症における冠状面，矢状面，横断面を考慮した分類である．カーブタイプは冠状面における構築性カーブの部位によって分類される（図 2-99，図 2-100）[26]．

図 2-96　側弯度測定法（Cobb 法）[23]

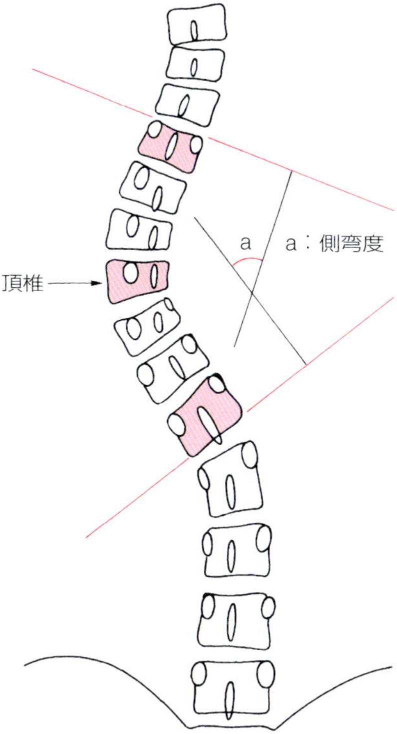

図 2-97　椎体回旋度（Nash and Moe, 1973）[24]

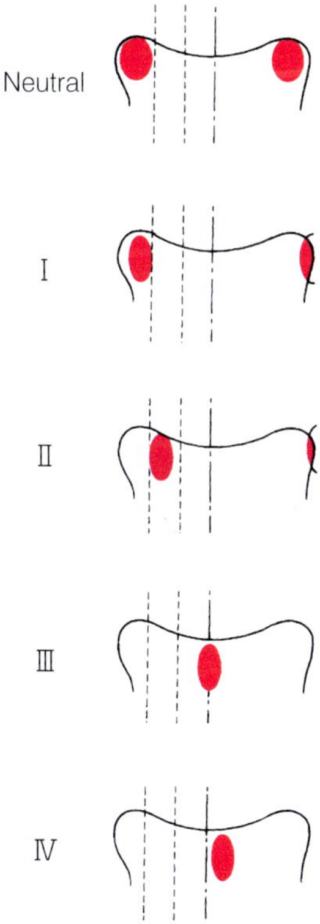

④治療

Bradford らによる治療方針（図 2-101）[27] に基づいて行う．個々の症例ごとに年齢，性，家族歴，生活環境などについて十分に検討して決定する．術前計画には常にクランクシャフト現象（図 2-102）[28] を念頭におく．

(2) 後弯症（kyphosis）[13]

①定義

矢状面での後方凸の弯曲が異常に増加した状態である．胸椎後弯は Cobb 法に準じた計測法で 21°～45° ないし 21°～60° が正常範囲とされている．

図 2-98　stable vertebra（SV）と center sacral vertical line（CSVL）

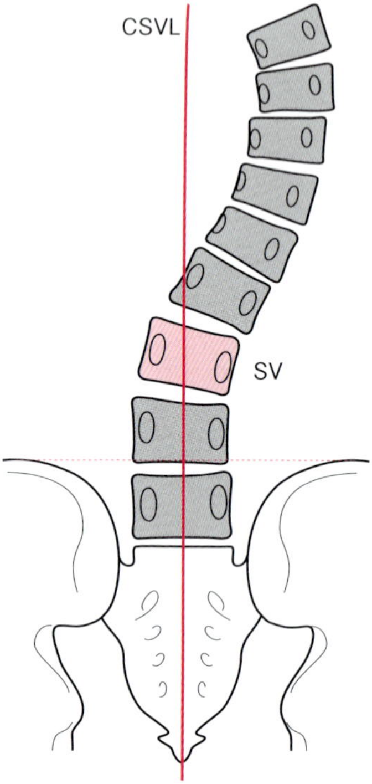

②**分類**（表 2-65）[13)29)]

◆姿勢異常による後弯（postural kyphosis）

日常生活の不良姿勢が原因である．思春期の女性に多い．

◆Scheuermann 病による後弯（Scheuermann kyphosis）

3 椎体以上連続する楔状変形，Schmorl 結節，椎体終板の不整像を呈する若年者の後弯である．

◆先天性後弯（congenital kyphosis）（図 2-103）[30)]

◆外傷後後弯

椎体圧迫骨折に続発する．経過中の遅発性麻痺に注意が必要である．

◆その他

・麻痺性後弯

・脊椎カリエスによる

図 2-99　Lenke 分類のカーブ型 1

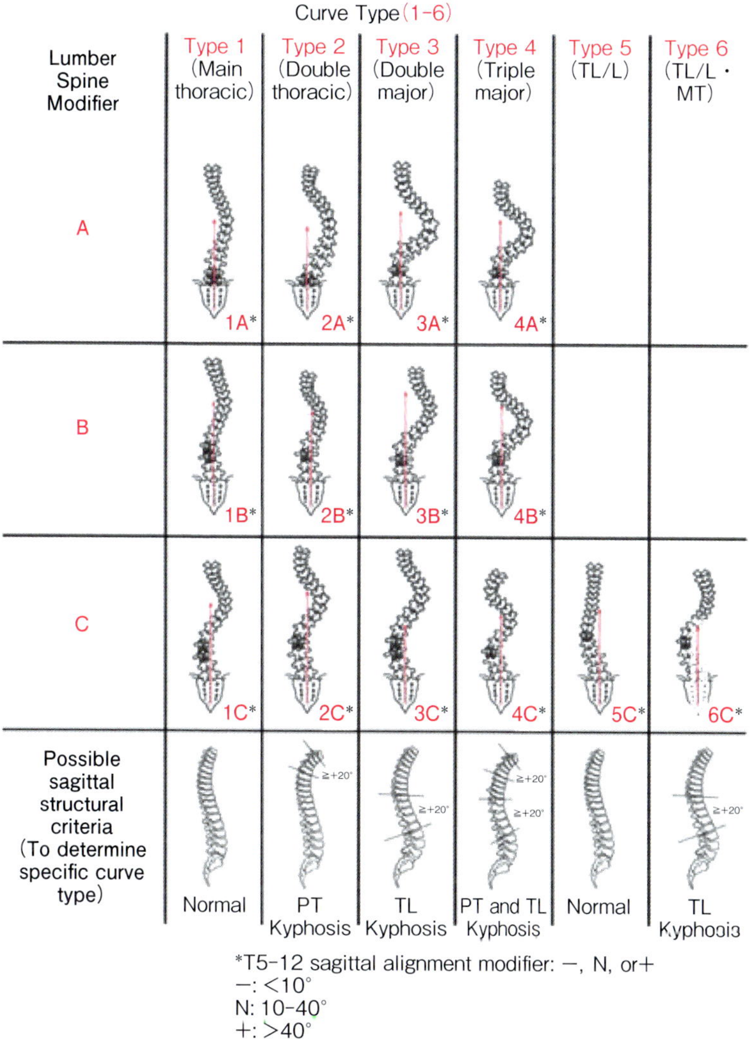
Curve Type(1-6)
Lumber Spine Modifier
Type 1 (Main thoracic)
Type 2 (Double thoracic)
Type 3 (Double major)
Type 4 (Triple major)
Type 5 (TL/L)
Type 6 (TL/L・MT)
A
1A*
2A*
3A*
4A*
B
1B*
2B*
3B*
4B*
C
1C*
2C*
3C*
4C*
5C*
6C*
Possible sagittal structural criteria (To determine specific curve type)
≧+20°
Normal
PT Kyphosis
TL Kyphosis
PT and TL Kyphosis
Normal
TL Kyphosis
*T5-12 sagittal alignment modifier: −, N, or+
−: <10°
N: 10-40°
+: >40°

(Lenke LG, et al：Adolescent idiopathic scoliosis：a new classification to determine extent of spinal arthrodesis. J Bone Joint Surg Am　83：1169-1181, 2001[26] より引用)

図 2-100　Lenke 分類のカーブ型の基準 2

CURVE TYPE				
Type	Proximal Thoracic	Main Thoracic	Thoracolumbar/lumbar	Description
1	Non-structural	Structural (Major)*	Non-structural	Main Thoracic (MT)
2	Structural	Structural (Major)*	Non-structural	Double Thoracic (DT)
3	Non-structural	Structural (Major)*	Structural	Double Major (DM)
4	Structural	Structural (Major)*	Structural (Major)*	Triple Major (TM)§
5	Non-structural	Non-structural	Structural (Major)*	Thoracolumbar/Lumbar (TL/L)
6	Non-structural	Structural	Structural (Major)*	Thoracolumbar/Lumbar-Main Thoracic (TL/L-MT)

STRUCTURAL CRITERIA
(Minor curves)
Proximal Thoracic - Side Bending Cobb≧25°
- T2-T5 Kyphosis≧+20°
Main Thoracic - Side Bending Cobb≧25°
- T10-L2 Kyphosis≧+20°
Thoracolumbar/lumbar - Side Bending Cobb≧25°
- T10-L2 Kyphosis≧+20°

*Major=Largest Cobb measurement, always structural
Minor=All other curves with structural criteria applied
§Type 4-MT or TL/L can be major curve

LOCATION OF APEX
(SRS Definition)

CURVE	APEX
Thoracic	T2-T11/12 Disc
Thoracolumbar	T12-L1
Thoracolumbar/Lumbar	L1/2 Disc-L4

Modifiers

Lumbar Spine Modifier	CSVL to Lumbar Apex
A	CSVL between pedicles
B	CSVL touches apical body (ies)
C	CSVL completely medial

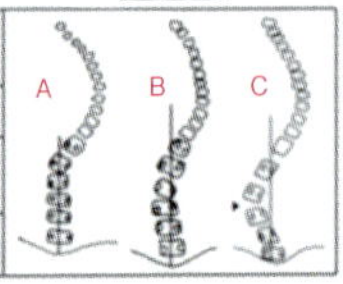

Thoracic Sagittal Profile T5-T12	
-(Hypo)	<10°
N (Normal)	10°-40°
+(Hyper)	>40°

Curve Type (1-6)+Lumbar Spine Modifier (A,B,C)+Thoracic Sagittal Modifier (−,N,+)
Classification (e,g,1B+):________

(Lenke LG, et al：Adolescent idiopathic scoliosis：a new classification to determine extent of spinal arthrodesis. J Bone Joint Surg Am　83：1169-1181, 2001[26]より引用)

図 2-101　Bradford らによる治療方針[27]

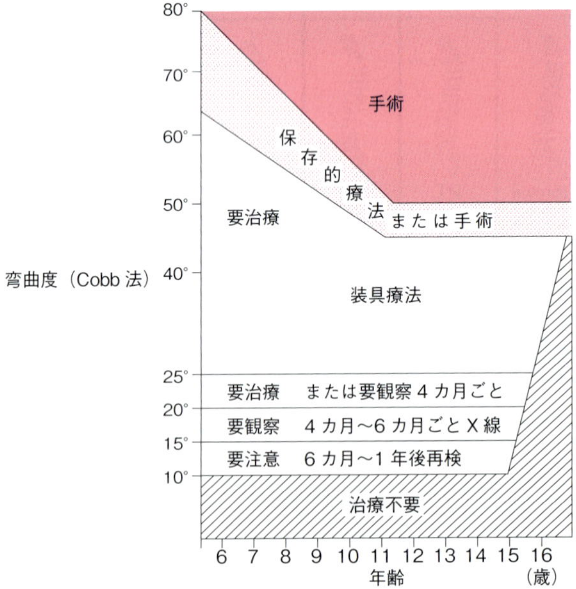

図 2-102　クランクシャフト現象[28)]

a. 側弯　　b. 強固な後方固定を行っても，前方の成長により変形が増強する．

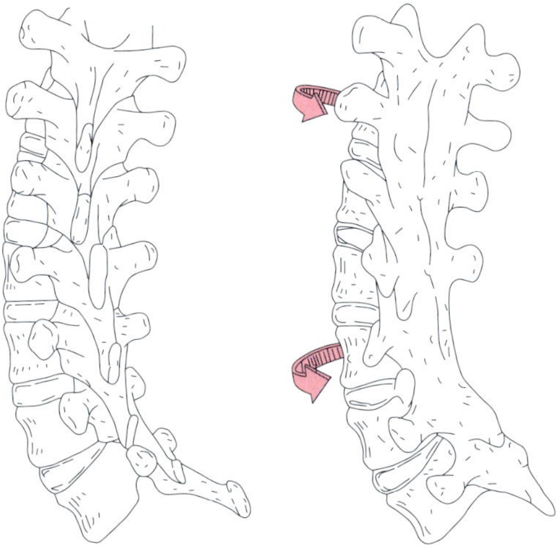

表 2-65　後弯症の分類[13)29)]

①postural disorders（姿勢性）
②Scheuermann kyphosis
　（Scheuermann 病，少年期円背）
③congenital disorders（先天性）
　A. failure of segmentation
　B. failure of formation
④paralytic（麻痺性）
　A. polio
　B. anterior horn cell disease
　C. upper motor neuron disease
　　（例：cerebral palsy）
⑤myelomeningocele（脊髄髄膜瘤）
⑥posttraumatic（外傷性）
　A. acute
　B. chronic
　C. with or without cord damage
⑦inflammatory（炎症性）
　A. tuberculosis
　B. other infections
⑧postsurgical（手術後）
　A. postlaminectomy
　B. postexcision（例：tumor）
⑨inadequate fusion
　A. too short
　B. pseudoarthrosis
⑩postirradiation（放射線治療後）
　A. neuroblastoma
　B. Wilms tumor
⑪metabolic（代謝性）
　A. osteoporosis
　B. osteogenesis imperfecta
⑫developmental（発育性）
　A. achondroplasia（軟骨無形成症）
　B. mucopolysaccharidosis（ムコ多糖症）
　C. other
⑬collagen disease（膠原病性）
　（例：Marie-Strumpell）
⑭tumor（腫瘍性）
　（例：histiocytosis X）
　A. benign
　B. malignant
⑮neurofibromatosis（神経線維腫）

図 2-103　先天性後弯の分類

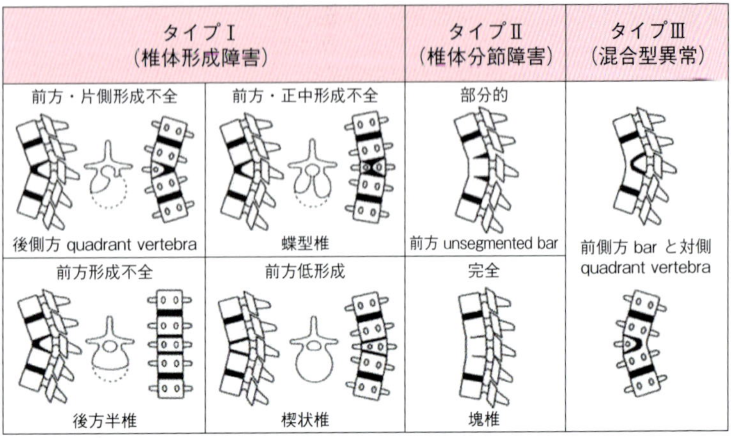
タイプⅠ
（椎体形成障害）
タイプⅡ
（椎体分節障害）
タイプⅢ
（混合型異常）
前方・片側形成不全
後側方 quadrant vertebra
前方・正中形成不全
蝶型椎
部分的
前方 unsegmented bar
前側方 bar と対側
quadrant vertebra
前方形成不全
後方半椎
前方低形成
楔状椎
完全
塊椎

（McMaster MJ, et al：Natural history of congenital kyphosis and kyphoscoliosis. A study of one hundred and twelve patients. J Bone Joint Surg Am　81：1369, 1999[30]より引用）

図 2-104　計測法[31][32]

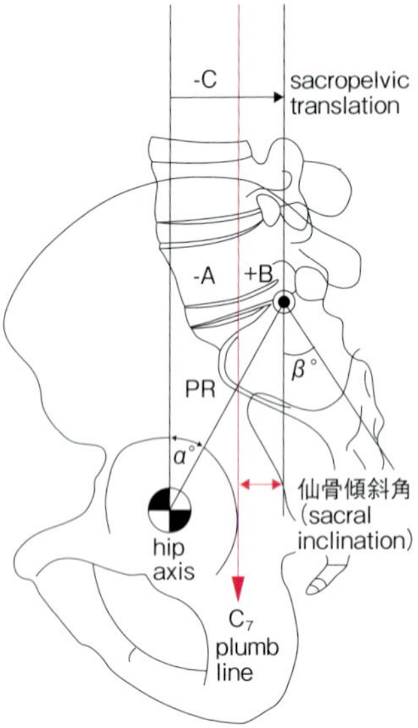

③X 線計測

◆矢状面バランス（sagittal balance）：仙椎に対する C 7 の alignment で表される．立位脊椎全長 X 線側面像で，C 7 椎体中央からの垂線（C 7 plumb line）を引き，S 1 椎体後上隅角までの距離を測定する．C 7 plumb

図 2-105　SRS-Schwab の成人脊柱変形の分類

冠状面カーブ型

T：胸椎のみ
（腰椎カーブ30°未満）

L：胸腰椎/腰椎のみ
（胸椎カーブ30°未満）

D：二重カーブ
（胸椎および胸腰椎/腰椎のカーブ30°超）

N：大きな冠状面変形なし
（全冠状面カーブ30°未満）

矢状面修飾因子

PI−LL
0：10°未満
＋：10〜20°
＋＋：20°超

Global Alignment
0：SVA 4.0 cm 未満
＋：SVA 4.0〜9.5 cm
＋＋：SVA 9.5 cm 超

pelvic tilt(PT)
0：20°未満
＋：20〜30°
＋＋：30°超

PI：pelvic incidence，LL：lumbar lordosis，SVA：sagittal vertical axis
（Schwab F, et al：Scoliosis Research Society—Schwab adult spinal deformity classification：a validation study. Spine　37：1077-1082, 2012[36]より改変）

line が 2〜5 cm 以上は，矢状面バランス異常（sagittal imbalance）と定義されている（図 2-104）[31)32)]．

④治療

1）後弯の矯正，2）後弯による神経圧迫の解除，3）代償性過大前弯を含めた矢状面バランスの改善が目的である．前方，後方，前後合併アプローチを症例により選択する．後方要素の脊椎骨切り術（spinal osteotomy）の併用による矯正効果もある[33)]．

(3) 成人脊柱変形

成人脊柱変形は患者 QOL（quality of life）との相関関係が知られている[34)35)]．これらを評価するため，2012 年に SRS（Scoliosis Research Society）により成人脊柱変形の形態学的分類が発表された（図 2-105）[36)]．

この分類は成人脊柱変形の評価のみならず，成人脊柱変形に対する矯正固定術の指標として現在も広く用いられている．矢状面バランスが冠状面バランスよりも患者 QOL に深く関与しているという研究結果[34)35)]に基づき，冠状面では 30° 未満が変形と分類していないのに比べ，矢状面では細かく分類されている．矢状面バランスの分類に用いられている脊椎骨盤パラメーター（spinopelvic parameters）について以下に記す（図 2-106）[37)]．

図 2-106　脊椎骨盤パラメーター

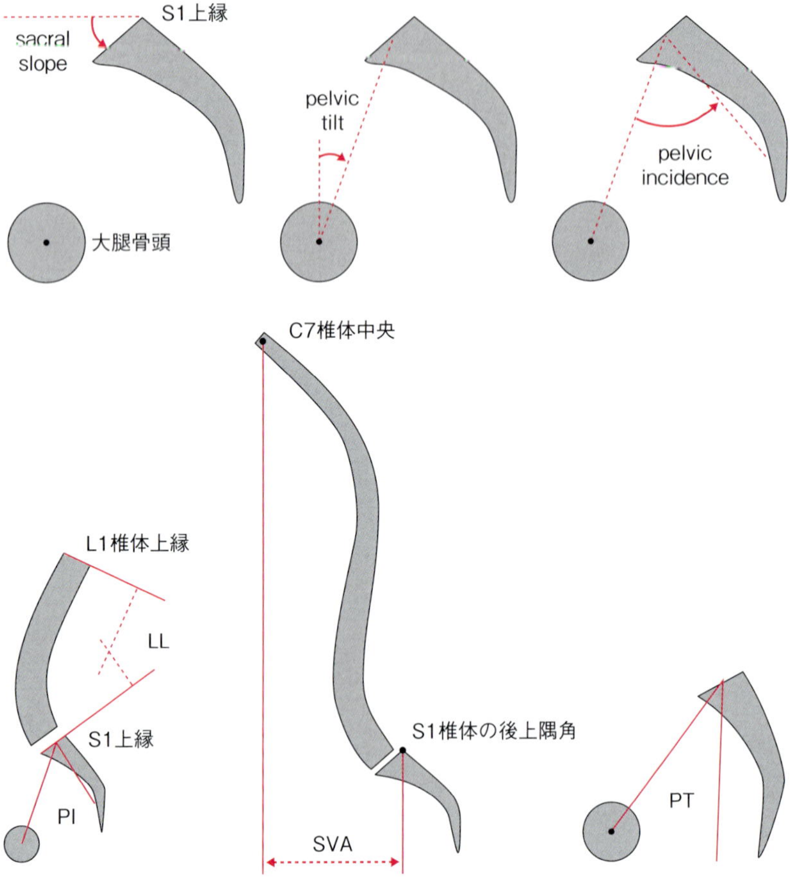

（Schwab F, et al：Radiographical spinopelvic parameters and disability in the setting of adult spinal deformity. Spine　38：E803-E812, 2013[37]より改変）

①sagittal vertical axis（SVA）

C7 椎体中央からの垂線と S1 椎体の後上隅角の距離（前傾姿勢の程度）を表す.

②lumbar lordosis（LL）

L1 椎体上縁と S1 上縁のなす角度（腰椎前弯角）を表す.

③pelvic incidence（PI）

大腿骨頭の中心と S1 上縁の中心に引いた線と S1 上縁からの垂線のなす角度（個人固有の骨盤形態）を表す.

④**pelvic tilt（PT）**

大腿骨頭の中心とS1上縁の中心に引いた線と重力垂線のなす角度（骨盤後傾の程度）を表す．

⑤**sacral slope（SS）**

S1上縁と水平線のなす角度（仙骨傾斜）を表す．

PI＝PT＋SSの関係が成り立つ．

重度の成人脊柱変形に対しては，良好な矢状面バランスと患者QOLの獲得を目的に矯正固定術が行われている．手術における理想的な矯正目標としてSchwabら[36]のPI−LL≦10が有名であるが，その他にもさまざまなformula[38)39]が発表され，現在も議論が行われている．

4 脊椎炎症性疾患

(1) 関節リウマチ（RA）脊椎病変

関節リウマチ（rheumatoid arthritis：RA）は，全身の結合組織を侵す炎症性疾患である．その炎症は滑膜に起こる．RAの進行に伴い，脊椎にも病変が及ぶことが少なくない．脊椎における滑膜関節は椎間関節で，ここに病変が初発する．

①**上位頸椎病変**

上位頸椎はその構造上，滑膜関節の占める割合が多く，RA病変の頻度が高い．

a．環軸椎前方亜脱臼（anterior atlanto axial subluxation：anterior AAS）

環椎の前方転位度である環椎歯突起間距離（atlanto dental distance：ADD）が大きいと脊柱管の狭窄により脊髄障害も発生する．脊柱管前後径｛一般に有効脊柱管前後径（space available for the cord：SAC）を用いる｝が13 mm以下になると脊髄障害が発生する頻度が高い[40]（図2-107）[41]．

b．環軸椎垂直亜脱臼，環椎垂直亜脱臼（vertical subluxation of atlas：VS）

環椎の下方への転位による歯突起の頭蓋方向への突出｛垂直方向への脱臼，頭蓋底陥入（basilar impression)｝で，延髄圧迫による呼吸麻痺（pentaplegia）の危険性も生じる（図2-107）[41]．

頻度は少ないが，環軸椎後方亜脱臼（posterior AAS），環軸椎側方亜脱臼（lateral AAS）などもある．

図 2-107　リウマチ頸椎単純 X 線計測法[41)]

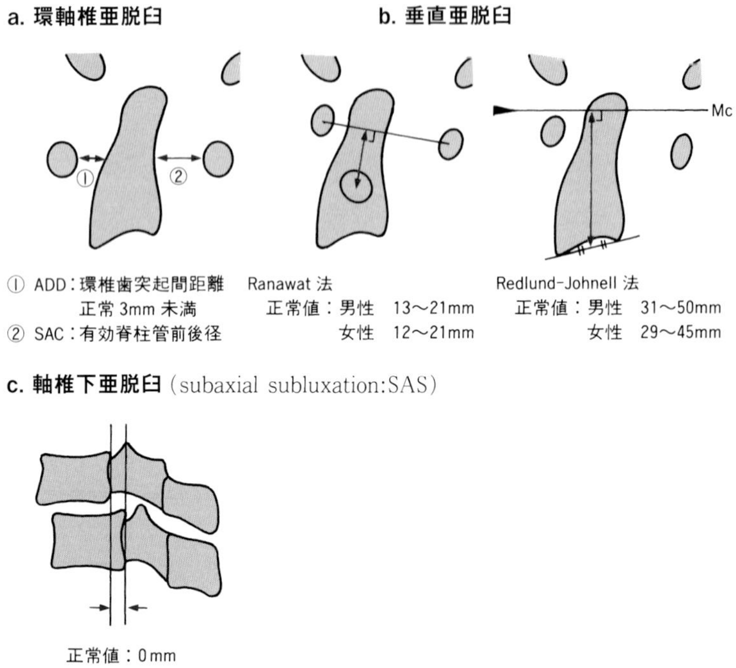

②下位頸椎病変（C 3 以下）

後方の椎間関節や後外側の Luschka 関節だけでなく，前方要素の椎間板にも病変が及んで，種々の異常可動性が生じたり，姿勢異常が生じる．特に前方すべりと頸椎柱の短縮が多い．前方すべりは C 3/4，C 4/5 に多く，C 4/5，C 5/6 で後弯変形を伴う L-K 変形（頭側 lordosis，尾側 kyphosis）を示しやすい．また，環軸椎前方亜脱臼例では軸椎が後方に位置するために C 3/4，C 4/5 で後弯となりやすく，その直下で後方すべりが発生しやすい．いずれにしても，下位の脊柱管は上位頸椎に比較して狭いことから，すべりによる亜脱臼 {軸椎下亜脱臼（subaxial subluxation：SAS あるいは SS)} による脊髄障害が誘発されやすい．

③胸腰椎病変

画像診断上，リウマチ性肉芽による椎体圧潰，椎体破壊，椎体すべり，嚢腫などとして病変を捉えうる．従来は椎体圧潰や破壊の多くは合併する骨粗鬆症によるものと理解されてきたが，最近は RA による椎体内リウマチ性肉芽性病変（リウマチ結節）の存在によるものも多いと考えられている[42)]．

表 2-66　関節リウマチの stage 分類と class 分類[43)44)]

病期分類（stage）
stage Ⅰ：初期 ①*X 線像上に骨破壊像はない ② X 線学的骨萎縮はあってもよい stage Ⅱ：中等期 ①*X 線学的に軽度の軟骨下骨の破壊を伴う，あるいは伴わない骨萎縮がある．軽度の軟骨破壊はあってもよい ②*関節運動は制限されていてもよいが，関節変形はない ③*関節周辺の筋萎縮がある ④ 結節および腱鞘炎のような関節外軟部組織の病変はあってもよい stage Ⅲ：高度進行期 ①*骨萎縮の他に X 線学的に軟骨および骨の破壊がある ②*亜脱臼，尺側変位，あるいは過伸展のような関節変形がある．線維性または骨性強直を伴わない ③ 強度の筋萎縮がある ④ 結節および腱鞘炎のような関節外軟部組織の病変はあってもよい stage Ⅳ：末期 ①*線維性あるいは骨性強直がある ② それ以外は stage Ⅲの基準を満たす
*印のある基準項目は，特にその病期あるいは進行度に患者を分類するためには必ずなければならない項目である

機能障害度分類（class）
class Ⅰ：身体機能は完全で不自由なしに普通の仕事は全部できる class Ⅱ：動作のさいに，1 カ所あるいはそれ以上の関節に苦痛があったり，または運動制限はあっても普通の活動ならなんとかできる程度の機能 class Ⅲ：普通の仕事とか自分の身の回りのことがごくわずかできるか，あるいはほとんどできない程度の機能 class Ⅳ：寝たきり，あるいは車椅子に座ったきりで，身の回りのこともほとんど，またはまったくできない程度の機能

④全身疾患としての RA の評価

脊椎病変を発生している RA はほとんど classical RA で，しかも RA がかなり進行してからの場合が多い．そのため，RA の診断が問題となることはない．一方，RA としての病期（進行度）や機能障害度（表 2-66）[43)44)]を十分に認識して治療法の決定を行う必要がある．また，頸椎の疼痛・神経学的評価法として Ranawat 分類が用いられる（表 2-67）[45)]．

表 2-67　Ranawat 分類[45]

疼　痛	
Grade 0	なし
Grade 1	軽度．間欠的で，アスピリンを要するのみ．
Grade 2	中等度．頸椎カラーが必要である．
Grade 3	重度．アスピリンによってもカラーによっても軽減しない．
神経学的欠落症状	
Grade Ⅰ	なし
Grade Ⅱ	自覚的な筋力低下と反射亢進，自発的異常感覚がある．
Grade Ⅲ	客観的な筋力低下と錐体路徴候がある．
ⅢA	歩行可能
ⅢB	歩行不能

(2) 脊椎関節炎（spondyloarthritis：SpA）

①概念

脊椎炎および仙腸関節炎を主体とする疾患群の総称で，リウマトイド因子（RF）陰性であることが多いことから，以前は血清反応陰性脊椎関節炎（seronegative spondyloarthropathy：SNSA）と呼ばれていた．強直性脊椎炎（ankylosing spondylitis：AS），乾癬性関節炎（psoriatic arthritis：PsA），反応性関節炎（reactive arthritis：ReA），および炎症性腸疾患関連関節炎（inflammatory bowel disease associated arthritis：IBD）などが含まれる[46]．

②SpA の代表疾患（表 2-68）[47]と分類基準

これらの疾患は HLA-B27 に相関するものが多く，HLA-B27 関連脊椎関節症と総称されることもある．早期に診断し，治療を行うために ASAS（Assessment of SpondyloArthritis international Society）の分類基準が作成された（図 2-108）[48]．

③強直性脊椎炎（ankylosing spondylitis：AS）

SpA の代表疾患である．

◆概念

仙腸関節および脊椎での慢性炎症と竹様脊柱（bamboo spine）や仙腸関節の強直という不可逆的な骨化を生じる疾患である．45 歳未満に発症し，男：女は 3～4：1 である．

◆症状と診断

AS に特徴的な「炎症性腰痛」の定義は，3 カ月以上継続する腰痛で，

表 2-68　脊椎関節炎の 7 疾患

①強直性脊椎炎 (ankylosing spondylitis：AS)	脊椎を中心に，末梢関節を含んで強直化をきたす疾患．X 線の竹様脊柱が特徴
②乾癬性関節炎 (psoriatic arthritis：PA)	乾癬症患者の乾癬に腫脹，疼痛を伴う関節炎を合併する疾患
③Reiter 症候群 (Reiter syndrome：RS)	尿道炎や下痢に続発する関節炎で，関節炎，結膜炎，尿道炎を 3 主徴とする疾患
④Crohn 病 (Crohn disease)	発熱，腹痛，下痢を主症状とし，約 15%に関節炎を合併するもので消化管（回盲部に多い）に肉芽腫性炎症がある
⑤潰瘍性大腸炎 (ulcerative colitis)	粘血下痢便を主症状とし，約 10%に関節炎の合併がみられる．大腸，特に直腸に病変が多い
⑥Whipple 病 (Whipple disease)	下痢，腹痛などを主症状とし，高頻度に関節炎を合併する．小腸に病変がある
⑦Behçet 病 (Behçet disease)	右下腹部痛，下血を主症状とし，関節炎の合併も高い．回腸末端，盲腸，上行結腸に病変がある

（圓尾宗司編：整形外科診療メモ．南江堂，1993[47]より引用）

図 2-108　ASAS の体軸性脊椎関節炎の分類基準[48]

45 歳未満で発症した 3 カ月以上持続する背部痛の患者

仙腸関節炎の画像所見*1 ＋ 1 つ以上の脊椎関節炎の特徴*2	または	HLA-B27 陽性 ＋ 2 つ以上の脊椎関節炎の特徴*2

＊1
・MRI で脊椎関節炎に伴う仙腸関節炎を強く示唆する活動性（急性）炎症所見
・仙腸関節の X 線所見が改訂 New York 診断基準の確実例を満たす
＊2
炎症性背部痛，関節炎，付着部炎（踵），ぶどう膜炎，指趾炎，乾癬，Crohn 病/潰瘍性大腸炎，非ステロイド性抗炎症薬への良好な反応，脊椎関節炎の家族歴，HLA-B27 陽性，CRP 高値
※感度 82.9%，特異度 84.4%（画像のみ：感度 66.2%，特異度 97.3%）

5 項目（①40 歳未満に発症，②緩徐に発症，③運動で軽快，④安静で増悪，⑤夜間痛）のうち 4 項目に適応することである[49]．

AS の診断には改訂 New York 診断基準（表 2-69）[50]が用いられる．

表 2-69 強直性脊椎炎の改訂 New York 診断基準[50)]

1. 診断
　①臨床基準
　　a. 運動によって改善し，安静によって改善しない 3 カ月以上持続する腰痛，こわばり
　　b. 前屈方向および側屈方向への腰椎可動域制限
　　c. 年齢，性別によって補正した正常値と比較した胸郭拡張制限
　②X 線基準*
　両側の grade 2 以上または片側の grade 3〜4 の仙腸関節炎

2. Grade 分類
　①確実例：X 線基準と臨床基準 1 項目以上を満たす場合
　②疑い例
　　a. X 線基準を満たさないが，臨床基準 3 項目を満たす場合
　　b. X 線基準を満たすが，臨床基準が 1 つもみられない場合

＊：X 線基準の grade
Grade 0：正常
Grade 1：疑わしい変化
Grade 2：軽度（関節裂隙の変化を伴わない限局的な骨侵食や骨硬化）
Grade 3：中等度（骨侵食，骨硬化，関節裂隙の拡大や狭小化，部分的な骨強直）
Grade 4：完全な骨強直

(3) 掌蹠膿疱症性骨関節炎

①概念

手掌および足蹠部に無菌性膿疱を生じる皮膚のアレルギー性疾患である掌蹠膿疱症（pustulosis palmaris et plantaris：PPP）に合併して起こる骨・関節炎である．胸鎖関節炎が特徴的で，脊椎・仙腸関節にも病変を生じることがある．

②症状と診断

掌蹠膿疱症に胸骨，鎖骨，肋骨の関節部の腫脹と疼痛が特徴的である．脊椎病変の症状は少ないが，X 線上は椎体終板の骨髄炎様の骨破壊像，硬化像，靱帯骨棘形成（syndesmophyte）様の椎体間架橋形成などがみられる．血液学的には，血沈値亢進，CRP 陽性以外は特徴的所見がない．診断は症状と X 線所見で行う．

図 2-109 結核性脊椎炎の炎症の波及[44)]

椎体終板下の感染巣は結核性膿瘍形成し，隣接椎間板や靱帯下に貯留する．椎骨は破壊され腐骨となる．進行すると脊椎は局所後弯（亀背）をきたす．

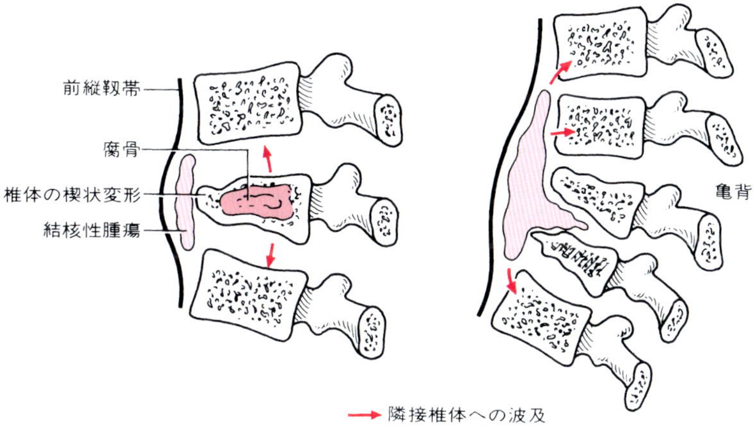

表 2-70 結核性脊椎炎の症状

①疼痛：進行性自発痛，叩打痛
②脊柱不撓性
③脊柱変形：亀背（gibbus）
④冷膿瘍：流注膿瘍，腸腰筋膿瘍（単純 X 線像での腰筋陰影の消失），咽後膿瘍など
⑤脊髄麻痺：Pott 麻痺

(4) 感染性疾患

①結核性脊椎炎（脊椎カリエス）

◆概念

結核菌の脊椎における血行性感染で生じる（図 2-109）[44)]．

◆症状（表 2-70）

◆診断

尿，膿瘍の細菌検査からの結核菌の同定や骨生検や術中採取した組織の病理検査で，慢性炎症所見や結核性巨細胞（Langhans 巨細胞）により診断が確定する．T-Spot やクォンティフェロン（QFT）などが導入され，迅速に結核感染症の診断が可能となっている．尿，膿瘍の細菌検査からの結核菌の同定は，従来の小川培地では 4～8 週間程度と時間が掛かっていたが，最近では mycobacteria growth indicator tube（MGIT）

表 2-71　化膿性脊椎炎（急性・慢性）と結核性脊椎炎の鑑別診断

		化膿性脊椎炎（急性）	化膿性脊椎炎（慢性）	結核性脊椎炎
症　状	発症	急激	慢性	慢性
	疼痛	激痛	軽度・中等度	中等度
	発熱	高熱	微熱・なし	中等度〜なし
	基礎疾患	先行感染症，糖尿病	先行感染症，糖尿病	肺結核
検査所見	白血球	増多	軽度増多	正常・軽度増多
	CRP（mg/dl）	5<	0.1〜5	0.1〜5
	ツベルクリン反応	陰性〜陽性	陰性〜陽性	陽性〜強陽性
	細菌検査	一般細菌・なし	一般細菌・なし	結核菌・なし
画像所見	骨破壊	軽度・中等度	軽度・中等度	中等度・高度
	骨新生	早期より旺盛	骨破壊と混在	少ない
	腐骨	なし	なし	あり
	椎体周囲膿瘍	まれ	まれ	貯留
MRI	病巣部信号変化（T 1 強調像）	低信号	低信号	不均一
	病巣部信号変化（T 2 強調像）	高信号	高信号	不均一
	辺縁増強（造影 MRI）	まれ diffuse enhancement（約 80 %）	まれ	あり（95%）

法という新しい液体培地により，2 週間未満での判定が可能となっている．また，PCR（polymerase chain reaction）法は数日間での検査が可能であるが，死菌も生菌も検出するために活動性の有無を判断することができない．

画像診断では，単純 X 線像で椎体の骨萎縮，椎間板の狭小化や不整，反応性骨硬化，骨破壊．CT，MRI では，椎間板や骨の破壊程度を知るのに有用．特に造影 MRI でみられる辺縁増強（rim enhancement）は本症に特徴的とされている[51)]．

◆鑑別診断

化膿性脊椎炎との鑑別が最も重要である（表 2-71）．その他の鑑別疾患には，骨粗鬆症，転移性脊椎腫瘍，先天性癒合椎などがある．

表 2-72　易感染性宿主の原因[52)]

A．全身的感染防御能低下

1．非医原的

①高齢，糖尿病，腎不全，大酒，低栄養

②AIDS

2．医原的

①大手術，脾摘

②ステロイド療法

③抗白血病薬・腫瘍化学療法による顆粒球減少

④臓器移植

B．局所的感染防御能低下

1．非医原的

①寝たきり患者などの褥瘡形式，嚥下障害，排尿障害

②慢性閉塞性肺疾患（COPD）

③胆道，尿路などの腫瘍・結石による管腔狭窄・閉塞

④外傷・熱傷

2．医原的

①手術部位

②皮膚・粘膜の器具による挿入・刺入部位（異物感染）
血管針・カテーテル，気管挿管，尿道カテーテルなど

③体内埋没異物
人工弁，人工関節など

④放射線療法など

表 2-73　化膿性脊椎炎の病型[53)]

	症状	炎症所見
急性型	高熱 激痛 脊柱不撓性	急性
亜急性型	微熱 背部痛	あり
慢性型	背部痛	軽度，なし

②化膿性脊椎炎

◆病態

細菌による椎体軟骨下骨部への血行感染．感染経路は泌尿器科，腹部感染症から，Batson 静脈叢を介するものが多い．最近では耐性菌の出現，易感染性宿主（compromised host）の増加（表 2-72）[52)]，人口高齢化，脊椎 instrumentation の増加などの要因により，時代とともに病態は変化している．

図 2-110　化膿性脊椎炎の X 線病期分類（Griffiths 分類）[53)54)]

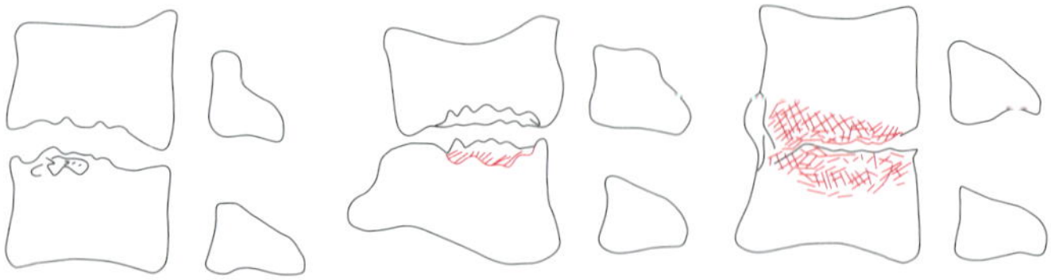

a．Ⅰ期（early stage）
・椎間板腔の狭小化
・椎体終板の虫食い像
・椎体縁の吸収・不整像

b．Ⅱ期（destructive stage）
・椎体縁の吸収・不整像
・骨萎縮像
・骨破壊，吸収像

c．Ⅲ期（osteosclerotic stage）
・骨硬化像，骨棘形成
・塊椎形成

表 2-74　化膿性脊椎炎の MRI 分類[55)]

stage Ⅰ	：bruise and localizes radiolucency in the endplate of a vertebra（椎体終板の虫食い状破壊）
stage Ⅱ	：vertebral edema and/or suspected fluid collection within the vertebral corpus（椎体炎）
stage Ⅲ	：fluid collection in the disc（椎間板炎・膿瘍）
stage Ⅳ	：epidural abscess（硬膜外膿瘍）
stage Ⅴ	：paravertebral abscess（傍脊柱膿瘍）

表 2-75　血液透析に伴う脊椎疾患[56)]

①骨粗鬆症：慢性腎不全によるビタミン D 活性化障害，二次性上皮小体機能亢進症
②腎性骨異栄養症（renal osteodystrophy：ROD）：線維性骨炎など
③アルミニウム骨症
④透析アミロイドーシス：破壊性脊椎関節症（DSA）その他のアミロイド沈着による諸問題

◆病型と症状（表 2-73[53)]，図 2-110[53)54)]）

感染の早期診断に最も鋭敏で有用なのは MRI である．MRI 分類には，川原らの分類（表 2-74）[55)]がある．

◆診断

急性型は症状と血液所見から容易である．亜急性型，慢性型は特に脊椎カリエスとの鑑別が重要である（表 2-71）．

表 2-76　透析脊椎症における局所病態[57)]

①破壊性脊椎関節症（DSA）
DSA 単独
DSA に伴う脊椎すべり症，脊椎変形
②脊椎アミロイド沈着
後縦靱帯内アミロイド沈着，靱帯肥厚
黄色靱帯内アミロイド沈着，靱帯肥厚
椎間板内アミロイド沈着，椎間板膨隆
椎弓・椎体内の骨嚢腫
③歯突起周囲のアミロイド沈着（偽腫瘍）
④歯突起の破壊，環軸椎亜脱臼
⑤靱帯石灰化症，硬膜石灰化症

表 2-77　破壊性脊椎関節症（DSA）の MRI 所見

椎体信号変化（T 1 強調像）：低信号
椎体信号変化（T 2 強調像）：低信号が多い
Gd 造影：椎体内へ侵入したアミロイド腫瘤がモザイク状に造影

図 2-111　血液透析による骨・軟骨破壊の機構[58)]

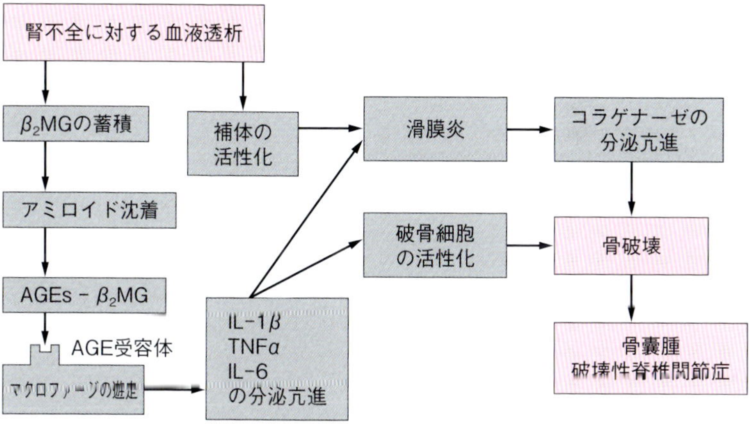

③血液透析に伴う脊椎疾患

長期透析に伴う脊椎の諸問題はさまざまな病態が報告されてきた（表 2-75）[56)]．そのうち，アミロイドーシスによる脊椎病変が最近では問題となっている．破壊性脊椎関節症（destructive spondyloarthropathy：DSA）がその代表であるが，より多様で広範な脊椎病変が存在することが明らかになった（表 2-76[57)]，表 2-77）．

図 2-112　病期分類

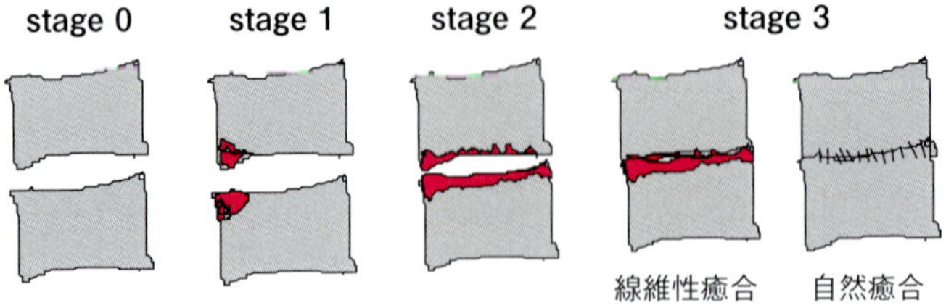

stage 0：異常なし.
stage 1：初期（椎体辺縁隅角部の骨侵食像）.
stage 2：進行期（椎体終板の骨侵食像，骨透亮像，骨秤のない椎間板腔狭小化）.
stage 3：末期（線維性癒合，自然癒合）.
（森山徳英，他：血液透析に伴う頸椎病変の診断と治療．脊椎脊髄　22：1025，2009[59]より改変）

図 2-113　病型分類

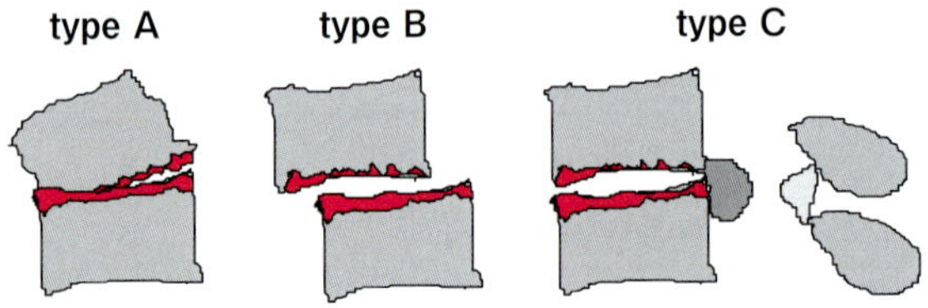

type A：destructive kyphosis（椎体破壊による後弯）.
type B：vertebral subluxation, instability（椎体破壊がないが，すべりや不安定性を呈するもの）.
type C：extradural amyloid deposit, hypertrophied ligament, peridural calcification（椎体破壊がなく，アミロイド沈着や靱帯肥厚によるもの）.
（森山徳英，他：血液透析に伴う頸椎病変の診断と治療．脊椎脊髄　22：1025，2009[59]より改変）

◆透析アミロイドーシスにおける骨・軟骨破壊の機構（図 2-111）[58]

血液透析によるアミロイドは β_2 microglobulin（β_2 MG）由来であり，糖化アミロイドの生成物である AGEs（advanced glycation end-products）-β_2 MG が単球・マクロファージ系の細胞を活性化する．そのため，IL-1，IL-6，腫瘍壊死因子（TNF）などの骨・軟骨の吸収促進因子の分泌が亢進する．これらの因子の存在下では，骨・軟骨破壊後の修復機転は十分に働かず，骨・軟骨破壊だけが一方的に進行する．

◆破壊性脊椎関節症の病期分類（図 2-112）[59]と病型分類（図 2-113）[59]

G 脊髄疾患

1 脊髄空洞症（syringomyelia）

脊髄髄内（実質内）に髄液が貯留し，空洞を形成した状態である[1].

①病因

不明．先天奇形による交通性説，脊髄くも膜下腔の部分的閉塞による頭蓋脊髄圧解離説，非交通性説など，諸説がある．

②分類（表 2-78）[2]

③疫学（表 2-79）[3]

④好発部位

下部頸髄から上部胸髄，次いで腰髄，延髄（延髄空洞症：syringobulbia）に好発する．

⑤症状

感覚障害での初発が多い．解離性感覚障害を生じることも多い（第 1 章図 1-35 参照）．病巣が前角におよび，運動ニューロンが障害されると筋萎縮が生じる．好発部位の関係から小手筋に最も多い．

空洞は左右非対称性で，症状も左右差が出やすい．脊髄側索に障害が及ぶと下肢は痙性麻痺を呈する．空洞が延髄に及ぶと，低位脳幹機能障害を起こすこともある．末期には膀胱直腸障害が生じる．

自律神経症状としては，発汗障害，皮膚萎縮，皮膚の無痛性潰瘍などを呈することもある．

その他，Charcot 関節や側弯症などを合併（空洞症の 25%）することもある

⑥検査・画像所見

◆髄液

細胞数，蛋白の増加をみる場合もあるが，正常のことも多い．

◆単純 X 線像

脊柱管拡大，側弯，頭蓋頸椎移行部の奇形などは本症に注意すべきである[4].

◆MRI

確定診断に有用である．Chiari 奇形，水頭症，髄内腫瘍の存在（約

表 2-78　脊髄空洞症の分類[2)]

①交通性脊髄空洞症
Chiari I 型奇形
Chiari II 型奇形
脳底部くも膜炎
②非交通性脊髄空洞症
外傷後脊髄空洞症
腫瘍性脊髄空洞症
脊髄くも膜炎を合併した空洞
③特発性脊髄空洞症

表 2-79　脊髄空洞症の発症年齢・頻度(1,243 例)[3)]

①男：女　1：1	
②平均発症年齢　28 歳（1～78 歳）	
③原因別による発生頻度	
Chiari 奇形を伴うもの	51.2%
癒合不全を伴うもの	3.7%
脊髄外傷後に発生したもの	11.0%
脊髄くも膜炎に続発するもの	6.0%
脊髄腫瘍に伴うもの	10.5%
その他	16.1%
不明	1.5%

30%[5)]）に注意する（続発性空洞症）．特に後者の場合には，造影 MRI(Gd 造影)が必須である．

⑦鑑別診断

脊髄腫瘍，頸椎症，多発性硬化症，筋萎縮性側索硬化症，Raynaud 病など．

2 脊髄血管障害

①解剖

脊髄への血行は，脊髄高位レベルによりその支配動脈が異なる．頸髄では椎骨動脈の分枝から，胸髄・腰髄では Adamkiewicz 動脈に代表されるような大動脈から直接分枝する胸・腰動脈から栄養されている（図 2-114）．Adamkiewicz 動脈は，通常，第 10 胸椎から第 3 腰椎の間の左側から脊髄に入る．しかし，脊髄血管の解剖学的変異のために，個別の動脈閉塞によって起きる障害を予測することは不可能である．

図 2-114　脊髄への栄養動脈

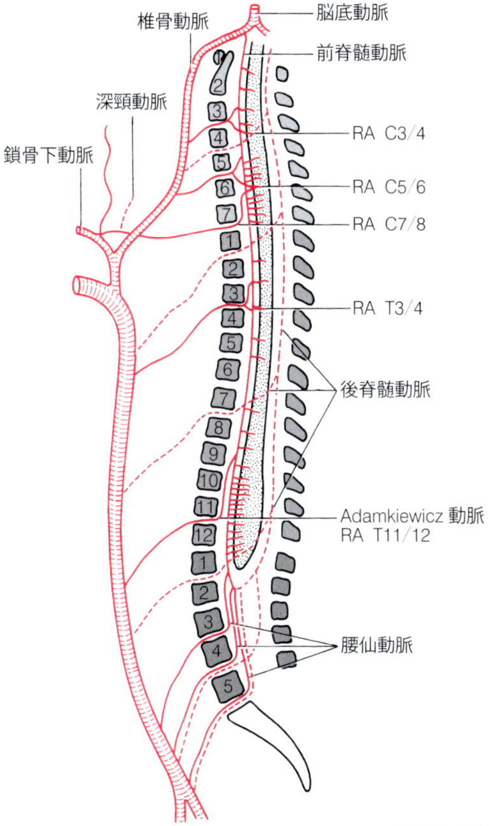

RA：radiculomedullary artery（神経根脊髄動脈）

各脊髄高位では1本の前脊髄動脈が中心動脈を介して脊髄の前索，側索，灰白質を支配し，後索のみが2本の後脊髄動脈により栄養されている（図 2-115）[6]．

②脊髄血管障害の分類（表 2-80）

◆脊髄梗塞（infarction）[7)8)]

・多くは大血管に何らかの侵襲が加わった後（大血管手術後，解離性大動脈瘤破裂後）に多い．特発性もある．

・前脊髄動脈閉塞による前脊髄動脈症候群の型が多い（第1章図 1-38 参照）．

・診断は MRI が有用である．急性期から慢性期まで続く T2 画像高

図 2-115 各脊髄レベルでの栄養動脈[6)]

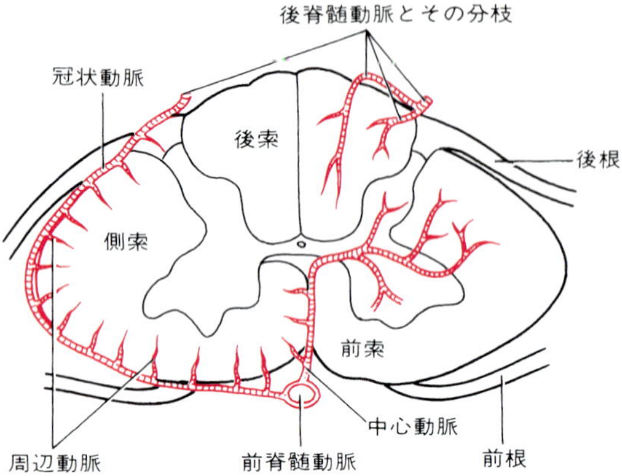

表 2-80 脊髄血管障害の分類

①脊髄虚血性疾患	②脊髄出血性疾患
脊髄梗塞	a．脊髄硬膜外血腫
	b．脊髄硬膜下血腫
	c．脊髄出血
	d．脊髄くも膜下出血

信号像が脊髄前方に偏在してみられる．しばしば椎体にもＴ２強調像の高信号もみられる（椎体梗塞）[9)]．

◆脊髄硬膜外血腫（spinal epidural hematoma）

・100 万人に１人の発症率で，男性にやや多い．好発年齢は 15～20 歳と 65～70 歳が多く，２峰性とされている[10)]．

・特発性（spontaneous）40%，二次性（secondary．外傷，動静脈奇形，抗凝固薬の使用など）60%[7)]．

・多くの場合には契機があり，くしゃみ，前屈，排尿，寝返り，もしくは，軽度外傷から生じることもまれでない．

・背部痛や神経根痛に続いての運動麻痺，感覚障害，膀胱直腸障害．

・診断は MRI（表 2-81），脊髄造影にて硬膜外背側（時に腹側）の占拠性病変（血腫）を確認する．

・しばしば重篤な麻痺を呈することもあり，早期診断と血腫除去が患者の機能予後に大きな影響を与える．

表 2-81　脊髄硬膜外血腫の MRI 所見

時期	T 1 強調像	T 2 強調像
発症 24 時間以内	等信号	高信号
2～4 日	部分高信号	低信号
1 週～1 カ月	高信号	高信号
1 カ月～1 年	低信号	低信号

表 2-82　脊髄硬膜外血種と脊髄硬膜下血腫の鑑別点

	脊髄硬膜外血種	脊髄硬膜下血種
形	両凸型，レンズ型	三角型
位置	脊髄背側，硬膜を腹側へ圧排	脊髄腹側や傍正中
進展範囲	2～3 椎体にとどまる	広範囲

◆脊髄硬膜下血腫

・病因，誘因，症状は脊髄硬膜外血種と同様である．

・頻度は脊髄硬膜外血種と比較してはるかに低い（1/15～1/20）．

・経過は脊髄硬膜外血種より急性（2 日以内）のことが多い．

・脊髄硬膜外血種との鑑別は重要である（表 2-82）[11]．

◆脊髄出血（hematomyelia）

・脊髄実質内出血．

・特発性が主と考えられてきたが，現在では二次性が主とされている[7]．二次性は脊髄髄内動静脈奇形（AVM），脊髄腫瘍（海線状血管腫）からの出血が原因となる．

・急激な運動麻痺，局所疼痛が特徴的である．

・いったん発症すると，重篤な機能障害を残す可能性が高く，適切な診断と原疾患の治療のタイミングが重要である[12]．

・確定診断は経時的 MRI が有用である．

◆脊髄くも膜下出血（subarachnoid hemorrhage）

・脊髄 AVM あるいは脊髄腫瘍の血管からの出血である．

・麻痺がなく局所疼痛だけのこともある．髄膜刺激症状がみられる．

・重篤で不可逆的な神経障害が起こりうるため，早急に手術が必要となる場合がある．

・診断は髄液所見（血性髄液）と MRI が有用である．

表 2-83　出血性疾患と虚血性疾患の臨床像の鑑別点[7)8)]

	脊髄出血	脊髄梗塞
性差	差異はなし	
年齢	幅広く分布	
発症高位	下位頸髄から胸腰髄移行部	下位頸髄から上位胸髄
初発症状	局所の疼痛が多い	
麻痺の出現	24 時間以内	
麻痺型	横断性麻痺 Brown-Séquard 症候群	前脊髄動脈症候群
予後	若干の改善	約半数は歩行できる程度の回復

表 2-84　出血性疾患と虚血性疾患の MRI 上の鑑別点[7)8)]

	急性期 (0〜7 日)	亜急性期 (3 日〜2 週)	慢性期 (2 週〜)
脊髄出血	T1：等信号（腫大） T2：等信号 → 低信号	T1：高信号 T2：高信号	T1：低信号 T2：低信号
脊髄梗塞	T1：等信号（腫大） (Gd 増強なし) T2：高信号	T1：等信号 (Gd 増強あり) T2：高信号 時に椎体でも T2 で高信号がみられる（椎体梗塞）	T1：低信号 (Gd 増強なし) T2：高信号（縮小）

③出血性疾患と虚血性疾患の臨床像の鑑別点（表 2-83）

④出血性疾患と虚血性疾患の MRI 上の鑑別点（表 2-84）

3　炎症性脊髄疾患

ウイルスや細菌などの感染症や Behçet 病，全身性エリテマトーデス (SLE) などの膠原病や多発性硬化症などの炎症性脱髄疾患による脊髄および隣接組織の炎症性疾患.

①病型

◆急性（横断性）脊髄炎 {acute（transverse）myelitis}

・数時間から 14 日前後で症状が最大となる.

表 2-85　脊髄・隣接組織の急性および慢性の炎症性疾患と鑑別疾患[13]

	急性・亜急性脊髄症（数時間〜14日）	慢性脊髄症（数週〜数年）
炎症性疾患	ウイルス性脊髄炎（ポリオを含む） AIDS 脊髄症 傍感染性脊髄炎（ADEM） 急性細菌性脊髄炎，硬膜外膿瘍 ボレリア症 血管炎：梅毒，膠原病など Behçet 病 Guillain-Barré 症候群	慢性脊髄炎・脊髄膿瘍：細菌性，結核腫，真菌性，寄生虫感染症 慢性硬膜外膿瘍：細菌性，結核・真菌性，寄生虫感染症 脊髄癆，梅毒性髄膜炎 HAM サルコイドーシス ブルセラ症
	多発性硬化症，神経痛性筋萎縮症など	
非炎症性疾患	血管障害：前脊髄動脈症候群，脊髄梗塞，動静脈奇形，Foix-Alajouanine 症候群 外傷 頸椎症性脊髄症・急性増悪 癌，白血病，悪性リンパ腫の髄膜浸潤 髄内腫瘍・髄外腫瘍（転移性，急速発育性），paraneoplastic myelopathy 亜急性連合性変性症 SMON 皮質血管障害（特に片側下肢麻痺）	脊椎症性脊髄症：椎間板ヘルニア，OPLL，脊柱管狭窄症 脊髄腫瘍，硬膜外脊椎腫瘍，放射線脊髄症 運動ニューロン疾患，ポリオ後症候群 脊髄空洞症，家族性痙性麻痺 慢性多発ニューロパチー，副腎脊髄ニューロパチー 大脳鎌髄膜腫などの中枢病変

ADEM：acute disseminated encephalomyelitis（急性散在性脳脊髄炎），HAM：HTLV-1 associated myelopathy（ヒトTリンパ球向性ウイルス脊髄症），SMON：subacute myelo-optico-neuropathy（亜急性脊髄視神経ニューロパチー）

・脊髄圧迫所見がない．

・病態として脊髄の炎症が推定される．

◆慢性脊髄炎

進行性または再燃・寛解性である．

②原因疾患（表 2-85[13]，表 2-86[13)14)]）

③症状

程度，進行速度の相違があるが，基本的には進行性の脊髄麻痺であり，左右対称性の両下肢運動麻痺，両下肢感覚障害，背部痛がよくみられ，しばしば膀胱直腸障害も生じる[15]．

表 2-86　脊髄炎の原因となりうるウイルス[13,14]

RNA ウイルス		DNA ウイルス
コクサッキーウイルス[*]	インフルエンザウイルス[#,$]	B 型肝炎ウイルス
エコーウイルス[*]		
ポリオウイルス[*]	麻疹ウイルス[#,$]	単純ヘルペスウイルス
他のエンテロウイルス[*]	流行性耳下腺炎ウイルス[*,$]	水痘帯状疱疹ウイルス
A 型肝炎ウイルス		Epstein-Barr ウイルス
脳心筋炎ウイルス	カリフォルニア脳炎ウイルス[#]	サイトメガロウイルス
アルボウイルス[#]	ダニ媒介脳炎ウイルス[#]	ワクシニアウイルス[+] 痘瘡ウイルス
風疹ウイルス[#,$]	リンパ球性脈絡髄膜炎ウイルス[#]	
HTLV-1		
HIV-1	狂犬病ウイルス[+]	

＊：ポリオ様の麻痺をきたしうる，＃：脳脊髄炎（脳炎が主体），$：多くは傍感染性炎症性脱髄機序，＋：ワクチン接種による炎症性脱髄

④診断

脊髄障害をきたしうるすべての疾患との鑑別が必要である．髄液所見（第 1 章表 1-21，表 1-22 参照）と MRI 所見（圧迫性脊髄障害などとの鑑別にも有用）が重要である．

＊HAM｛HTLV-1（human T-cell lymphotropic virus type 1）associated myelopathy：ヒト T リンパ球向性ウイルス脊髄症｝

レトロウイルスである HTLV-1 が関連して起こる慢性の痙性脊髄麻痺である．熱帯性痙性脊髄対麻痺（tropical spastic paraparesis：TSP）の一部と一致する[16]．緩徐進行性かつ対称性の錐体路障害所見が前景に立つ脊髄症である（表 2-87）[17]．

＊ポリオ後遅発性進行性筋萎縮症（progressive post-poliomyelitis muscular atrophy）

幼少時に罹患したポリオの回復後，30 年余りを経て患肢または健肢の脱力，筋萎縮をきたす疾患である．原因は不明だが，過剰負担説がある．球症状，錐体路徴候，感覚障害，膀胱直腸障害はみられない．

表 2-87 HAM/TSP 診断指針

Ⅰ. 臨床診断

慢性痙性対麻痺の多彩な臨床像が初診時からそろっているとは限らず，発症初期の HAM/TSP では単一の徴候または身体所見のみが認められることもある

A. 年齢ならびに性

多くは孤発例で成人期発症，時に家系内発症や小児期発症．女性に多い

B. 発症様式

通常緩徐な発症であるが，急激な発症のこともある

C. 主要な神経学的症候

1. 慢性痙性対麻痺．通常緩徐進行性．時にはじめ進行した後に症状の停止する例あり
2. 両下肢（特に近位部）の筋力低下
3. 膀胱障害は通常初期症状．便秘は通常後期症状．インポテンスや性欲減退もまれでない
4. 刺痛，ジンジン感，灼熱感などのような感覚症状のほうが他覚的身体所見よりも優位
5. 下肢に放散する下部腰痛がまれでない
6. 振動感覚はしばしば障害されるが，固有感覚はより保たれる
7. 下肢反射亢進．しばしば足クローヌスや Babinski 徴候を伴う
8. 上肢反射亢進．しばしば Hoffmann 徴候や Trömmer 徴候陽性．上肢脱力は認めないこともある
9. 下顎反射の亢進例も存在

D. より出現頻度の少ない神経学的所見

小脳症状，視神経萎縮，難聴，眼振，その他の脳神経障害，手指振戦，アキレス腱反射の減弱または消失（痙攣，認識力障害，認知症，意識障害はほとんどみられることはない）

E. HAM/TSP に伴いうる他の神経学的症候

筋萎縮，筋束性攣縮（まれ），多発筋炎，末梢神経障害，多発神経炎，脳神経炎，髄膜炎，脳症

F. HFM/TSP に伴いうる系統的症候

肺胞炎，ぶどう膜炎，Sjögren 症候群，関節障害，血管炎，魚鱗癬，クリオグロブリン血症，単クローン性免疫グロブリン血症，成人 T 細胞白血病

Ⅱ. 実験検査診断

1. HTLV-1 抗体または抗原が血清ならびに髄液に存在すること
2. 髄液に軽度のリンパ球性細胞増多をみることがある
3. 血液あるいは髄液中に核の分葉したリンパ球を認めることがある
4. 髄液中に軽度から中等度の蛋白増多を認めることがある
5. 可能なら血液あるいは髄液からの HTLV-1 ウイルスの分離

（1988 年鹿児島 WHO 学術会議による）

4 脊髄脱髄疾患

脱髄疾患とは一度完成した髄鞘が一次性に崩壊する疾患である（表2-88[18]，表2-89[19]）．

表 2-88　脱髄疾患の分類[18]

急性散在性脳脊髄炎
古典型（傍感染性・予防接種後・特発性）
超急性（急性出血性白質脳炎）
多発性硬化症
古典型（Charcot 型）
急性（Marburg 型）
広汎性硬化症（Schilder 型）
同心円硬化症（Baló 型）
視神経脊髄炎（Devic 型）

表 2-89　脱髄疾患の分類[19]

Ⅰ. 一次性脱髄疾患（狭義の脱髄疾患）
A. 中枢神経系を侵すもの
1. 炎症性（髄鞘破壊性）
①多発性硬化症
②視神経脊髄炎（Devic 病）
③急性散在性脳脊髄炎
④(炎症性）広汎性硬化症
2. 白質変性症（髄鞘形成不全性）
①副腎白質変性症
②異染性白質変性症
③Krabbe 病
④Canavan 病
⑤Perizaeus-Merzbacher 病
⑥Alexander 病
B. 末梢神経系を侵すもの
Guillain-Barré 症候群
Ⅱ. 二次性脱髄疾患
①進行性多巣性白質脳症
②橋中心部髄鞘融解
③鉛ニューロパチー
④ジフテリア神経炎など

(1) 多発性硬化症 (multiple sclerosis：MS)

①概要

中枢神経系（脳脊髄）に脱髄巣が時間的空間的に多発する炎症性脱髄疾患であり，自己免疫学的な機序が病態に関与していると考えられている．

②病型分類

再発寛解型（RRMS），二次性進行型（SPMS），進行再発型（PRMS），一次性進行型（PPMS）に分類される[20]．

③疫学

一般に若年成人が罹患しやすく，女性の比率が高い[21]．白人に多く，黒人に少ない．日本でも世界的な傾向と同じく高緯度地域に多い．平成26年度の特定疾患医療受給者証所持者数からの有病率は15.25（人口10万対）と年々増加傾向であるが，欧米白人の50〜250（人口10万対）と比べて低い[20]．

④好発部位

脊髄では頸髄で好発する．

⑤症状

前駆症状として，全身倦怠感，頭痛，胃腸症状，感冒様症状などが，発症の数週〜数カ月前に約50%の症例で観察される．中枢神経系に広く病変を認めるため，視力障害，歩行障害などの運動障害，感覚障害など，さまざまな症状が出現する．

⑥診断

診断基準を表2-90[22,23]，表2-91[22,23]，表2-92[22,23]，表2-93[24]に示す．MRIは診断において最も重要な検査である．白質を中心に多巣性病変を認める．脊髄MRIでは1椎体以下の病変が多く，2椎体を超えることは少ない[23]．髄液中のオリゴクローナルバンドは，欧米のMSでは90%以上に出現するとされるが，日本でも6〜70%で陽性となる．

⑦鑑別診断

表2-94[20]に示す．

表 2-90 多発性硬化症の McDonald 診断基準（2010）[22)23)]

臨床像	診断に必要な追加事項
2 回以上の増悪と 2 個以上の臨床的他覚的病巣（1 回の増悪でも，病歴で増悪を示唆するものがあればよい）	なし*[1]
2 回以上の憎悪と 1 個の臨床的他覚的病巣	MRI による「空間的多発（DIS）」の証明（表 2-90）または他の病巣に由来する臨床的増悪
1 回の増悪と 2 個以上の臨床的他覚的病巣	MRI による「時間的多発（DIT）」の証明（表 2-91）または 2 回目の臨床的増悪
1 回の憎悪と 1 個の臨床的他覚的病巣（clinically isolated syndrome：CIS）	MRI による「空間的多発（DIS）」の証明（表 2-90）または他の病巣に由来する臨床的憎悪および MRI による「時間的多発（DIT）」の証明（表 2-91）または 2 回目の臨床的憎悪
MS を示唆する進行性の増悪（一次性進行型）	1 年間の進行性の増悪．そして，以下のうちの 2 つ ・特徴的な領域（脳室周囲，皮質直下，テント下）の少なくとも 1 領域に 1 つ以上の T2 病変*[2] ・脊髄に 2 つ以上の T2 病変*[2] ・髄液所見陽性*[3]

*1：多発性硬化症と診断するためには，他の疾患を完全に否定し，すべての所見が多発性硬化症に矛盾しないものでなければならない．

*2：造影効果の有無は問わない．

*3：髄液所見陽性とは，等電点電気泳動法によるオリゴクローナルバンドもしくは免疫グロブリン G（immunoglobulin G：IgG）インデックス高値をいう．

表 2-91 空間的多発（dissemination in space：DIS）の証明[22)23)]

下記のいずれかを満たせば証明される．
①異なる病巣による 2 つの症状
②MRI において，特徴的な領域（脳室周囲，皮質直下，テント下，脊髄）の 2 領域以上に 1 つ以上の無症候性の T2 病変*

*：造影効果の有無は問わない．

表 2-92 時間的多発（dissemination in time：DIT）の証明[22)23)]

下記のいずれかを満たせば証明される．
①1 カ月以上の間隔をおいた 2 つの症状
②ある時点の MRI と比較して，再検した MRI で新たな T2 病変の確認*
③ある時点の MRI で 2 つ以上の T2 病変があり，1 つ以上の造影病変と 1 つ以上の非造影病変

*：造影効果の有無は問わない．

表 2-93　多発性硬化症の厚生労働省診断基準（2015）[24)]

中枢神経内に時間的空間的に病変が多発する炎症性脱髄疾患である．

A）再発寛解型 MS の診断

下記の a）あるいは b）を満たすこととする．

a）中枢神経内の炎症性脱髄に起因すると考えられる臨床的発作が 2 回以上あり，かつ客観的臨床的証拠がある 2 個以上の病変を有する．ただし，客観的臨床的証拠とは，医師の神経学的診察による確認，過去の視力障害の訴えのある患者における視覚誘発電位（VEP）による確認あるいは過去の神経症状を訴える患者における対応部位での MRI による脱髄所見の確認である．

b）中枢神経内の炎症性脱髄に起因すると考えられ，客観的臨床的証拠のある臨床的発作が少なくとも 1 回あり，さらに中枢神経病変の時間的空間的な多発が症候あるいは以下に定義される MRI 所見により証明される．

・MRI による空間的多発の証明
4 つの MS に典型的な中枢神経領域（脳室周囲，皮質直下，テント下，脊髄）のうち少なくとも 2 つの領域に T2 病変が 1 個以上ある（造影病変である必要はない．脳幹あるいは脊髄症候を呈する患者では，それらの症候の責任病巣は除外する）．

・MRI による時間的多発の証明
無症候性の Gd 造影病変と無症候性の非造影病変が同時に存在する（いつの時点でもよい）．あるいは基準となる時点の MRI に比べてその後（いつの時点でもよい）に新たに出現した症候性または無症候性の T2 病変および／あるいは Gd 造影病変がある．

・発作（再発，増悪）
中枢神経の急性炎症性脱髄イベントに典型的な患者の症候（現在の症候あるいは 1 回は病歴上の症候でもよい）であり，24 時間以上持続し，発熱や感染症がない時期にもみられることが必要である．突発性症候は，24 時間以上にわたって繰り返すものでなければならない．独立した再発と認定するには，1 カ月以上の間隔があることが必要である．

ただし，診断には，他の疾患の除外が重要である．特に，小児の急性散在性脳脊髄炎（ADEM）が疑われる場合には，上記 b）は適用しない．

B）一次性進行型 MS の診断

1 年間の病状の進行（過去あるいは前向きの観察で判断する）および以下の 3 つの基準のうち 2 つ以上を満たす．a）と b）の MRI 所見は造影病変である必要はない．脳幹あるいは脊髄症候を呈する患者では，それらの症候の責任病巣は除外する．

a）脳に空間的多発の証拠がある（MS に特徴的な脳室周囲，皮質直下あるいはテント下に 1 個以上の T2 病変がある）．

b）脊髄に空間的多発の証拠がある（脊髄に 2 個以上の T2 病変がある）．

c）髄液の異常所見（等電点電気泳動法によるオリゴクローナルバンドおよび／あるいは IgG インデックスの上昇）がある．ただし，他の疾患の厳格な鑑別が必要である．

C）二次性進行型 MS の診断

再発寛解型としてある期間経過した後に，明らかな再発がないにもかかわらず病状が徐々に進行する．

表 2-94 多発性硬化症の鑑別

炎症性疾患	SLE，結節性多発動脈炎，Sjögren 症候群，橋本脳症，神経 Behçet 症候群，神経 Sweet 病，神経サルコイドーシス，CLIPPERS 症候群，肥厚性硬膜炎，急性小脳炎，血管炎症候群
血管障害	無症候性脳梗塞，動静脈奇形，抗リン脂質抗体症候群，Susac 症候群，CADASIL，CARASIL
腫瘍	悪性リンパ腫，IVL，脳腫瘍，脊髄腫瘍，転移性腫瘍，傍腫瘍症候群
感染症	脳炎，膿瘍，結核腫，神経梅毒，HAM，Lyme 病，Whipple 病，PML
代謝性疾患	Wernicke 脳症，亜急性連合性脊髄変性症，ミトコンドリア脳筋症，銅欠乏症，Fabry 病，マグネシウム中毒，高ホモシステイン血症
脊椎疾患	変形性脊椎症，脊椎椎間板ヘルニア，OPLL，脊髄空洞症
変性疾患	脊髄小脳変性症，家族性痙性対麻痺，ALS
遺伝性疾患	軸索スフェロイドを伴う遺伝性びまん性白質脳症（HDLS），白質ジストロフィー
中毒	MTX，5-FU，カルモフール，シクロスポリン，タクロリムス
その他	PRES，CPM，TNFα 治療，ヒステリー

SLE：全身性エリテマトーデス，CLIPPERS 症候群：chronic lymphocytic inflammation with pontine perivascular enhancement responsive to steroids 症候群，CADASIL：皮質下梗塞と白質脳症を伴った常染色体優性脳血管症，CARASIL：皮質下梗塞と白質脳症を伴った常染色体劣性脳血管症，IVL：血管内リンパ腫，PML：進行性多巣性白質脳症，ALS：筋萎縮性側索硬化症，MTX：メトトレキサート，5-FU：フルオロウラシル，PRES：posterior reversible encephalopathy syndrome，CPM：橋中心髄鞘融解症，TNF：腫瘍壊死因子

〔横山和正：多発性硬化症．神経内科ハンドブック―鑑別診断と治療（水野美邦，編）．第 5 版，医学書院，2016，p 874[20] より改変〕

(2) 視神経脊髄炎（neuromyelitis optica spectrum disorder：NMOSD）[23,25]

①概要

重症の視神経炎と横断性脊髄炎を特徴とする中枢神経炎症性疾患である．Devic 病とも呼ばれる．2004 年，NMO に特異的な自己抗体のアクアポリン 4（aquaporin-4：AQP4）抗体が発見された．AQP4 抗体の陰性症例もある．

表 2-95　成人 NMOSD の診断基準

AQP4 抗体陽性の NMOSD
1．少なくとも 1 つの中核的な臨床特徴（下記 A）がある．
2．AQP4 抗体陽性である．
3．他疾患を除外する．

AQP4 抗体陰性または AQP4 抗体検査結果不明の NMOSD
1．1 回以上の発症で少なくとも 2 つの中核的な臨床特徴（下記 A）があり，以下の条件をすべて満たす．
a）少なくとも 1 つの中核的な臨床特徴は，視神経炎，3 椎体以上の長い急性横断性脊髄炎，あるいは最後野症候群である．
b）空間的多発（2 つ以上の異なる中核的な臨床特徴）がある．
c）MRI の追加要件を満たす（下記 B）．
2．AQP4 抗体陰性または AQP4 抗体が未測定である．
3．他疾患を除外する．

A．中核的な臨床特徴
1．視神経炎
2．急性脊髄炎
3．最後野症候群（ほかで説明できない吃逆あるいは嘔気，嘔吐のエピソード）
4．急性脳幹症候群
5．症候性ナルコレプシーあるいは急性間脳症候群（NMOSD に典型的な間脳の MRI 病変を伴う）
6．症候性大脳症候群（NMOSD に典型的な脳 MRI 病変を伴う）

B．AQP4 抗体陰性および AQP4 抗体検査結果不明の MRI の追加要件
1．急性視神経炎
a）脳 MRI が正常あるいは非特異的白質病変のみである．
b）視神経 MRI で T2 高信号病変あるいは T1 強調 Gd 造影病変が視神経の 1/2 以上に伸びている，または視交叉に病変がある．
2．急性脊髄炎
3 椎体以上連続する髄内病変，または急性脊髄炎に適合する既往を有し 3 椎体以上の局所性の脊髄萎縮がある．
3．最後野症候群（延髄背側，最後野の病変）
4．急性脳幹症候群（脳室上衣周囲脳幹病変）

（Wingerchuk DM, et al：International consensus diagnostic criteria for neuromyelitis optica spectrum disorders. Neurology　85：177-189, 2015[26] より改変）

②疫学

有病率は世界の各地域では 0.5～5（人口 10 万対），日本では 3.42（人口 10 万対）である．AQP4 抗体陽性症例は，約 9 割が女性であり，発症年齢が平均 40 歳である．一方，AQP4 抗体陰性症例は，女性優位性がない．

③症状

AQP4抗体陽性症例は，視神経炎が重症であり，脊髄炎では横断性が多い．一方，AQP4抗体陰性症例は重症の視覚障害が少なく，視神経炎と脊髄炎の同時発症が多い．

④診断

2015年の国際診断基準を表2-95[26]に示す．

5 脊髄変性疾患

(1) 運動ニューロン疾患（motor neuron disease）

運動ニューロン（上位運動ニューロン，下位運動ニューロン）を選択的に障害する変性疾患の総称である[27]．そのうちで最も多いのが筋萎縮性側索硬化症である．

①筋萎縮性側索硬化症（amyotrophic lateral sclerosis：ALS）

◆概要

主に中年以降に発症し，上位運動ニューロン（一次運動ニューロン）と下位運動ニューロン（二次運動ニューロン）が選択的にかつ進行性に変性・消失していく原因不明の疾患である．病勢の進展は比較的速く，通常は人工呼吸器を用いなければ2〜5年で死亡することが多い．

◆疫学

日本での発病率は7.0〜8.5（人口10万対）とされている[28]．男：女は1.3〜1.4：1であり，若年ではより男性の比率が高い[29,30]．発症年齢は40歳以降に多く，50〜60歳代をピークとするが，80歳以降もある[31]．発症は白人に比べ，アフリカ人，アジア人，ヒスパニック人で少ない．約5%は家族歴を伴い，家族性筋萎縮性側索硬化症（familial ALS：FALS）と呼ばれる．

◆症状（図2-116）[32]と経過

大部分は慢性・進行性で，時に急性発症である．上肢発症型が半数で，下肢発症型と舌発症型が約半数とされている．通常では，一側性に始まり，両側性に広がる[27]．

a．上位運動ニューロン徴候

錐体路徴候（腱反射亢進，病的反射，痙縮など）が生じ，筋力も低下する．また，両側性の上位運動ニューロン変性により皮質核路が障害されると仮性球麻痺（構音障害，嚥下障害，下顎反射亢進など）が生じる．

b．下位運動ニューロン徴候

筋萎縮，筋力低下，線維束性収縮（fasciculation），腱反射の低下ない

図 2-116　筋萎縮性側索硬化症の臨床像

［脳神経］

① 偽性球麻痺症状 ⟶ pseudo-PB
構音障害・嚥下障害
舌萎縮・線維束性収縮（－）
強制泣き・笑い
下顎反射亢進

② 球麻痺症状 ⟶ PBP
構音障害・嚥下障害
舌萎縮・線維束性収縮
口輪筋障害

［四　肢］

③ 上位運動ニューロン徴候 ⟶ PLS
（錐体路徴候）
腱反射亢進
筋トーヌス亢進（痙縮）
足・膝クローヌス
病的反射など

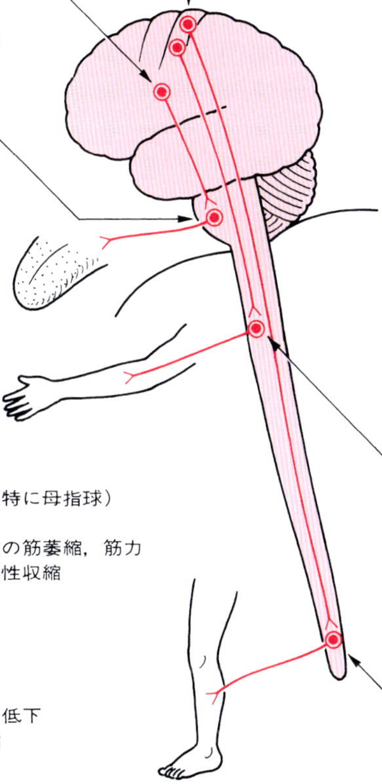

［上　肢］

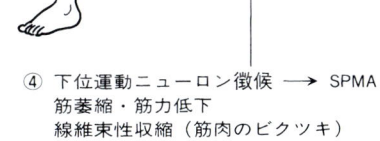

手の筋萎縮（特に母指球）
猿手，鷲手
両前腕，上腕の筋萎縮，筋力低下，線維束性収縮

［下　肢］

痙性歩行
腱反射亢進
筋萎縮・筋力低下
線維束性収縮

④ 下位運動ニューロン徴候 ⟶ SPMA
筋萎縮・筋力低下
線維束性収縮（筋肉のピクツキ）

⑤ 呼吸筋麻痺
横隔膜筋・肋間筋などの
呼吸筋麻痺に伴う呼吸不全

ALS＝①＋②＋③＋④ ⟶ ⑤
ただし，すべてそろわないこともある．

pseudo-PB：偽性麻痺，PBP：進行性球麻痺，PLS：原発性側索硬化症，SMPA：脊髄性進行性筋萎縮症．
（箕田修治，他：頸椎症と筋萎縮性側索硬化症の鑑別診断．脊椎脊髄　12：317，1999[32] より改変）

表 2-96　筋萎縮性側索硬化症の厚生労働省診断基準（2015）[33]

1. 主要項目

(1) 以下の①〜④のすべてを満たすものを，筋萎縮性側索硬化症と診断する．

①成人発症である（生年月日から判断する）．

②経過は進行性である．

③神経所見・検査所見で，下記の1か2のいずれかを満たす．

身体を，a. 脳神経領域，b. 頸部・上肢領域，c. 体幹領域（胸髄領域），d. 腰部・下肢領域の4領域に分ける（領域の分け方は，2　参考事項を参照）．

下位運動ニューロン徴候は，(2) 針筋電図所見（①または②）でも代用できる．

1. 1つ以上の領域に上位運動ニューロン徴候を認め，かつ2つ以上の領域に下位運動ニューロン徴候がある．
2. *SOD1* 遺伝子変異など既知の家族性筋萎縮性側索硬化症に関与する遺伝子異常があり，身体の1領域以上に上位および下位運動ニューロン徴候がある．

④鑑別診断で挙げられた疾患のいずれでもない．

(2) 針筋電図所見

①進行性脱神経所見：線維束性収縮電位，陽性鋭波，線維自発電位．

②慢性脱神経所見：運動単位電位の減少・動員遅延，高振幅・長持続時間，多相性電位．

(3) 鑑別診断

①脳幹・脊髄疾患：腫瘍，多発性硬化症，頸椎症，後縦靱帯骨化症など．

②末梢神経疾患：多巣性運動ニューロパチー，遺伝性ニューロパチーなど．

③筋疾患：筋ジストロフィー，多発性筋炎，封入体筋炎など．

④下位運動ニューロン障害のみを示す変性疾患：脊髄性進行性筋萎縮症など．

⑤上位運動ニューロン障害のみを示す変性疾患：原発性側索硬化症など．

2. 参考事項

(1) *SOD1* 遺伝子異常例以外にも遺伝性を示す例がある．

(2) まれに初期から認知症を伴うことがある．

(3) 感覚障害，膀胱直腸障害，小脳症状を欠く．ただし，一部の例でこれらが認められることがある．

(4) 下肢から発症する場合には，早期から下肢の腱反射が低下，消失することがある．

(5) 身体の領域の分け方と上位および下位運動ニューロン徴候は以下のとおりである．

（表 2-96 続き）

	a．脳神経領域	b．頸部・上肢領域	c．体幹領域（胸髄領域）	d．腰部・下肢領域
上位運動ニューロン徴候	下顎反射亢進 口尖らし反射亢進 偽性球麻痺 強制泣き・笑い	上肢腱反射亢進 Hoffmann 反射亢進 上肢痙縮 萎縮筋の腱反射残存	腹壁皮膚反射消失 体幹部腱反射亢進	下肢腱反射亢進 下肢痙縮 Babinski 徴候 萎縮筋の腱反射残存
下位運動ニューロン徴候	顎，顔面，舌，咽・喉頭	頸部，上肢帯，上腕	胸腹部，背部	腰帯，大腿，下腿，足

し消失が，病変レベルに一致して生じる．第Ⅸ～Ⅻ脳神経に変性が生じると舌の萎縮，構音障害，嚥下障害など球麻痺症状も生じる．

c．陰性徴候

末期まで保たれる徴候としては，本症の陰性 4 徴候（他覚的感覚障害，眼球運動障害，膀胱直腸障害，褥創なし）がある．

◆診断（表 2-96[33]）

一般検査は異常がなく，髄液検査も正常である．筋電図は典型的な神経原性変化を示し，active unit の減少が著明であり，高振幅，持続時間の長い unit が増加する（図 2-117）[34]．安静時には線維性収縮が記録される[34]．

本症は治療法が確立されていない疾患であり，診断前に他の治療可能な疾患である可能性，治療可能な疾患の合併の有無を検索する必要がある．

特に頸椎症性脊髄症との鑑別は重要である．感覚障害を伴わない頸髄症や頸椎症性筋萎縮症などでは，必ず ALS を除外診断する必要がある．

②家族性筋萎縮性側索硬化症（familial ALS：FALS）

SOD1 遺伝子変異が報告されて以降，ALS 関連遺伝子としては 30 種類以上の遺伝子が報告されている（表 2-97[35)～37)]）．遺伝子治療はまだ確立していない．

③脊髄性筋萎縮症（spinal muscular atrophy：SMA）

脊髄前角細胞が変性して全身の運動障害を生じるものである．脊髄の下位運動ニューロン徴候のみが前景に立ち，上位運動ニューロン徴候はみられない[38]．

図 2-117　針筋電図所見[33]

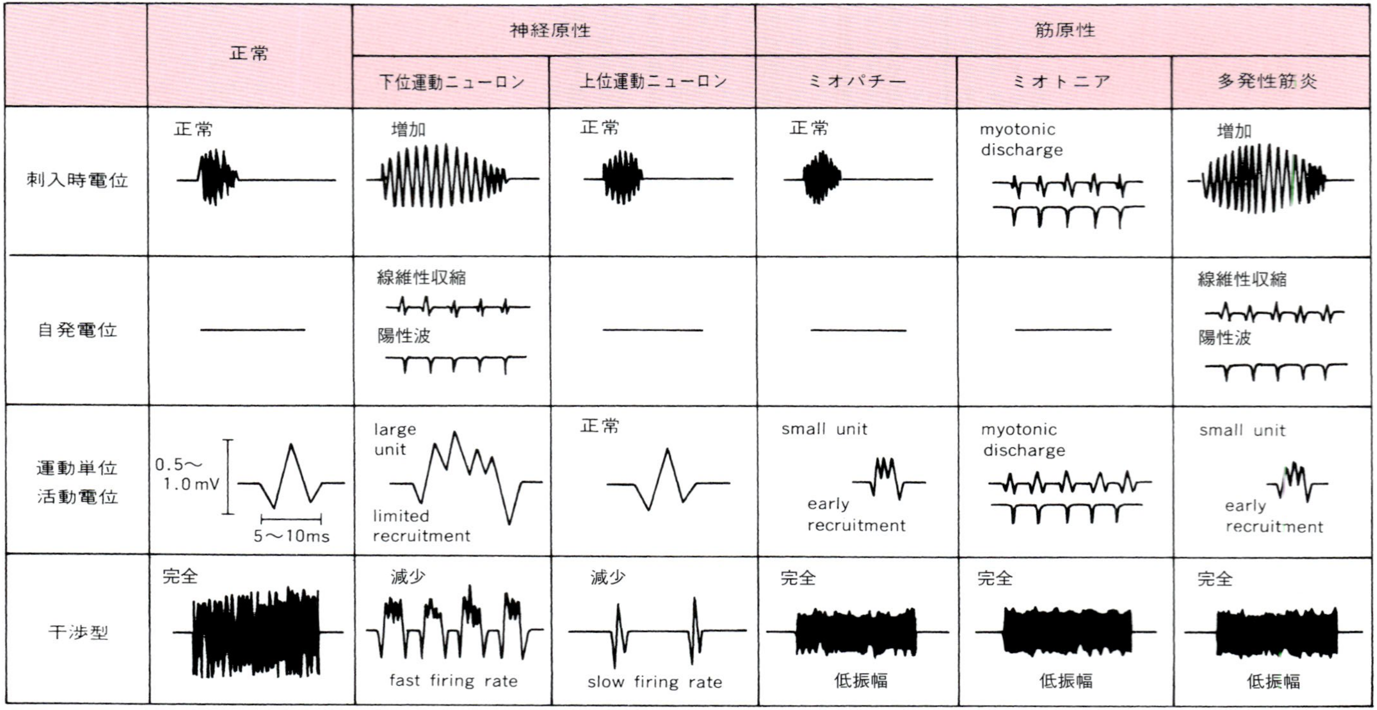

表 2-97　家族性筋萎縮性側索硬化症の原因遺伝子[35)～37)]

型	遺伝形式	遺伝子	遺伝子産物
ALS1	AD，AR	*SOD1*	Cu/Zn superoxide dismutase
ALS2	AR	*ALS2*	Alsin
ALS3	AR	未同定（18q21）	
ALS4	AD	*SETX*	Sentaxin
ALS5	AR	*SPG11*	Spatacsin
ALS6	AD，AR	*FUS/TLS*	Fused in sarcoma/translocated in liposarcoma
ALS7	AD	未同定（20q13）	
ALS8	AD	*VAPB*	Vesicle-associated membrane protein associated protein B
ALS9	AD	*ANG*	Angiogenin
ALS10	AD	*TDRDBP*	TDP-43
ALS11	AD	*FIG4*	Polyphosphoinositide phosphatase
ALS12	AD，AR	*OPTN*	Optineurin
ALS13	AD	*ATXN2*	Ataxin 2
ALS14	XD	*VCP*	Valosin-containing protein
ALS15	XD	*UBQLN2*	Ubiquilin 2
ALS16	AR	*SIGMAR1*	Sigma non-opioid intracellular receptor 1
ALS17	AD	*CHMP2B*	Charged multivesicular protein 2B
ALS18	AD	*PFN1*	Profilin 1
ALS19	AD	*ERBB4*	Receptor tyrosine-proteinkinase erbB-4
ALS20	AD	*HNRNPA1*	Heterogeneous nuclear ribonucleoprotein A1
ALS21	AD	*MATR3*	Matrin 3
ALS22	AD	*TUBA4A*	Tubulin α4A
FTD-ALS1	AD	*C9orf72*	Chromosome 9 open reading frame 72
FTD-ALS2	AD	*CHCHD10*	Coiled-coil-helix-coiled-coil-helix domain-containing protein 10
FTD-ALS3	AD	*SQSTM1*	Sequestosome-1
FTD-ALS4	AD	*TBK1*	TANK-binding kinase 1

FTD：前頭側頭型認知症，AD：常染色体優性遺伝，AR：常染色体劣性遺伝，XD：伴性優性遺伝

表 2-98　脊髄小脳変性症の分類

1. 孤発性脊髄小脳変性症
   ①皮質性小脳萎縮症
   ②多系統萎縮症
   ③その他
2. 遺伝性脊髄小脳変性症
   ①優性遺伝性
   ②劣性遺伝性

④Werdnig-Hoffmann 病（乳児型脊髄性進行性筋萎縮症，脊髄性筋萎縮症 I 型）

生後 6 カ月までに発症し，下位運動ニューロン徴候が四肢にみられる．進行性で通常では 2 歳までに呼吸不全にて死亡する．

⑤Kugelberg-Welander 病（Wohlfart-Kugelberg-Welander 病，脊髄性筋萎縮症 III 型）[40]

肢帯型ジストロフィー類似の近位筋優位の筋萎縮を呈する脊髄性筋萎縮症である．検査にて神経原性変化と筋原性変化の両者が認められるのが特徴である．

⑥球脊髄性筋萎縮症（Kennedy-Alter-Sung 症候群）[27][39]

本症の臨床的特徴は，①伴性劣性遺伝ですべて男性，②手指振戦での初発が多い，③筋萎縮・筋力低下が成人期に出現，④筋萎縮・筋力低下が近位筋優位，⑤contraction fasciculation，⑥咬筋，顔面筋の筋力低下と球麻痺，⑦感覚障害，錐体路障害がみられない，⑧緩徐進行性，⑨女性化乳房をしばしば伴う，⑩血清 CK 中等度上昇が高頻度なことである．

(2) 脊髄小脳変性症（spinocerebellar degeneration：SCD）

小脳あるいはその連絡線維の変性により，主症状として運動失調を呈する疾患の総称である．孤発性と遺伝性に大別される（孤発性：遺伝性＝7：3，表 2-98[41]）．孤発性は，変性が小脳に限局する皮質性小脳萎縮症（cortical cerebellar atrophy：CCA）と，変性が大脳基底核系や自律神経系，錐体路にも広がる多系統萎縮症（multiple system atrophy：MSA，表 2-99）[42][43]に分けられる．遺伝性では優性遺伝性が 9 割以上を占め，さらにその約 9 割は原因遺伝子が同定されている[41]．

6 脊髄代謝性疾患

脊髄代謝性疾患を図 2-118[44)~52]，遺伝性脊髄代謝性疾患を表 2-100 に示す．

表 2-99　多系統萎縮症の Gilman らの診断基準（2008）[42)43)]

従来どおり，definite，probable，possible に分類し，さらに MSA-P と MSA-C に分類する．
1. Definite MSA
病理学的に，中枢神経に広範に多数の α-シヌクレイン陽性神経膠細胞質封入体（glial cytoplasmic inclusion：GCI）を認め，線条体黒質系またはオリーブ橋小脳系の変性所見を伴う．
2. Probable MSA
孤発性で進行性の成人発症（30 歳以降）の変性疾患で，自律神経障害｛尿失禁（膀胱からの排尿をコントロールできない，男性では勃起障害），または起立後 3 分以内に少なくとも収縮期血圧が 30 mmHg または拡張期血圧が 15 mmHg 低下する起立性低血圧｝に加え，レボドパ反応性の乏しい Parkinson 症候群（動作緩慢に，筋強剛，振戦，または姿勢反射障害を伴う），または小脳症候群（歩行失調に，小脳性構音障害，四肢失調，または小脳性眼球運動障害を伴う）を呈する．
3. Possible MSA
孤発性で進行性の成人発症（30 歳以降）の変性疾患で，Parkinson 症候群，または小脳症候群を呈し，加えて自律神経障害を示唆する所見（他の原因では説明できない尿意切迫感，頻尿，残尿，男性では勃起不全，または probable MSA の規準を満たさないレベルの起立性低血圧）を少なくとも一つ認め，さらに以下の（1）～（3）で少なくとも一つの所見を満たすもの．
（1）Possible MSA-P または MSA-C
腱反射亢進を伴う Babinski 徴候，喘鳴．
（2）Possible MSA-P
急速進行性の Parkinson 症候群，レボドパ反応性が乏しいこと，運動症状出現 3 年以内の姿勢反射障害，歩行失調・小脳性構音障害・四肢失調または小脳性眼球運動障害，運動症状出現 5 年以内の嚥下障害，MRI における被殻・中小脳脚・橋または小脳の萎縮，FDG-PET における被殻・脳幹または小脳の低代謝．
（3）Possible MSA-C
Parkinson 症候群（動作緩慢と筋強剛），MRI における被殻・中小脳脚・または橋の萎縮，FDG-PET（^{18}F-fluoro-2-deoxyglucose positron emission tomography）における被殻の低代謝，SPECT（single photon emission computed tomography）または PET における黒質線条体ドパミン作動性ニューロンの節前性脱神経．

多系統萎縮症の診断を支持する red flag 所見
口部顔面ジストニア，頸部前屈，camptocormia（脊柱の高度の前屈）や Pisa 症候群（脊柱の高度の側屈），手または足の拘縮，吸気時のため息，高度の発声困難，高度の構音障害，いびきの出現または増悪，手足の冷感，病的笑いまたは病的泣き，律動性ミオクローヌス様の姿勢振戦または動作時振戦．

多系統萎縮症の診断を支持しない所見
典型的丸薬丸め様の静止時振戦，臨床的に有意な末梢神経障害，薬剤誘発性でない幻覚，75 歳以上の発症，失調症または Parkinson 症候群の家族歴，認知症（DSM-5 による），多発性硬化症を示唆する大脳白質病変．

図 2-118　脊髄代謝性疾患[44)〜52)]

疾患	症候	診断
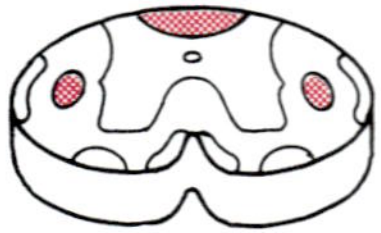 ① 亜急性連合性脊髄変性症[44)45)]（脊髄後索障害，脊髄側索障害）	全身脱力・倦怠感，しびれ感，不安定歩行運動失調性対麻痺 固有定位感覚･振動感覚･位置感覚の障害 Romberg 徴候，Lhermitte 徴候 Babinski 徴候	貧血，舌炎 ビタミンB_{12}↓，2段階 Schilling 試験 血清・尿中メチルマロニン酸↑ ホモシスチン↑
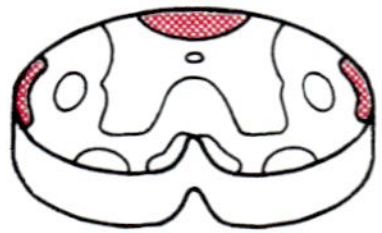 ② ビタミンE欠乏症[46)〜48)]（脊髄後索障害，脊髄小脳路障害）	不安定歩行，四肢脱力，脊髄小脳変性症 四肢運動失調，腱反射消失，深部感覚障害 Romberg 徴候，Babinski 徴候（20〜30%）	ビタミンE↓ βリポプロテイン↓ アポプロテイン↓
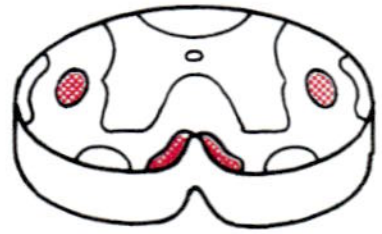 ③ 肝性脊髄症[49)〜51)]（両側錐体路障害）	下肢硬直感，硬直 痙縮，腱反射亢進，足間代，Babinski 徴候	肝硬変の存在 超音波（門脈大循環短絡） 血中アンモニア↑ 塩酸アンモニア負荷試験
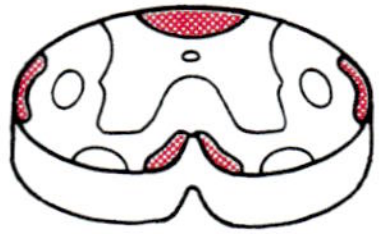 ④ 副腎脊髄ニューロパチー[52)]（錐体路障害，脊髄後索障害，脊髄小脳路障害）	内分泌症候や副腎機能検査の異常 下肢硬直，歩行困難 痙性対麻痺，小脳症状，精神症状 下肢痙縮，腱反射亢進，Babinski 徴候 下肢遠位優位の温痛覚障害・振動感覚障害 膀胱直腸障害，陰萎	20歳代での発症，男性の痙性対麻痺 胸髄の萎縮，大脳病変（40%） 血漿中，培養皮膚線維芽細胞中または赤血球中の極長鎖脂肪酸（VLCFA）↑ 内分泌機能検査 （尿中の17-OHCS（17-hydroxycorticosteroid），17-KS（17-ketosteroid）↓，血中のコルチゾール↓，ACTH（副腎皮質刺激ホルモン）↑）
⑤ 遺伝性脊髄代謝性疾患（表2-100）		

表 2-100　遺伝性脊髄代謝性疾患

疾患	欠損酵素	症状，その他	診断
異染性白質ジストロフィー	アリルスルファターゼAの欠損	運動失調，知能障害，人格変化，歩行障害，末梢神経障害（腱反射消失） 大多数は幼児型	アリルスルファターゼA活性の測定（白血球，皮膚，線維芽細胞） 腓腹神経生検・筋電図など
Krabbe 病 （グロボイド細胞白質ジストロフィー）	ガラクトセレブロシド-β-ガラクトシダーゼの欠損	痙性四肢麻痺，視神経萎縮，末梢神経障害 精神障害・知能障害はない 大多数は乳児型	ガラクトセレブロシド-β-ガラクトシダーゼ活性の測定
神経セロイドリポフスチン症	不明	乳児型，幼児型，若年型，成人型（Kufs 型） 運動失調，痙縮，筋強直，舞踏アテトーシス，ミオクローヌス，痙攣，後期には認知症	大脳皮質の病理学的診断 尿沈渣中ドリコール測定
GM 2 ガングリオシドーシス	β-ヘキソサミニダーゼAの異常	運動失調，ミオクローヌス，視力障害，精神障害・知能障害，痙攣 歩行困難から認知症・臥床状態に	さくらんぼ赤色斑（cherry-red spot）の存在 CT，MRI で大脳萎縮と小脳萎縮
Leigh 病 （亜急性壊死性脳脊髄症）	ピルビン酸代謝異常	重度乳酸アシドーシス，精神運動遅滞，運動失調，錐体路徴候，視神経萎縮，認知症 早期死亡（新生児型）	乳酸の上昇（血中，髄液中） MRI で視床，脳幹の病変
Gaucher 病	β-グルコシダーゼの欠損	共同注視障害，前庭眼球反射異常，四肢固有感覚低下，不安定歩行	β-グルコシダーゼ活性測定 血清酸フォスファターゼ上昇，骨髄中 Gaucher 細胞

（表 2-100 続き）

Niemann-Pick 病	スフィンゴミエリナーゼ欠損	乳児型(A 型)，内臓型(B 型)，小児型(C 型) 認知症，筋強直，舞踏アテトーシス	スフィンゴミエリナーゼ活性測定(白血球，培養皮膚線維芽細胞) Niemann-Pick 細胞の証明（白血球，骨髄）
glycosaminoglycanosis （ムコ多糖症 II 型）	イズロン酸スルファターゼの欠損	12 型に分類（ムコ多糖症 II 型＝Hunter 病） ガーゴイリズム，関節伸展障害，皮膚肥厚，肝脾腫，鼠径ヘルニア，難聴，錐体路徴候，性染色体劣性遺伝	デルタマン硫酸・ヘパラン硫酸の組織への異常蓄積，尿中過排泄
フコシドーシス II 型	α-フコシドーシスの欠損	精神運動遅滞，ガーゴイリズム，骨格の変形，角化血管腫 I 型に比べて発症は遅く，経過も緩徐	α-フコシダーゼ活性測定（白血球，皮膚線維芽細胞） 尿中オリゴ糖でのフコース増量

7 脊髄中毒性疾患[53)]

(1) SMON（subacute myelo-optico-neuropathy：亜急性脊髄視神経ニューロパチー）

整腸剤のキノホルムによる薬害である．1970年9月の厚生省通達でキノホルムの販売が中止され，それ以降に新たな患者は発生していないが，後遺症に悩む患者は今も存在する[54)]．

①病理

脊髄，脊髄神経節，神経根，視神経および末梢神経に病変が生じる．

②症状

・腹痛，下痢，便秘などのSMON特有の腹部症状，失明，視神経萎縮
・排尿障害
・上行性，両側性，下半身末端優位の感覚障害（足底部中心）
・膝蓋腱反射亢進，アキレス腱反射減弱
・Romberg徴候陽性

(2) 有機リン中毒

有機リン化合物は殺虫剤として広く使用され，自殺企図による急性中毒が後を絶たない．サリン，タブン，VX｛O-エチル-S-(2-ジイソプロピルアミノエチル）メチルホスホノチオラート｝などの神経ガスは有機リン系神経剤である[55)]．

①症状

a．急性期

嘔吐，腹痛，下痢，発汗，唾液分泌亢進，縮瞳，攣縮，興奮，錯乱，意識障害，筋力低下

b．無症状期（12～24日）

c．前駆期（数日～数カ月）

下肢を主とした異常感覚，下肢末端から弛緩性麻痺を発症

d．麻痺期（6カ月～数年）

末梢神経障害は徐々に改善

e．脊髄症状発現期

脊髄症状が発現・進行

＊サリン（sarin）[56)]

神経ガスで有機リン系神経剤である．コリンエステラーゼ阻害薬でもアセチルコリンの蓄積による症状が生じる．気道粘膜刺激症状（鼻汁・咳），縮瞳，結膜充血，視力低下，視野狭窄などを呈し，重症では呼吸困

難，呼吸筋麻痺，線維束性収縮，痙攣，意識障害に至る．

(3) 破傷風（tetanus）

創傷部から侵入した破傷風菌の外毒素が神経逆行性，血行性，リンパ行性に中枢神経系に達し，脊髄・脳幹の抑制性神経伝達を阻害する[57]．

①症状

・初発症状：開口障害，嚥下障害，構音障害（球症状）

・筋緊張亢進（特に項背部，腹筋）

・後弓反張などの全身痙攣（光や音など刺激により誘発）

・交感神経機能亢進症状（血圧異常上昇，頻拍性不整脈，発汗増加，体温異常上昇など）

・四肢腱反射亢進，病的反射

②検査

・血液生化学検査で軽度の炎症所見

・CK 上昇

・頭部 CT，MRI の異常所見なし

(4) 放射線脊髄症（radiation myelopathy）

放射線治療後に照射野に含包された脊髄が一定の期間を経て変性・壊死し，脊髄麻痺を起こす．有効な治療法は現在までない．50 Gy/25 回以上の照射を行った場合には，照射線量に応じて生じるリスクは高くなる（表 2-101）[58]．

①診断基準（表 2-102）

②発症時期

多くは放射線治療後 6 カ月～数年で発症する．

表 2-101　中枢神経の正常組織の耐容線量[58]

臓器	TD5/5 容積			TD50/5 容積			指標にした合併症
	1/3	2/3	3/3	1/3	2/3	3/3	
脳	60	50	45	75	65	60	壊死，梗塞
脳幹	60	53	50	—	—	65	壊死，梗塞
脊髄	5 cm：50	10 cm：50	20 cm：47	5 cm：70	10 cm：70	20 cm：—	麻痺，壊死

TD5/5：5 年後に 5%の確率で合併症が生じる線量（1 回 2 Gy を基準）
TD50/5：5 年後に 50%の確率で合併症が生じる線量（1 回 2 Gy を基準）

表 2-102　放射線脊髄症の診断基準

①照射野に神経組織が含まれる
②照射後 6 カ月～数年で発症
③症状は照射野に一致して，それ以下の脊髄障害の出現
④徐々に始まる歩行障害および感覚障害
⑤時に Brown-Séquard 症候群で発症
⑥腱反射亢進，病的反射の出現
⑦Lhemitte 徴候を示すことあり
⑧髄液はほぼ正常
⑨脊髄造影にて通過障害なし ｛脊髄圧迫病変（転移性脊椎腫瘍）の否定｝

これらの中で①，③，⑨の 3 項目は必須で，他の 6 項目は必ずしも満たす必要はない．

表 2-103　放射線脊髄症の病型（Reagan ら，1968）[59]

①一過性放射線脊髄症
②下位運動ニューロン疾患型
③急性発症の対麻痺または四肢麻痺
④慢性進行性放射線脊髄症

③症状

Reagan らは 4 つの病型に分類した（表 2-103）[59]．

初発症状は，下肢から始まり上肢に上行するしびれ感・表在感覚障害が多い．次いで，一側下肢または両側下肢の脱力，歩行障害，排尿障害が加わる．慢性的に経過し，横断性麻痺，Brown-Séquard 症候群を呈することが多い．

④MRI 所見

初期には脊髄浮腫がみられることもあるが，慢性期には脊髄萎縮を示す．T 1 強調像で低信号域，T 2 強調像で低信号域または高信号域と特異的でなく，Gd 造影 T 1 強調像で周辺を中心とした不均一な造影効果がみられることもある[60]．

第 1 章　引用文献

A．神経学的高位診断

1）服部孝道：脊椎脊髄疾患への神経学的アプローチ．臨床脊椎脊髄医学（伊藤達雄，他編）．三輪書店，1996，pp 52-55

2）林浩一郎：神経・筋疾患の診察と検査のすすめ方および鑑別診断．整形外科的神経・筋疾患．整形外科 MOOK No 2（伊丹康人，他編集主幹）．1978，p 1

3）柳　務：脊髄血管障害．脊椎脊髄疾患（森　健躬，他編）．医歯薬出版，1981

4）都築暢之：頸椎と頸髄の高位関係．脊椎脊髄　6：401-408，1993

5）DeJong RN：The neurologic examination：Incorporating the fundamentals of neuroanatomy and neurophysiology. 4th ed, Harper & Row, New York, 1979

6）Haymaker W, et al：Peripheral nerve injuries：Principles of diagnosis. 2nd ed, WB Saunders, Philadelphia, 1953

7）Chusid JG：Correlative neuroanatomy and functional neurology. 12th ed, Lange Medical Publications, Los Altos, 1964

8）国分正一，他：頸椎症の症候学．脊椎脊髄　1：447-453，1988

9）都築暢之，他：頸髄髄節および頸神経根の形態的変動とその臨床的意義．整形外科　34：229-235，1983

10）Brain L：Clinical neurology. 2nd ed, Oxford University Press, London, 1964

11）野崎寛三：脊髄後根切断ニ拠ル人体皮膚知覚像，臨床的吟味．日整会誌　13：425-485，1938

12）下津浦宏之，他：デルマトーム図．脊髄外科　26：147-161，2012

13）服部孝道：脊椎脊髄疾患への神経学的アプローチ．臨床脊椎脊髄医学（伊藤達雄，他編）．三輪書店，1996，pp 56-59

14）Chusid JG, et al：Correlative neuroanatomy and functional neurology. 18th ed, Lange Medical Publications, Los Altos, 1982

15）広畑和志監：標準整形外科学．第 5 版，医学書院，1993，pp 98-101

16）内田淳正監：標準整形外科学．第 11 版，医学書院，2011，pp 904-906

17）田崎義昭，他（著），坂井文彦（改訂）：ベッドサイドの神経の診かた．第 18 版，南江堂，2016，pp 40-54

18）Chusid JG, et al：Correlative neuroanatomy and functional neurology. 9th ed, Lange Medical Publications, Los Altos, 1958

19）蓮江光男：整形外科神経疾患ハンドブック．南江堂，1983，pp 172-179

20）平山惠造：反射異常．神経症候学．第 II 巻，第 2 版，文光堂，2010

21）田崎義昭，他（著），坂井文彦（改訂）：ベッドサイドの神経の診かた．第 18 版，南江堂，2016，pp 65-91

22）蓮江光男：整形外科神経疾患ハンドブック．南江堂，1983，pp 38-44

23）田代邦雄：脊椎脊髄疾患への神経内科的アプローチ．脊椎脊髄　7：817-823，1994

24）服部孝道：脊椎脊髄疾患への神経学的アプローチ．臨床脊椎脊髄医学（伊藤達雄，他編）．三輪書店，1996，p 62

25）伊藤達雄編：脊椎疾患．整形外科専門医を目指すケース・メソッド・アプローチ 4．日本医事新報社，1998，p 45

26）津山直一：整形外科医のための神経学図説―脊髄・神経根障害レベルのみかた，おぼえかた．南江堂，1979，p 3

27）清水敬親，他：Scapulohumeral Reflex―その臨床的意義と検査手技の実際．臨整外　27：529-536，1992

28）Shimizu T, et al：Scapulohumeral reflex（Shimizu）. Its clinical significance and testing maneuver. Spine　18：2182-2190, 1993

29）清水敬親：Shimizu reflex．脊椎脊髄　28：357-361，2015

30）蓮江光男：整形外科神経疾患ハンドブック．南江堂，1983，p 36

31）田代邦雄：神経学的診察のこつ．脊椎脊髄　7：824-832，1994

32）蓮江光男：整形外科神経疾患ハンドブック．南江堂，1983，pp 46-49

33）Borenstein DG, et al：Neck pain：medical diagnosis and comprehensive management. WB Saunders, Philadelphia, 1996, pp 33-65

34）服部孝道：脊椎脊髄疾患への神経学的アプローチ．臨床脊椎脊髄医学（伊藤達雄，他編）．三輪書店，1996，pp 70-72

35) Lindsay KW, et al：Neurology and neurosurgery illustrated. 5th ed, Churchill Livingstone, London, 2010, pp 457-458
36) 井上和宏，他：脊髄損傷者の自律神経障害．脊椎脊髄　3：23-30，1990
37) 眞野行生：保存療法．臨床脊椎脊髄医学（伊藤達雄，他編），三輪書店，1996，pp 119-121
38) 朝比奈正人，他：皮膚自律神経症状．Dynamic diagnosis に必要な脊椎脊髄の神経症候学（福武敏夫，他編）．三輪書店，2017，pp 254-259
39) 服部孝道：性機能．脊椎脊髄　2：365-366，1989
40) 宮田昌伸，他：排尿障害の鑑別診断．脊椎脊髄　7：877-882，1994
41) Chancellor MB, et al：Neurophysiology of stress urinary incontinence. Rev Urol　6（Suppl 3）：S19-S28, 2004
42) 榊原隆次，他：膀胱直腸障害．脊椎脊髄　11：113-118，1998
43) 山西友典：膀胱直腸障害，排尿障害．Dynamic diagnosis に必要な脊椎脊髄の神経症候学（福武敏夫，他編）．三輪書店，2017，pp 260-265
44) Abrams P, et al：The standardization of terminology of lower urinary tract function：report from the standardization sub-committee of the International Continence Society. Neurourol Urodyn　21：167-178, 2002
45) 排尿障害臨床試験ガイドライン作成委員会編：排尿障害臨床試験ガイドライン．医学図書出版，1997
46) Cockett ATK, et al：Recommendations of the 2nd International Consensus Committee. Proceedings of the International Consultation on Benign Prostatic hyperplasia. Jersey, 1994
47) 本間之夫，他：International Prostate Symptom Score と BPH Impact Index の日本語訳の言語的妥当性に関する研究．日泌尿会誌　93：669-680，2002
48) 本間之夫，他：International Prostate Symptom Score と BPH Impact Index の日本語訳の計量心理学的検討．日泌尿会誌　94：560-569，2003
49) 咲間隆裕，他：排尿障害に対する診察と検査．脊椎脊髄　24：101-105，2011
50) 渡邊水樹，他：痛みと脊髄損傷，神経因性膀胱に関する評価法システム．脊髄外科　29：139-146，2015

B．神経学的横位診断

1) 服部孝道：脊椎脊髄疾患への神経学的アプローチ．臨床脊椎脊髄医学（伊藤達雄，他編），三輪書店，1996，pp 52-75
2) 都築暢之：頸椎と頸髄の高位関係．脊椎脊髄　6：401-408，1993
3) 田崎義昭，他（著），坂井文彦（改訂）：ベッドサイドの神経の診かた．第 18 版，南江堂，2016，pp 268-272
4) Dellon AL：Evaluation of sensibility and re-education of sensation in the hand. Williams & Wilkins, Baltimore, 1981, pp 141-167
5) 蓮江光男：整形外科神経疾患ハンドブック．南江堂，1983，p 35
6) 国分正一，他：頸椎症の症候学．脊椎脊髄　1：447-453，1988
7) 岩田　誠：神経症候学を学ぶ人のために．医学書院，1994
8) Keenen TL, et al：Initial evaluation of the spine-injured patient. Skeletal trauma：Fractures, dislocations, and ligamentous injuries（ed by Browner BD, et al）. WB Saunders, Philadelphia, 1992, pp 585-603
9) Preobrajensky PA：Syphilitic paraplegias with dissociated disturbances of sensibility. J Neuropathol Psikhiatry　4：594, 1904
10) Sirgley JR, et al：Spinal cord infarction secondary to intervertebral disc embolism. Ann Neurol　9：296-301, 1981
11) 井上聖啓：脊髄外科医が知っておくべき脊髄の症候学．脊髄外科　25：252-261，2011

C．脊髄高位別症候

1) Carpenter MB, et al（eds）：Human Neuroanatomy, 8th ed, Williams & Wilkins, Baltimore, 1983
2) 廣瀬源二郎：頭蓋・頸椎移行部奇形の症候．脊椎脊髄　2：793-797，1989
3) 平山惠造：神経症候学．第 I 巻，第 2 版，文光堂，2006
4) Cohen L, et al：Tumors in the region of the foramen magnum. J Neurosurg　19：462-469, 1962

5）安岡正蔵：大後頭孔腫瘍の臨床．頭蓋底部の手術（高倉公朋監）．第 2 版，現代医療社，1994，pp 113-128
6）安岡正蔵，他：大孔症候群（foramen magnum syndrome）の提唱．脳神経　35：1001-1007，1983
7）高橋敏行，他：大後頭孔症候群．脊椎脊髄　28：168-172，2015
8）福武敏夫：上位頸髄（頸椎）病変による手の症候―偽性局在徴候/早期症候としての意義．脊髄臨床神経学ノート―脊髄から脳へ．三輪書店，2014，pp 20-28
9）清水敬親，他：Scapulohumeral Reflex―その臨床的意義と検査手技の実際．臨整外　27：529-536，1992
10）Shimizu T, et al：Scapulohumeral reflex（Shimizu）. Its clinical significance and testing maneuver. Spine　18：2182-2190, 1993
11）清水敬親：Shimizu reflex．脊椎脊髄　28：357-361，2015
12）後藤伸一，他：胸部脊髄症の神経学的高位診断の検討．臨整外　37：495-498，2002
13）佐藤哲朗：上中位胸椎の神経症候．Dynamic diagnosis に必要な脊椎脊髄の神経症候学（福武敏夫，他編）．三輪書店，2017，pp 54-56
14）福武敏夫：神経症状の診かた・考えかた―General Neurology のすすめ．第 2 版，医学書院，2017，p 277
15）服部孝道：脊椎脊髄疾患への神経学的アプローチ．臨床脊椎脊髄医学（伊藤達雄，他編）．三輪書店，1996，pp 66-67
16）安藤哲朗：脊髄円錐上部症候群，脊髄円錐部症候群．脊椎脊髄　28：185-190，2015
17）田代邦雄：胸腰椎移行部（epiconus, conus medullaris, cauda equina）の神経症候学．脊椎脊髄　3：413-420，1990
18）小田　博，他：下位胸椎，上位腰椎の神経症候．Dynamic diagnosis に必要な脊椎脊髄の神経症候学（福武敏夫，他編）．三輪書店，2017，pp 57-62
19）日本脊椎脊髄病学会編：間欠跛行．脊椎脊髄病用語事典．第 5 版，南江堂，2015，p 59
20）蓮江光男：整形外科神経疾患ハンドブック．南江堂，1983，p 58
21）菊地臣一，他：神経根ブロックからみた腰部脊柱管狭窄の病態．整形外科　39：407-413，1988
22）蓮江光男：整形外科神経疾患ハンドブック．南江堂，1983，pp 112-116
23）田崎義昭，他（著），坂井文彦（改訂）：ベッドサイドの神経の診かた．第 18 版，南江堂，2016，pp 268-272
24）石津尚明，他：髄液検査．Dynamic diagnosis に必要な脊椎脊髄の神経症候学（福武敏夫，他編）．三輪書店，2017，pp 291-297
25）日本脊椎脊髄病学会編：Queckenstedt test．脊椎脊髄病用語事典．第 5 版，南江堂，2015，p 68
26）Fishman RA：Cerebrospinal fluid in disease of the nervous system. 2nd ed, WB Saunders, Philadelphia, 1992
27）厚生労働省：疾病，傷害及び死因の統計分類〈http://www.mhlw.go.jp/toukei/sippei/index.html〉（2018 年 7 月 18 日アクセス）
28）日本精神神経学会精神科病名検討連絡会：DSM-5 病名・用語翻訳ガイドライン（初版）．精神経誌　116：429-457，2014
29）Michele AA：The flip sign in sciatic nerve tension. Surgery　44：940-942, 1958
30）蓮江光男：整形外科神経疾患ハンドブック．南江堂，1983，p 19
31）高橋三郎：DSM-Ⅲ-R 精神障害の分類と診断の手引き．第 2 版，医学書院，1988
32）大井淑雄：心因性腰痛の原因とその整形外科的症状．MB Orthop　7：15-19，1994
33）川上　登：整形外科における心身医学的アプローチ．整形外科　34：731-735，1983
34）矢吹聖三，他：外科手術を施行した心因性背痛の臨床．臨整外　16：234-239，1981
35）Waddell G, et al：Nonorganic physical signs in low-back pain. Spine　5：117-125, 1980
36）服部孝道：ヒステリーと脊椎脊髄疾患の鑑別診断．脊椎脊髄　7：941-945，1994
37）Bowlus WE, et al：A test for hysterical hemianalgesia. N Engl J Med　269：1253-1254, 1963
38）Yugué I, et al：A new clinical evaluation for hysterical paralysis. Spine　29：1910-1913, 2004
39）Sonoo M：Abductor sign：a reliable new sign to detect unilateral non-organic paresis of the lower limb. J Neurol Neurosurg Psychiatry　75：121-125, 2004
40）園生雅弘：運動麻痺の鑑別診断．脊椎脊髄　19：1037-1045，2006

41) Spitzer WO, et al：Scientific monograph of the Quebec Task Force on Whiplash-Associated Disorders：redefining "whiplash" and its management. Spine　20(8 Suppl)：1S-73S, 1995
42) 久保千春，他：慢性疼痛．心身症診断・治療ガイドライン 2006―エビデンスに基づくストレス関連疾患へのアプローチ（小牧　元，他編）．協和企画，2006，pp 177-203
43) 佐藤勝彦，他：脊椎脊髄疾患に対するリエゾン精神医学的アプローチ（第 2 報）―整形外科患者に対する精神医学的問題評価のための簡易質問票（BS-POP）の作成．臨整外　35：843-852，2000
44) 渡辺和之，他：整形外科患者に対する精神医学的問題評価のための簡易質問票（BS-POP）―妥当性の検討．臨整外　40：745-751，2005

第２章　引用文献

A．頸椎部疾患

1）服部　奨，他：頸部脊椎症ミエロパチーの病態と病型．臨整外　10：990-998，1975
2）Crandall PH, et al：Cervical spondylotic myelopathy. J Neurosurg　25：57-66, 1966
3）国分正一，他：頸椎症の症候学．脊椎脊髄　1：447-453，1988
4）鎌田修博，他：頸髄症の病型分類．MB Orthop　10(6)：1-6，1997
5）平林　洌，他：日本整形外科学会頸髄症治療成績判定基準．日整会誌　68：490-503，1994
6）小野啓郎，他：Myelopathy hand と頸髄症の可逆性．整形外科的神経・筋疾患．整形外科 MOOK No 2（伊丹康人，他編集主幹）．1978，pp 10-17
7）三木堯明：脊椎と神経―分類・正常値・診断基準・評価基準・定義．整形外科 Reference．金芳堂，1994，p 148
8）Shabat S, et al：The correlation between Spurling test and imaging studies in detecting cervical radiculopathy. J Neuroimaging　22：375-378, 2012
9）伊藤達雄，他編：付録．臨床脊椎脊髄医学．三輪書店，1996，pp 556-587
10）箕田修治，他：頸椎症と筋萎縮性側索硬化症の鑑別診断．脊椎脊髄　12：316-324，1999
11）平山惠造：平山病の歴史．脊椎脊髄　5：89-96，1992
12）桑原　聡：脊髄・脊椎疾患における手の症候学―筋萎縮性側索硬化症における Split Hand. Spinal Surgery　25：248-251，2011
13）加藤義治，他：キーガン型麻痺の臨床症状と病態．脊椎脊髄　6：93-98，1993
14）Stookey B：Compression of spinal cord and nerve roots by herniation of the nucleus pulposus in the cervical region. Arch Surg　40：417-432, 1940
15）Takahashi M, et al：Increased MR signal intensity secondary to chronic cervical spondylosis. Neuroradiology　29：550-556, 1987
16）津山直一：総括報告．昭和 50 年度報告書（厚生省特定疾患後縦靱帯骨化症調査研究班）．1976，pp 1-3
17）Fujiyoshi T, et al：A new concept for making decisions regarding the surgical approach for cervical ossification of the posterior longitudinal ligament the K-line. Spine　33：E990-E993, 2008
18）新宮彦助：日本における脊損発生の疫学調査（1990-1992）第 3 報．日パラ医会誌　8：26-27，1995
19）Ditummo JF Jr, et al：The international standards booklet for neurological and functional classification of spinal cord injury. Paraplegia　32：70-80, 1994
20）American Spinal Injury Association：International Standards for Neurological Classification of SCI（ISNCSCI）〈http://asia-spinalinjury.org/wp-content/uploads/2016/02/International_Stds_Diagram_Worksheet.pdf〉（2018 年 6 月 1 日アクセス）
21）Frankel HL, et al：The value of postural reduation in the initial management of closed injuries of the spine with paraplesia and tetraplesia. Paraplesia　7：179-192, 1969
22）福田文雄，他：改良 Frankel 分類による頸髄損傷の予後予測．リハ医学　38：29-33，2001
23）Kirshblum SC, et al：International standards for neurological classification of spinal cord injury　(Revised 2011). J Spinal Cord Med　34：535-546, 2011
24）慶應義塾大学医学部リハビリテーション科訳：FIM―医学的リハビリテーションのための統一データセット利用の手引き．第 3 版．慶應義塾大学医学部リハビリテーション科，1991（Data Management Service of the Uniform Data System for Medical Rehabilitation and the Center for Functional Assessment Research：Guide for Use of the Uniform Data Set for Medical Rehabilitation. Version 3.0. State University of New York at Buffalo, Buffalo, 1990）
25）里見和彦：外傷―上位頚椎部．臨床脊椎脊髄医学（伊藤達雄，他編）．三輪書店，1996，pp 259-267
26）Hawkins RJ, et al：Os odontoideum：congenital or acquired. A case report. J Bone Joint Surg Am　58：413-414, 1976
27）Levine AM, et al：The management of traumatic spondylolisthesis of the axis. J Bone Joint Surg Am　67：217-226, 1985
28）Anderson LD, et al：Fractures of the odontoid process of the axis. J Bone Joint Surg Am

56：1663-1674, 1974
29）小林慶二：軸椎椎体骨折について．整形外科　28：1145-1153，1977
30）河合伸也：頸椎・頸髄損傷の診断と受傷機転．脊椎の外傷その 1，骨折・外傷シリーズ 3（榊田喜三郎，他監）．南江堂，1986，pp 43-51
31）Allen BL Jr, et al：A mechanistic classification of closed, indirect fractures and dislocations of the lower cervical spine. Spine　7：1-27, 1982
32）酒匂　崇：頸椎外科．金原出版，1989，p 49
33）立石昭夫：胸郭出口症候群の診断と治療．日整会誌　54：817-827，1980
34）Sanders RJ, et al：Thoracic outlet syndrome：a common sequela of neck injuries. JB Lippincott, Philadelphia, 1991
35）Schwartzman RJ：Brachial plexus traction injuries. Hand Clin　7：547-556, 1991
36）片岡泰文：胸郭出口症候群の病態—腕神経叢造影を用いて．日整会誌　68：357，1994
37）山鹿眞紀夫：TOS の保存療法．関節外科　26：54，2007
38）立石昭夫：胸郭出口症候群．関節外科　11：87-95，1992
39）辻　陽雄，他編：胸郭出口症候群．整形外科診断学．第 3 版，金原出版，1999，pp 130-142
40）蓮江光男：整形外科神経疾患ハンドブック．南江堂，1983，p 243
41）Ide J, et al：Compression and stretching of the brachial plexus in thoracic outlet syndrome：correlation between neuroradiographic findings and symptoms and signs produced by provocation manoeuvres. J Hand Surg Br　28：218-223, 2003
42）井手淳二：胸郭出口症候群と斜角筋症候群．MB Orthop　24(5)：23-28，2011

B．胸椎部疾患

1）Takenaka S, et al：Neurological manifestations of thoracic myelopathy. Arch Orthop Trauma Surg　134：903-912, 2014
2）海渡貴司，他：胸部脊髄症をきたす疾患と症候学．脊椎脊髄　22：143-148，2009
3）Tokuhashi Y, et al：Symptoms of thoracolumbar junction disc herniation. Spine　26：E512-E518, 2001
4）小田　博，他：下位胸椎，上位腰椎の神経症候．Dynamic diagnosis に必要な脊椎脊髄の神経症候学（福武敏夫，他編）．三輪書店，2017, pp 57-62
5）Wall EJ, et al：Organization of intrathecal nerve roots at the level of the conus medullaris. J Bone Joint Surg Am　72：1495-1499, 1990
6）Wall EJ, et al：Cauda equina anatomy. I：Intrathecal nerve root organization. Spine　15：1242-1247, 1990
7）藤村祥一，他：胸部椎間板ヘルニアの症候学．脊椎脊髄　10：455-460，1997
8）宮坂　斉，他：胸椎椎管内靱帯骨化の X 線所見と症状との関連について．臨整外　12：381-386，1977
9）酒匂　崇，他：脊柱靱帯（後縦靱帯・黄色靱帯）骨化症治療研究対象患者選定基準改定案．厚生省特定疾患脊柱靱帯骨化症調査研究班報告書．1994，pp 11-14
10）Matsumoto M, et al：Surgical results and related factors for ossification of posterior longitudinal ligament of the thoracic spine：a multi-institutional retrospective study. Spine　33：1034-1041, 2008
11）斉木勝彦，他：胸椎黄色靱帯骨化，主として頻度，分類，神経学的特徴と脊柱管狭小．整・災外　24：191-199，1981
12）Denis F：The three column spine and its significance in the classification of acute thoracolumbar spinal injuries. Spine　8：817-831, 1983
13）加藤義治：胸椎部疾患—外傷．臨床脊椎脊髄医学（伊藤達雄，他編）．三輪書店，1996，pp 284-290
14）Denis F：Spinal instability as defined by the three column spine concept in acute spinal trauma. Clin Orthop　18：65-76, 1984
15）Vaccaro AR, et al：AOSpine thoracolumbar spine injury classification system：fracture description, neurological status, and key modifiers. Spine　38：2028-2037, 2013
16）AO Foundation：Diagnosis. Thoracic and lumbar trauma.〈https://www2.aofoundation.org/wps/portal/surgery?showPage=diagnosis&bone=Spine&segment=TraumaThoracolumbar〉（2018 年 6 月 20 日アクセス）
17）McCormack T, et al：The load sharing classification of spine fractures. Spine　19：1741-

1744, 1994
18）種市　洋：胸腰椎損傷，分類，治療方針と手術療法．胸腰椎，腰椎・仙椎，骨盤．新図説臨床整形外科講座第 4 巻（金田清志担当編集）．メジカルビュー社，1995，pp 111-148

C．腰椎部疾患

1）Macnab I, et al：Spondylogenic backache：Soft tissue lesions, backache. Williams & Wilkins, Baltimore, 1990, pp 120-147
2）日本整形外科学会，他鑑：腰椎椎間板ヘルニア診療ガイドライン．第 2 版，南江堂，2011
3）平林　洌，他：椎間板ヘルニア．Clin Neurosci　2：1472-1476，1984
4）松井寿夫：腰痛，下肢痛の診断法．胸腰椎，腰椎・仙椎，骨盤．新図説臨床整形外科講座第 4 巻（金田清志担当編集）．メジカルビュー社，1995，pp 31-53
5）蓮江光男：整形外科神経疾患ハンドブック．南江堂，1983，pp 13-23
6）宮坂和男：脊椎・椎間板病変の MRI．日獨医報　33：563-574，1989
7）成尾政國，他：外側型腰椎椎間板ヘルニアの臨床症状．脊椎脊髄　7：585-590，1994
8）久野木順一：外側型腰椎椎間板ヘルニアの MRI による評価と精度．脊椎脊髄　7：573-578，1994
9）山田　宏，他：腰椎椎間孔病変の画像診断．MB Orthop　24(11)：97-102，2011
10）豊根知明，他：腰椎椎間孔狭窄の画像診断．脊椎脊髄　23：515-520，2010
11）Arnoldi CC, et al：Lumbar spinal stenosis and nerve root entrapment syndromes：Definition and classification. Clin Orthop　115：4-5, 1976
12）本間隆夫：脊椎症（脊柱管狭窄症など）．臨床脊椎脊髄医学（伊藤達雄，他編）．三輪書店，1996，pp 300-312
13）金子和生，他：腰部脊柱管狭窄症．胸腰椎，腰椎・仙椎，骨盤．新図説臨床整形外科講座第 4 巻（金田清志担当編集）．メジカルビュー社，1995，pp 224-240
14）佐藤勝彦：臨床解剖．腰部脊柱管狭窄（症）．NEW MOOK 整形外科 No 9（越智隆弘，他編）．金原出版，2001，pp 6-12
15）角田信昭：骨性形態．腰部脊柱管狭窄症．整形外科 MOOK No 41（伊丹康人，他編集主幹）．1985，pp 1-17
16）紺野愼一，他：神経根病態からみた腰部脊柱管狭窄．MB Orthop　6(5)：21-27，1993
17）蓮江光男：腰部脊柱管狭窄．整形外科　32，1981
18）紺野愼一，他：腰部脊柱管狭窄の診断サポートツール．臨整外　8：859-864，2006
19）紺野愼一，他：腰部脊柱管狭窄診断サポートツールマニュアル．医薬ジャーナル社，2006
20）辻　陽雄，他：腰部脊柱管 X 線計測法の再検討．臨整外　11：686-693，1976
21）宮坂和男：画像診断．脊椎・脊髄．新図説臨床整形外科講座第 2 巻（金田清志担当編集）．メジカルビュー社，1996，pp 54-75
22）宮坂和男：脊髄疾患．脊髄・顔面・頸部疾患．放射線医学体系第 6 巻（田坂　晧，他責任編集）．中山書店，1985，p 67
23）Modic MT, et al：Degenerative disk disease：assessment of changes in vertebral body marrow with MR imaging. Radiology　166：193-199, 1988
24）Ohtori S, et al：Change in Modic type 1 and 2 signals after posterolateral fusion surgery. Spine　35：1231-1235, 2010
25）黒木浩史，他：MRI と脊髄造影の比較．腰部脊柱管狭窄（症）．NEW MOOK 整形外科 No 9（越智隆弘，他編）．金原出版，2001，pp 315-321
26）宮坂和男：脊髄造影．整・災外　26：249-257，1981
27）田島　健：Selective radiculography and block．日整会誌　56：71-90，1982
28）久野木順一：腰椎椎間孔狭窄の臨床所見．第 8 回腰痛シンポジウム講演記録集，1998，pp 21-28
29）久野木順一，他：腰椎椎間孔部神経根障害における MRI の有用性と限界．臨整外　27：503-511，1992
30）内田研造，他：椎間孔狭窄．腰部脊柱管狭窄（症）．NEW MOOK 整形外科 No 9（越智隆弘，他編）．金原出版，2001，pp 289-295
31）徳橋泰明：画像診断，選択的神経根造影・ブロック．第 8 回腰痛シンポジウム講演記録集，1998，pp 55-64
32）出村　諭，他：腰椎変性すべり症の病態．脊椎脊髄　21：285-291，2008
33）野原　裕：腰椎変性すべり症，変性側弯症．胸腰椎，腰椎・仙椎，骨盤．新図説臨床整形外科講座第 4 巻（金田清志担当編集）．メジカルビュー社，1995，pp 209-223

34) Rosenberg NJ：Degenerative spondylolisthesis；predisposing factors. J Bone Joint Surg Am　57：467-474, 1975
35) Tailard W：Le spondylolisthesis chez l'enfant et l'adolescent（Etude de 50 cas). Acta Orthop Scand　24：115-144, 1954
36) Boxall D, et al：Management of severe spondylolisthesis in children and adolescents. J Bone Joint Surg Am　61：479-495, 1979
37) Meyerding HW：Spondylolisthesis. Surg Gynecol Obstet　54：371-377, 1932
38) 里見和彦，他：腰椎変性すべり症の症状発現機序と治療法の選択．臨整外　25：399-406, 1990
39) 徳橋泰明，他：腰椎変性すべり症に対する Pedicular Screwing 併用した後側方固定術の治療成績と問題点．日脊会誌　6：91-97，1995
40) 小田裕胤，他：腰椎変性辷り症の発生機序について．臨整外　25：417-424，1990
41) 寒竹　司，他：腰椎変性すべり症の病態・自然経過．脊椎脊髄　27：849-853，2014
42) Borden SD, et al：Orientation of the lumbar facet joints：association with degenerative disc disease. J Bone Joint Surg Am　78：403-411, 1996
43) Miki T, et al：Congenital laminal defect of upper lumbar spine associated with pars defect. A report of eleven cases. Spine　16：353-355, 1991
44) Wiltse LL, et al：Classification of spondylolysis and spondylolisthesis. Clin Orthop　117：23-29, 1976
45) Yamada A, et al：Lumbar spondylolysis in juveniles from the same family：a report of three case and a review of the literature. Case Rep Orthop　2013：272514, 2013
46) Haukipuro K, et al：Familial occurrence of lumbar spondylolysis and spondylolisthesis. Clin Genet　13：471-476, 1978
47) Wynne-Davies R, et al：Inheritance and spondylolisthesis：a radiographic family survey. J Bone Joint Surg Br　61：301-305, 1979
48) Sakai T, et al：Incidence of lumbar spondylolysis in the general population in Japan based on multi detector computed tomography scans from two thousand subjects. Spine　34：2346-2350, 2009
49) Takao S, et al：Radiographic comparison between male and female patients with lumbar spondylolysis. J Med Invest　57：133-137, 2010
50) 芝　啓一郎：脊椎分離症．臨床脊椎脊髄医学（伊藤達雄，他編）．三輪書店，1996，pp 313-320
51) 小宅三郎：脊椎分離すべり症に関する研究．日整会誌　33：58-76，1959
52) Fujii K, et al：Union of defects in the pars interarticularis of the lumbar spine in children and adolescents. The radiological outcome after conservative treatment. J Bone Joint Surg Br　86：225-231, 2004
53) 黒川勝巳：下肢の筋力低下．脊椎脊髄　11：583-588，1998
54) 菅田忠夫，他：下肢運動麻痺の鑑別診断．脊椎脊髄　7：861-867，1994
55) 福武敏夫：下垂足-中枢性の原因に力点をおいて．脊髄臨床神経学ノート—脊髄から脳へ．三輪書店，2014，pp 32-40

D．先天性疾患

1) 蓮江光男：整形外科神経疾患ハンドブック．南江堂，1983，p 220
2) Chamberlain WE：Basilar impression（platybasia)：A bizarre developmental anomaly of the occipital bone and upper cervical spine with striking and misleading neurologic manifestations. Yale J Biol Med　11：487-496, 1939
3) McGregor M：The significance of certain measurements of the skull in the diagnosis of basilar impression. Br J Radiol　21：171-181, 1948
4) Mcrae DL, et al：Occipitalization of atlas. Am J Roentogenol　170：23-45, 1953
5) Klaus E：Röntgendiagnostik der Platybasie und Basilären Impression. Weitere Erfahrungen mit einer neuen Untersuchungsmethode. Fortschr Röntgenstr　86：460-469, 1957
6) Fischgold H, et al：Etude radiotomographique de l'impression basilaire. Rev Rhum Mal Osteoartic　19：261-264, 1952
7) 佐藤雅人，他：三次元表面再構成法の臨床への応用．別冊整形外科　13：2-5，1988
8) 鈴木宗治：頭蓋頸椎移行部の異常．神経診断総論Ⅱ．放射線医学大系第 2 巻 B（田坂晧，他編)．中山書店，1988，pp 192-211

9) Greenberg AD：Atlanto-axial dislocations. Brain　91：655-684, 1968
10) Klippel M, et al：Un cas d'absence des vertèbres cervicales avec cage thoracique remontant jusqu'à la base du crâne. Nouv Icon Salpétrière　25：223-250, 1912
11) Chiari H：Über Veränderungen des Kleinhirns, des Pons und der Medulla oblongata in Folge von kongenitaler Hydrocephalie des Grosshirns. Denkschr Akad Wiss Wien　63：71-116, 1896
12) Friede RL：Spina bifida and related spinal lesion. Developmental neuropathology. 2nd ed, Springer-Verlag, Berlin, 1989, pp 248-262
13) Sharrard WJ：Posterior iliopsoas transplantation in the treatment of paralytic dislocation of the hip. J Bone Joint Surg Br　46：426-444, 1964
14) 井澤淑郎：小児の整形外科．医歯薬出版，1982，p 55
15) 陣内一保，他：二分脊椎について―整形外科的諸問題ならびに移動能力の検討．リハ医学　12：49-55，1975
16) Till K：Spinal dysraphysm：A study of congenital malformation of lower back. J Bone Joint Surg Br　51：415-422, 1965
17) Jones PH, et al：Tight filum terminale. Arch Surg　73：556-566, 1956
18) Neidre A, et al：Anomalies of the lumbosacral nerve roots. Review of 16 cases and classification. Spine　8：294-299, 1983
19) Kadish LJ, et al：Anomalies of the lumbosacral nerve roots, an anatomical investigation and myelographic study. J Bone Joint Surg Br　66：411-416, 1984
20) Castellvi AE, et al：Lumbosacral transitional vertebrae and their relationship with lumbar extradural defects. Spine　9：493-495, 1984

E．腫瘍性疾患

1) 徳橋泰明：脊椎腫瘍（原発性，転移性），病理病態診断と治療方針．脊椎・脊髄．新図説臨床整形外科講座第 2 巻（金田清志担当編集）．メジカルビュー社，1996，pp 191-202
2) 徳橋泰明：脊椎腫瘍．脊椎・脊髄疾患，末梢神経・自律神経疾患．脳神経外科学体系第 11 巻（山浦　晶，他編）．中山書店，2005，pp 223-237
3) 徳橋泰明：原発性脊椎腫瘍．胸腰椎・腰椎・仙椎．最新整形外科学体系第 12 巻（越智隆弘総編集）．中山書店，2006，pp 302-312
4) 富田勝郎，他：脊椎腫瘍の画像診断の進め方．脊椎・脊髄画像診断．整形外科 MOOK No 65（伊丹康人，他編集主幹）．1993，pp 192-201
5) 川原範夫，他：原発性脊椎腫瘍の画像診断．脊椎脊髄　10：301-308，1997
6) Amour TE St, et al（eds）：Vertebral metastases. MRI of the spine. Raven Press, New York, pp 435-453, 1994
7) 徳橋泰明，他：転移性脊椎腫瘍の画像診断．脊椎脊髄　10：309-316，1997
8) Bilsky MH, et al：Reliability analysis of the epidural spinal cord compression scale. J Neurosurg Spine　13：324-328, 2010
9) 江原　茂，他：転移性腫瘍．エキスパートのための脊椎脊髄疾患の MRI（柳下　章編）．第 3 版，三輪書店，2015，pp 171-175
10) 樫本　修，他：化膿性脊椎炎と脊椎カリエスの鑑別診断と MR 像の病理組織学的解釈．MB Orthop　9(6)：15-27，1996
11) 徳橋泰明，他：転移性脊椎腫瘍．MB Orthop　15(9)：138-146，2002
12) 徳橋泰明，他：転移脊椎腫瘍に対する術前予後予測と術式選択，術後予後判定点数について．東日本整災会誌　11：31-35，1999
13) Tokuhashi Y, et al：Scoring system for the preoperative evaluation of metastatic spine tumor prognosis. Spine　15：1110-1113, 1990
14) 小山義之，他：Performance status，固形がん化学療法直接効果判定基準．日癌治　21：931-942，1986
15) Fisher CG, et al：A novel classification system for spinal instability in neoplastic disease：an evidence-based approach and expert consensus from the Spine Oncology Study Group. Spine　35：E1221-1229, 2010
16) Tomita K, et al：Surgical strategy for spinal metastases. Spine　26：298-306, 2001
17) 富田勝郎，他：脊椎転移癌に対する surgical strategy．脊椎脊髄　18：1098-1099，2005
18) Rothman RH, et al：Intraspinal neoplasmas. The spine. WB Saunders, Philadelphia, 1975
19) Eden K：The dumb-bell tumours of the spine. Br J Surg　28：549-570, 1941

20) 見松健太郎，他：脊髄腫瘍の画像診断の進め方．脊椎・脊髄画像診断．整形外科 MOOK No 65（伊丹康人，他編集主幹）．1993，pp 177-191
21) Taveras JM, et al：Diagnostic neuroradiology. Williams & Wilkins, Baltimore, 1976, pp 1191-1200
22) 戸山芳昭，他：脊髄疾患の画像診断，脊髄腫瘍―診断と手術をふまえて．骨・関節・靱帯 1：165-176，1988
23) 見松健太郎，他：脊髄髄内腫瘍の MRI の検討．日脊会誌 2：198，1991
24) Browne TR, et al：Hemangioblastoma of the spinal cord review and report of five cases. Arch Neurol 33：435-441, 1976
25) 橋本博美，他：脊髄腫瘍の MRI．NMR 医学 6：200-206，1986
26) 井上祐一，他：脊髄腫瘍．日獨医報 32：71-80，1987
27) 井上祐一，他：脊髄腫瘍．日獨医報 32：327-335，1987
28) Lopate G, et al：Cavernous hemangioma of the spinal cord, report of 2 unusual cases. Neurology 40：1791-1793, 1990
29) 森内秀祐，他：出血を繰り返した脊髄海綿状血管腫の 1 手術例．No Shinkei Geka 17：477-479，1989
30) Parizel PM, et al：Gd-DTPA enhanced MRI imaging of spinal tumors. AJNR 10：249-258, 1989
31) 中村雅也，他：脊髄髄内腫瘍．脊椎・脊髄．最新整形外科学大系第 10 巻（越智隆弘総編集）．中山書店，2008，pp 370-376
32) 石井 賢，他：脊髄髄外腫瘍．脊椎・脊髄．最新整形外科学大系第 10 巻（越智隆弘総編集）．中山書店，2008，pp 377-392
33) 蓮江光男：整形外科神経疾患ハンドブック．南江堂，1983，p 211
34) Tarlov IM：Spinal perineurial and meningeal cysts. J Neurol Neurosurg Psychiatry 33：833-843, 1970
35) Goyal RN, et al：Intraspinal cysts：a classification and literature review. Spine 12：209-213, 1987
36) 三木堯明：脊椎と神経―分類・正常値・診断基準・評価基準・定義．整形外科 Reference．金芳堂，1994，pp 100-101
37) 深野一郎，他：腰仙椎脊柱管内嚢腫．別冊整形外科 50：29-34，2006
38) 石井祐信：腰椎脊柱管内嚢腫性病変．胸腰椎・腰椎・仙椎．最新整形外科学大系第 12 巻（越智隆弘総編集）．中山書店，2008，pp 285-290
39) Schurr PH：Sacral extradural cyst：an uncommon cause of low back pain. J Bone Joint Surg Br 37：601-605, 1955
40) Wilkins RH：Neurosurgery. McGraw-Hill, New York, 1996, pp 3509-3519
41) 渡辺雅彦：硬膜内・外嚢腫．脊椎・脊髄．最新整形外科学大系第 10 巻（越智隆弘総編集）．中山書店，2008，pp 411-413

F．その他の脊柱疾患

1) 加藤義治：脊柱骨粗鬆症．臨床脊椎脊髄医学（伊藤達雄，他編）．三輪書店，1996，pp 431-437
2) 椎体骨折評価委員会：椎体骨折評価基準（2012 年度改訂版）．Osteoporosis Japan 21：25-32，2013
3) 折茂 肇，他：原発性骨粗鬆症の診断基準（1996 年度版）．日骨代謝誌 14：219-233，1997
4) Genant HK, et al：Vertebral fracture assessment using a semiquantitative technique. J Bone Miner Res 8：1137-1148, 1993
5) Bouxsein ML, et al：The breaking spine. International Osteoporosis Foundation. 2010
6) 骨粗鬆症の予防と治療ガイドライン作成委員会編：骨粗鬆症の予防と治療ガイドライン 2015 年版．日本骨粗鬆症学会，日本骨代謝学会，骨粗鬆症財団，2015
7) Leib ES, et al：Official positions of the international society for clinical densitometry. J Clin Densitom 7：1-5, 2004
8) Steiger P, et al：Age-related decrements in bone mineral density in women over 65. J Bone Miner Res 7：625-632, 1992
9) 日本骨代謝学会，日本骨粗鬆症学会合同原発性骨粗鬆症診断基準改訂検討委員会：原発性骨粗鬆症の診断基準（2012 年度改訂版）．Osteoporosis Japan 21：9-21，2013

10) Kanis JA, on behalf of the World Health Organization Scientific Group：Assessment of osteoporosis at the primary health care level. Report of a WHO Scientific Group, 2007
11) 骨粗鬆症の予防と治療ガイドライン作成委員会編：骨粗鬆症の予防と治療ガイドライン 2011 年版．ライフサイエンス出版，2011
12) Suzuki Y, et al：Guidelines on the management and treatment of glucocorticoid-induced osteoporosis of the Japanese Society for Bone and Mineral Research：2014 update. J Bone Miner Metab 32：337-350, 2014
13) 四方實彦：脊柱変形．臨床脊椎脊髄医学（伊藤達雄，他編）．三輪書店，1996，pp 374-394
14) Mardjetko SM：Infantile and juvenile scoliosis. The textbook of spinal surgery（ed by Bridwell KH, et al）. 2nd ed, Lippincott-Raven, Philadelphia, 1997
15) 日本側彎症学会（編）：側弯症治療の最前線―基礎編．医薬ジャーナル社，2013，p 188
16) Lonstein JE, et al：The prediction of curve progression in untreated idiopathic scoliosis during growth. J Bone Joint Surg Am 66：1061-1071, 1984
17) Risser JC：Important practical facts in the treatment of scoliosis. Instr Course Lect 5：248-260, 1949
18) Moe ME, et al：Scoliosis and other spinal deformities. WB Saunders, Philadelphia, 1978, pp 37-38
19) 山本博司：先天性側弯症の治療．脊柱側弯症と周辺疾患．整形外科 MOOK No 18（伊丹康人，他編集主幹）．1981，pp 242-255
20) 竹光義治：側弯症スクリーニングと事後処置．日整会誌 55：243-257，1981
21) 内山政二：側弯症の学校検診と装具治療―現状と課題．脊椎脊髄 21：12-18，2008
22) 日本側彎症学会編：改訂版知っておきたい脊柱側弯症．インテルナ出版，2003
23) Cobb JR：Outline for the study of scoliosis. Instr Course Lect 5：261-275, 1948
24) Nash CL Jr, et al：A study of vertebral rotation. J Bone Joint Surg Am 51：223-229, 1969
25) 岩﨑幹季：脊椎脊髄病学．第 2 版，金原出版，2016
26) Lenke LG, et al：Adolescent idiopathic scoliosis：a new classification to determine extent of spinal arthrodesis. J Bone Joint Surg Am 83：1169-1181, 2001
27) Bradford DS, et al：Moe's text book of scoliosis and other spinal deformities. 2nd ed, Saunders, Philadelphia, 1987
28) Warner WC：Juvenile idiopathic scoliosis. Pediatric spine：Principles and practice（ed by Weinstein SL）. Raven Press, New York, 1994
29) Winter RB, et al：Kyphosis in childhood and adolescence. Spine 3：285-308, 1978
30) McMaster MJ, et al：Natural history of congenital kyphosis and kyphoscoliosis. A study of one hundred and twelve patients. J Bone Joint Surg Am 81：1367-1383, 1999
31) Jackson RP, et al：Compensatory spinopelvic balance over the hip axis and better reliability in measuring lordosis to the pelvic radius on standing lateral radiographs of adult volunteers and patients. Spine 23：1750-1767, 1998
32) Sarwahi V, et al：Characterization of gait function in patients with postsurgical sagittal（flatback）deformity. Spine 27：2328-2337, 2002
33) 鐙　邦芳：脊柱後弯症の病態と矯正手術の基本概念．脊椎脊髄 22：476-481，2009
34) Glassman SD, et al：Correlation of radiographic parameters and clinical symptoms in adult scoliosis. Spine 30：682-688, 2005
35) Schwab F, et al：Adult spinal deformity-postoperative standing imbalance：how much can you tolerate? An overview of key parameters in assessing alignment and planning corrective surgery. Spine 35：2224-2231, 2010
36) Schwab F, et al：Scoliosis Research Society―Schwab adult spinal deformity classification：a validation study. Spine 37：1077-1082, 2012
37) Schwab F, et al：Radiographical spinopelvic parameters and disability in the setting of adult spinal deformity. Spine 38：E803-E812, 2013
38) Rose P, et al：Role of pelvic incidence, thoracic kyphosis, and patient factors on sagittal plane correction following pedicle subtraction osteotomy. Spine 34：785-791, 2009
39) Yamato Y, et al：Calculation of the target lumbar lordosis angle for restoring an optimal pelvic tilt in elderly patients with adult spinal deformity. Spine 41：E211-217, 2016
40) Boden SD, et al：Rheumatoid arthritis of the cervical spine. J Bone Joint Surg Am 75：1282-1297, 1993

41) 武富栄二，他：RA，透析の DSA における頸椎病変の画像診断．脊椎脊髄　10：401-406，1997
42) 片岡　治，他：RA 胸・腰椎の病態と治療．脊椎脊髄　2：745-753，1989
43) Steinbrocker O, et al：Therapeutic criteria in rheumatoid arthritis. JAMA　140：659-662, 1949
44) 圓尾宗司：脊柱の感染，炎症性疾患と代謝性障害．脊椎・脊髄．新図説臨床整形外科講座第 2 巻（金田清志担当編集）．メジカルビュー社，1996，pp 170-190
45) Ranawat CS, et al：Cervical spine fusion in rheumatoid arthritis. J Bone Joint Surg Am　61：1003-1010, 1979
46) Reveille JD：血清反応陰性脊椎関節症．リウマチ入門（Klippel JH 編，水島　裕，他監訳）．第 12 版，萬有製薬，2003，pp 277-284
47) 圓尾宗司編：整形外科診療メモ．南江堂，1993
48) Van der Heijde D, et al：2010 update of the international ASAS recommendations for the use of anti-TNF agents in patients with axial spondyloarthritis. Am Rheum Dis　70：905-908, 2011
49) Sieper J, et al：New criteria for inflammatory back pain in patients with chronic back pain：a real patient exercise by experts from the Assessment of SpondyloArthritis international Society（ASAS）. Ann Rheum Dis　68：784-788, 2009
50) van der Linden S, et al：Evaluation of diagnostic criteria for ankylosing spondylitis. A proposal for modification of the New York criteria. Arthritis Rheum　27：361-368, 1984
51) 樫本　修，他：化膿性脊椎炎と脊椎カリエスの鑑別診断と MR 像の病理組織学的解釈．MB Orthop　9(6)：15-27，1996
52) 小澤浩司：化膿性脊椎炎—疫学と最近の傾向．脊椎脊髄　21：1084-1090，2008
53) 中嶋秀明，他：化膿性脊椎炎に対する治療指針—保存療法と手術療法の適応．脊椎脊髄　21：1110-1116，2008
54) Griffiths HE, et al：Pyogenic infection of the spine. A review of twenty-eight cases. J Bone Joint Surg Br　53：383-391, 1971
55) 川原範夫：化膿性脊椎炎・化膿性椎間板炎．感染症．新図説臨床整形外科講座第 12 巻（富田勝郎担当編集）．メジカルビュー社，2002，pp 189-197
56) 上好昭孝：透析に伴う脊柱変形．臨床脊椎脊髄医学（伊藤達雄，他編）．三輪書店，1996，pp 395-398
57) 久野木順一，他：腰椎透析脊椎症の診断と治療．脊椎脊髄　22：1032-1041，2009
58) 前田憲志，他：AGE 化 β_2-m と骨代謝障害．腎と骨代謝　9：145-150，1996
59) 森山徳英，他：血液透析に伴う頸椎病変の診断と治療．脊椎脊髄　22：1024-1031，2009

G．脊髄疾患

1) Ollivier d'Angers CP：De la moelle épinière et de ses maladies. Crevot, Paris, 1824
2) Barnett HJM, et al：Sylingomyelia. WB Saunders, London, 1973
3) 田代邦雄，他：脊髄空洞症全国二次調査．厚生省精神神経疾患研究委託費，平成 4 年度研究報告書（脊髄空洞症とその関連疾患の病態と治療に関する研究班）．1993，pp 9-12
4) McRae DL, et al：Roentgenologic findings in syringomyelia and hydromyelia. AJR　98：695-703, 1996
5) Larroche J：Malformations of the nervous system. Greenfield's neuropathology（ed by Adams JH, et al）. 4th ed, Edward Arnold, London, 1984
6) 後藤　昇：脊髄の血管系．脊椎脊髄　2：141-143，1989
7) 水野順一，他：脊髄血管障害，分類と各症状．脊椎脊髄　18：944-950，2005
8) 谷　論：脊髄梗塞，脊髄外科医でも知っておくべきこと．脊椎脊髄　18：971-977，2005
9) 青木茂樹：脊髄梗塞の画像診断．脊椎脊髄　21：993-996，2008
10) 國保倫子，他：脊髄硬膜外血腫．脊椎脊髄　27：656-662，2014
11) Kuker W, et al：Spinal subdural and epidural hematomas, diagnostic and therapeutic aspects in acute and subacute cases. Acta Neurochir　142：777-785, 2000
12) 岩波明生，他：髄内出血をきたす脊髄腫瘍．脊椎脊髄　27：679-685，2014
13) 斎藤　博：炎症性脊髄疾患．臨床脊椎脊髄医学（伊藤達雄，他編）．三輪書店，1996，pp 465-478
14) Tayler KL, et al：Unusual viral transverse myelitis：Hepatitis-A virus and cytomegalovirus. Neurology　36：855-858, 1986

15）片桐　忠，他：感染後・ワクチン接種後脊髄炎．脊椎脊髄　2：569-574，1989
16）Gessain A, et al：Antibodies to human T-lymphotropic virus type-I in patients with tropical spastic paraparesis. Lancet　2（8452）：407, 1985
17）後藤孝史：HAM．臨床脊椎脊髄医学（伊藤達雄，他編）．三輪書店，1996，pp 530-534
18）Allen IV, et al：Demyelinating diseases. Greenfield's neuropathology（ed by Adams JH, et al）. 5th ed, Oxford University Press, New York, 1992, pp 447-520
19）黒岩義五郎：脱髄疾患の分類と概説．脱髄性疾患．内科セミナー PN 7（織田敏次，他編）．永井書店，1980，pp 45-48
20）横山和正：多発性硬化症．神経内科ハンドブック―鑑別診断と治療（水野美邦編）．第 5 版，医学書院，2016，pp 868-886
21）Goodin DS：The epidemiology of multiple sclerosis：insights to disease pathogenesis. Handb Clin Neurol　122：231-266, 2014
22）Polman CH, et al：Diagnostic criteria for multiple sclerosis：2010 revisions to the McDonald criteria. Ann Neurol　69：292-302, 2011
23）日本神経学会監：多発性硬化症・視神経脊髄炎診療ガイドライン 2017．医学書院，2017
24）厚生労働省：診断基準等．多発性硬化症／視神経脊髄炎〈https://www.mhlw.go.jp/stf/seisakunitsuite/bunya/0000062437.html〉（2018 年 8 月 27 日アクセス）
25）横山和正：視神経脊髄炎，Devic 病．神経内科ハンドブック―鑑別診断と治療（水野美邦編）．第 5 版，医学書院，2016，pp 888-892
26）Wingerchuk DM, et al：International consensus diagnostic criteria for neuromyelitis optica spectrum disorders. Neurology　85：177-189, 2015
27）水谷智彦：脊髄変性疾患．臨床脊椎脊髄医学（伊藤達雄，他編）．三輪書店，1996，pp 508-525
28）横山徹爾，他：平成 20 年患者調査による難病の受診状況データブック．平成 22 年度厚生労働科学研究費補助金（難治性疾患克服研究事業）特定疾患の疫学に関する研究班，2011
29）熱田直樹：ALS の診断基準と疫学，自然歴．すべてがわかる ALS（筋萎縮性側索硬化症）・運動ニューロン疾患（祖父江　元専門編集）．中山書店，2013，pp 23-30
30）McCombe PA, et al：Effects of gender in amyotrophic lateral sclerosis. Gend Med　7：557-570, 2010
31）平澤恵理：筋萎縮性側索硬化症．神経内科ハンドブック―鑑別診断と治療（水野美邦編）．第 5 版，医学書院，2016，pp 1102-1105
32）箕田修治，他：頸椎症と筋萎縮性側索硬化症の鑑別診断．脊椎脊髄　12：316-324，1999
33）厚生労働省：診断基準等．筋萎縮性側索硬化症〈https://www.mhlw.go.jp/stf/seisakunitsuite/bunya/0000062437.html〉（2018 年 8 月 27 日アクセス）
34）木村　淳：誘発電位と筋電図―理論と応用．医学書院，1990
35）平澤恵理：家族性筋萎縮性側索硬化症．神経内科ハンドブック―鑑別診断と治療（水野美邦編）．第 5 版，医学書院，2016，p 1106
36）渡邊征爾，他：筋萎縮性側索硬化症．脳科学辞典（漆谷　真担当編集）〈https://bsd.neuroinf.jp/wiki/筋萎縮性側索硬化症〉（2018 年 8 月 29 日アクセス）
37）西山亜由美：次世代シークエンサーを用いた家族性 ALS の網羅的遺伝子解析（博士学位論文）．東北大学，2018〈http://hdl.handle.net/10097/00122141〉（2018 年 8 月 29 日アクセス）
38）平澤恵理：脊髄性筋萎縮症．神経内科ハンドブック―鑑別診断と治療（水野美邦編）．第 5 版，医学書院，2016，pp 1106-1107
39）向井栄一郎：球脊髄性筋萎縮症の臨床的特徴．神経内科　30：1-7，1989
40）古川哲雄：Kugelberg-Welander 病．神経内科学書（豊倉康夫，他編）．朝倉書店，1987，pp 660-661
41）西澤正豊：運動失調を主とする疾患（脊髄小脳変性症）．神経内科ハンドブック―鑑別診断と治療（水野美邦編）．第 5 版，医学書院，2016，pp 1087-1102
42）Gilman S, et al：Second consensus statement on the diagnosis of multiple system atrophy. Neurology　71：670-676, 2008
43）西澤正豊：多系統萎縮症．脳科学辞典（漆谷　真担当編集）〈https://bsd.neuroinf.jp/wiki/多系統萎縮症〉（2018 年 3 月 1 日アクセス）
44）Adams RD, et al：Principles of Neurology. McGraw-Hill, New York, 1993, pp 799-867
45）Lindenbaum J, et al：Neuropsychiatric disorders caused by cobalamin deficiency in the

absence of anemia or macrocytosis. N Engl J Med　318：1720-1728, 1988
46）福田雅美：ビタミンEと神経機能．神経内科　26：252-256，1987
47）So YT, et al：Deficiency diseases of the nervous system. Neurology in Clinical Practice（ed by Bradley WG, et al）. Butterworth-Heinemann, Boston, 1991, pp 1172-1173
48）Victor M, et al：The Wernicke-Korsakoff syndrome and related neurologic disorders due to alcoholism and malnutrition. 2nd ed, FA Davis, Philadelphia, 1989, p 126
49）福田真二，他：肝性脊髄症（Hepatic myelopathy）．神経進歩　18：563，1974
50）Pant SS, et al：Spastic paraparesis following portacaval shunts. Neurology　18：134, 1968
51）Zieve L, et al：Shunt encephalomyelopathy. II. Occurrence of permanent myelopathy. Ann Intern Med　53：53-63, 1960
52）Aubourg P, et al：A two-year trial of oleic and erucic acids（“Lorenzo's oil”）as treatment for adrenomyeloneuropathy. N Engl J Med　329：745, 1993
53）塩澤全司，他：脊髄中毒性疾患．臨床脊椎脊髄医学（伊藤達雄，他編）．三輪書店，1996，pp 489-492
54）石井一弘：subacute myelo-optico-neuropathy（SMON）．神経内科ハンドブック―鑑別診断と治療（水野美邦編）．第5版，医学書院，2016，p 926
55）石井一弘：有機リン．神経内科ハンドブック―鑑別診断と治療（水野美邦編）．第5版，医学書院，2016，p 909
56）石井一弘：サリン．神経内科ハンドブック―鑑別診断と治療（水野美邦編）．第5版，医学書院，2016，p 927
57）望月秀樹：破傷風．神経内科ハンドブック―鑑別診断と治療（水野美邦編）．第5版，医学書院，2016，pp 792-793
58）Emami B, et al：Tolerance of normal tissue to therapeutic irradiation. Int J Radiat Oncol Biol Phys　21：109-122, 1991
59）Reagan TJ, et al：Chronic progressive radiation myelopathy. Its clinical aspects and differential diagnosis. JAMA　203：106-110, 1968
60）大川章裕，他：Radiation myelopathy の診断と問題点．日パラ医会誌　11：122-123，1998

和文索引

す

せ

欧文索引

第2版担当一覧（執筆順）

德橋 泰明（日本大学医学部整形外科学系整形外科学分野・教授）

植松 義直（駿河台日本大学病院整形外科・助教）
第1章　A-1，2，第2章　A-1

萩原 秀彦（はぎわら病院整形外科・副院長）
第1章　A-3

菅野　剛（社会保険横浜中央病院整形外科）
第1章　A-4，5

小川 剛史（独立行政法人国立病院機構災害医療センター整形外科）
第1章　A-6，7

網代 泰充（駿河台日本大学病院整形外科・助教）
第1章　B

上井　浩（日本大学医学部附属板橋病院整形外科・助教）
第1章　C（1），（2），（3）

中島 伸哉（社会保険横浜中央病院整形外科・部長）
第1章　C（4），（5），（6），（7）

大島 正史（日本大学医学部附属板橋病院整形外科・助教）
第2章　A-1，2，3

山﨑 浩司（川口市立医療センター整形外科）
第2章　A-4

中島 智直（本庄総合病院整形外科）
第2章　A-5

梅澤 夏樹（医療法人豊岡整形外科病院整形外科）
第2章　B-1，2，E-3

間世田 優文（日本大学医学部附属病院整形外科・助教）
第2章　B-3

海老原 貴之（川口市立医療センター整形外科）
第2章　C-1

佐久間 俊行（板橋区医師会病院整形外科）
第2章　C-2

中橋 昌弘（医療法人社団苑田会苑田第三病院整形外科）
第2章　C-3

沼口 俊平（医療法人財団健貢会総合東京病院整形外科）
第２章　C-4
鶴田 尚志（医療法人社団苑田会苑田第二病院整形外科）
第２章　D
松木 健一（医療法人社団苑田会苑田第二病院整形外科）
第２章　E-1，2，F-1，2
古賀 昭義（市谷八幡クリニック・院長）
第２章　F-3
深野 一郎（深野医院・院長）
第２章　F-4
立川 裕一郎（小張病院整形外科・部長）
第２章　G-1，2
後藤 英聖（独立行政法人国立病院機構災害医療センター整形外科）
第２章　G-3
大川 章裕（小石川東京病院・院長）
第２章　G-4，5，6，7

第1版執筆担当（順不同）

徳橋 泰明（日本大学医学部整形外科学分野・准教授）

第1章　A-1，A-3，A-5，B-1，B-2，C-7

第2章　C-2，E-1，F-3，G-3，G-5

星野 雅洋（医療法人社団苑田会東京脊椎脊髄病センター・センター長）

第1章　A-2，C-3，第2章　D-1，D-2

小谷野 誠司（こやの整形外科内科・院長）

第1章　C-1，第2章　E-3

若林　健（元日本大学医学部整形外科・講師）

第1章　B-3

第2章　A-1，C-1，G-1，G-4，G-5

石原 和泰（医療法人石原医院・院長）

第2章　A-1，A-3，B-1，B-2

石川 博人（医療法人社団石川会岩舟博愛病院）

第1章　A-7，第2章　C-4，G-2

金田 陽二（金田医院・院長）

第1章　C-5，第2章　C-1，C-3

大川 章裕（小石川東京病院・院長）

第1章　C-4，第2章　B-3，G-8

佐々木 睦朗（元日本大学医学部整形外科・助手）

第2章　C-4，F-2，F-4

沼部 有宏（沼部医院・院長）

第1章　A-4，第2章　A-4，B-3

植松 義直（日本大学医学部整形外科学分野・助教）

第1章　A-2，C-2，第2章　F-1

岩橋 正樹（医療法人豊岡整形外科病院・理事長）

第2章　E-2，G-6，G-7

真鍋 公二（滝山病院整形外科・部長）

第1章　C-6，第2章　G-3

小田　博（おだ整形外科クリニック・院長）

第1章　A-6

根本 泰寛（根本外科整形外科）

第2章　A-5

せきついせきずい
脊椎脊髄ハンドブック　第3版

2000年 4 月10日　第1版第1刷
2009年 2 月15日　第1版第7刷
2010年 5 月30日　第2版第1刷
2016年 8 月30日　第2版第5刷
2018年10月31日　第3版第1刷©

監修者——とくはしやすあき 德橋泰明
著者——日本大学医学部整形外科学系
整形外科学分野 脊椎班
発行者——青山　智
発行所——株式会社 三輪書店
〒113-0033 東京都文京区本郷 6-17-9　本郷綱ビル
☎ 03-3816-7796　FAX 03-3816-7756
http://www.miwapubl.com/
印刷——三報社印刷 株式会社

ISBN 978-4-89590-645-6 C3047

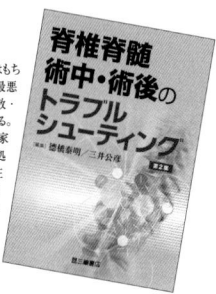

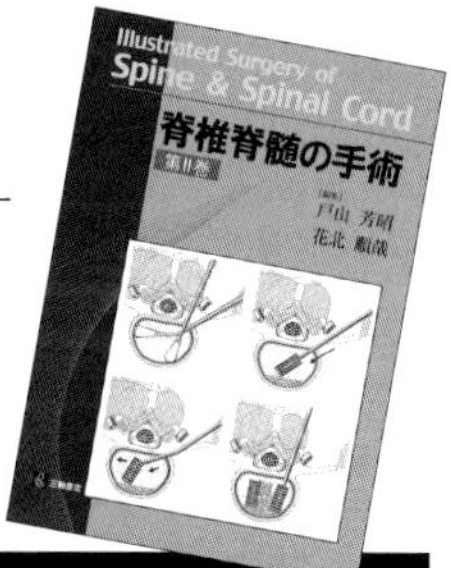
Illustrated Surgery of
Spine & Spinal Cord
脊椎脊髄の手術
第II巻
戸山 芳昭
花北 順哉